BeckscheReihe

BsR 1131

BsR

Im Mittelpunkt dieses bezaubernd geschriebenen Buches stehen Samuel Hahnemann (1755–1843), der Begründer der modenen Homöopathie, und Mélanie Hahnemann (1800–1877), eine junge Pariser Künstlerin, die er 1834, also im 80. Lebensjahr, heiratet. Mit großem Einfühlungsvermögen, anhand von vielfältigem, zum Teil unveröffentlichtem Quellenmaterial erzählt Rima Handley von den gemeinsamen Jahren dieser außergewöhnlichen Persönlichkeiten, von ihrer Liebe zueinander und ihrer beider Liebe zur Homöopathie. Daneben erfahren wir bislang unbekannte Details aus einer großen homöopathischen Praxis in der Mitte des 19. Jahrhunderts.

RIMA HANDLEY

Eine homöopathische Liebesgeschichte

Das Leben von Samuel und Mélanie Hahnemann

Aus dem Englischen übertragen von Corinna Fiedler

VERLAG C. H. BECK

Titel der Originalausgabe:
Rima Handley, A Homeopathic Love Story.
The Story of Samuel and Mélanie Hahnemann
North Atlantic Books, Berkeley, California

Wissenschaftliche Beratung: Prof. Dr. Robert Jütte

Die Deutsche Bibliothek – CIP-Einheitsaufnahme

Handley, Rima:
Eine homöopathische Liebesgeschichte : das Leben von Samuel und Mélanie Hahnemann / Rima Handley. Aus dem Engl. übertr. von Corinna Fiedler. – 4., unveränd. Aufl. – München : Beck, 1998
(Beck'sche Reihe ; 1131)
Einheitssacht.: A homeopathic love story <dt.>
ISBN 3406392318
NE: GT

ISBN 3406392318

4., unveränderte Auflage 1998 der im Verlag C.H. Beck
erschienenen gebundenen deutschen Ausgabe von 1993
Umschlagentwurf: Uwe Göbel, München
Umschlagabbildungen: Porträts von Samuel und Mélanie Hahnemann
(Mit freundlicher Genehmigung des Instituts
für Geschichte der Medizin der Robert-Bosch-Stiftung, Stuttgart)

Satz: Fotosatz Janß, Pfungstadt
Druck und Bindung: C. H. Beck'sche Buchdruckerei, Nördlingen
Gedruckt auf säurefreiem, alterungsbeständigem Papier
(hergestellt aus chlorfrei gebleichtem Zellstoff)
Printed in Germany

Inhalt

Danksagung

Während der vier Jahre, in denen ich an diesem Buch arbeitete, haben mir viele Menschen praktische Hilfe und moralische Unterstützung gewährt. An erster Stelle ist Dorothy Hannon-Blazier zu nennen, die mich in die Homöopathie eingeführt hat und ohne deren Enthusiasmus und Ermutigung dieses Buch nicht über das Stadium der Idee hinausgekommen wäre. Später erfuhr ich viel Zuspruch von Jenny Biancardi. Mein Dank gilt all denen, die das fertige Manuskript kritisch durchgesehen haben, insbesondere Linda Anderson, Naona Beecher-Moore, Jenny Biancardi, John Churchill, Max Handley, Vivienne Morris, Valerie Murray, Joanna Treseder und Francis Treuherz, sowie den Dozenten und Studenten des Northern College of Homeopathic Medicine, die bereitwillig Auszüge aus dem Manuskript lasen und hörten, wobei sie oft am Rand einer Klippe stehengelassen wurden; Dank gebührt auch Penny Coleman, die bei der Erstellung des Registers für das Original half. Rasta hat die gesamte Arbeit begleitet. Die Society of Homoeopaths, das Northern College of Homeopathic Medicine, Naona Beecher-Moore sowie Harris und Catherine Coulter haben mir wertvolle praktische Unterstützung zukommen lassen.

Ich danke den Mitarbeitern des Instituts für Geschichte der Medizin der Robert-Bosch-Stiftung in Stuttgart, die keine Mühe gescheut haben, um mir das reiche Material dieses Archivs zugänglich zu machen, sowie der Librairie Boiron in Lyon.

Dank schulde ich auch drei Wissenschaftlern aus anderen Disziplinen. Während meines Studiums der Mediävistik haben Dr. Anne Hudson und Professor Eric Stanley mir Forschergeist und wissenschaftliche Fähigkeiten vermittelt, und Professor Julian Brown half mir, die Scheu vor schwierigen Handschriften zu verlieren.

Ich danke den vielen Menschen, die ich in den letzten vier Jahren bei Gesellschaften, auf Reisen, in Bibliotheken kennengelernt habe und deren offensichtliches Interesse an meinem

Projekt mich ermutigt hat. Am meisten bin ich dem verstorbenen Dr. Richard Haehl zu Dank verpflichtet, dessen Biographie Hahnemanns eine wahre Schatztruhe ist. Er konnte den umfangreichen Manuskriptnachlaß, den er selbst entdeckt und in Sicherheit gebracht hatte, nicht mehr auswerten. Ohne die Arbeit, die er Anfang dieses Jahrhunderts geleistet hat, wäre dieses Buch nicht möglich gewesen.

Auch Poulaki danke ich, dessen früher Tod die Entstehung und Fertigstellung dieses Buchs entscheidend beeinflußt hat.

Einleitung

Dies ist keine gewöhnliche Liebesgeschichte. Samuel und Mélanie Hahnemann haben zusammengerechnet 167 Jahre gelebt, eine Zeitspanne, die sich in einem schmalen Buch nicht in allen Einzelheiten darstellen läßt. Samuel Hahnemann lebte von 1755 bis 1843, Mélanie von 1800 bis 1878; die Lebenszeit der beiden fiel in die reichsten und bewegtesten Jahrhunderte der europäischen Kulturgeschichte. Dieses Buch ist der Zeit von 1834 bis 1843 gewidmet, den neun Jahren, die die beiden nach ihrer Begegnung und Heirat zusammen verbrachten. Das ungleiche Paar eröffnete eine homöopathische Praxis in Paris und machte die Homöopathie während dieser Zeit zu einer der beliebtesten Heilmethoden für die vornehme Gesellschaft. Dies blieb nicht ohne Einfluß auf die Entwicklung der Medizin in ganz Europa.

Das Leben Samuel Hahnemanns vor der Pariser Zeit ist bereits ausführlich dokumentiert; deshalb geht diese Darstellung nicht auf Einzelheiten seiner Biographie ein, sondern versucht, sie in den Zusammenhang zu stellen, der erklärlich macht, wie er, lange nach Ablauf einer normalen Lebensspanne, sich in eine viel jüngere Pariser Künstlerin verlieben und sein Leben so glanzvoll fortsetzen konnte. Über die junge Gemahlin hingegen ist bisher sehr wenig bekannt. Als sie Hahnemann begegnete, war sie bereits eine angesehene Dichterin und Malerin; sie gab ihre künstlerische Laufbahn auf, heiratete ihn, studierte das neue Heilverfahren und übte es so erfolgreich aus, daß er sie als den besten Homöopathen in Europa bezeichnete. Und das zu einer Zeit, als es in ganz Europa noch kaum einer Frau gelungen war, als Ärztin tätig zu werden. Mélanies Leben wird daher ausführlicher beschrieben.

Dieses Buch stellt die Jahre der gemeinsamen Arbeit in Paris anhand der bisher noch nie herangezogenen Behandlungsprotokolle dar, die Details aus einer großen homöopathischen Praxis um die Mitte des 19. Jahrhunderts anschaulich machen. Es schildert Krankheiten und Behandlungen der Patienten aus den feinen Pariser Kreisen in der Zeit vor den Umwälzungen von 1848, die die Gesellschaft in Europa für immer veränderten. Und es bringt Licht in die Umstände, unter denen Mélanie Hahnemann aufgrund eines Verbots der von der Schulmedizin abweichenden Heilmethoden vor Gericht gestellt wurde und in den folgenden Jahren die Homöopathie illegal und heimlich ausübte.

Dies ist ein Buch über das Leben und die Liebe von zwei außergewöhnlichen Persönlichkeiten und über ihrer beider Liebe zur Homöopathie, diesem bedeutenden, wirksamen Heilverfahren, das nun, nach einem 200 Jahre währenden Kampf gegen die tiefsitzenden Vorurteile der Schulmedizin, endlich allgemeine Anerkennung findet.

I.
Die Begegnung

Der 7. Oktober 1834 war ein kalter, nebliger Tag in der kleinen Stadt Köthen, nördlich von Leipzig. Vor dem Gasthof hielt eine Postkutsche, die Pferde schwitzten nach der langen Fahrt. Ein junger Mann stieg aus, elegant nach Pariser Art gekleidet. Die Stadt, aus der er gekommen war, hatten nur sehr wenige Bürger von Köthen je gesehen, und manch einer hätte wohl nie von ihr gehört, wenn nicht 25 Jahre zuvor Napoleons Soldaten durch das Land gezogen wären und Geschützstellungen und böse Erinnerungen hinterlassen hätten. Neugierige beobachteten, wie der junge Mann den Gasthof betrat; man hielt ihn für einen der merkwürdigen Fremden, die den wunderlichen alten Doktor aufsuchten – einen Einsiedler nannte man ihn, den bekanntesten Bürger der Stadt.

Dieser wunderliche Einsiedler war Dr. Samuel Hahnemann, ein gebrechlicher Mann von 79 Jahren, der 13 Jahre zuvor nach langen Auseinandersetzungen mit den Gesundheitsbehörden in Leipzig mit seiner Familie nach Köthen übersiedelt war. Einer seiner Patienten, der Herzog von Sachsen-Anhalt-Köthen, hatte ihm gestattet, sich in seinem kleinen Herzogtum als Arzt niederzulassen, und ihn zum Hofrat ernannt. Hahnemann war froh gewesen, die feindselige Atmosphäre der Universitätsstadt, in der man ihm mit Ablehnung und heftigem Widerstand begegnet war, hinter sich zu lassen. Nachdem er in Köthen Zuflucht gefunden hatte, muß er zunächst Zweifel gehabt haben, ob es klug gewesen war, sich dort niederzulassen, denn die mißtrauischen, engstirnigen Bewohner des Ortes hatten, durch wilde Gerüchte aufgehetzt, die Fenster seines Hauses mit Steinen eingeworfen[1] und ihn einen bösen Hexenmeister genannt. Diesen Ruf hatte ihm das von ihm entwickelte Heilverfahren eingebracht, das heute Homöopathie genannt wird, die Behandlung von „Ähnlichem mit Ähnlichem". Bei der Heilung von Kranken hatte Hahnemann fast an Wunder grenzende Erfolge erzielt mit winzigen

Mengen von Substanzen, die ähnliche Krankheitsbilder hervorriefen wie die, an denen die Patienten bereits litten. Zwar verließ er sein Haus, seine „Zuflucht", nur noch selten, aber er empfing einen stetigen Strom von Besuchern, Ärzten und Patienten aus der ganzen Welt, die ihren Weg zu dem kleinen Anwesen in der Wallstraße 270 fanden, um ihn zu konsultieren.

Und der junge Mann, der mit der Postkutsche angekommen war? Er war in Wirklichkeit eine Frau, wie der Barbier am nächsten Tag feststellte, als er seinen üblichen Morgenbesuch bei den neu eingetroffenen Gästen machte. Es war die Marquise Marie Mélanie d'Hervilly, eine in Paris sehr geschätzte Malerin und Dichterin, aus einer der ältesten Adelsfamilien Frankreichs. Zu jener Zeit lagen zwischen Paris und Köthen 15 Tagereisen mit den schnellsten Postkutschen, und sie führten durch recht einsame und gefährliche Gegenden Europas – das war nichts für eine allein reisende Dame. Wenn man mutig und entschlossen war, verkleidete man sich als Mann, um sich zu schützen. Das hatte Mélanie getan.[2]

Warum hatte die Marquise d'Hervilly diese weite Reise unternommen? Sie war gekommen, um den Doktor wegen starker Schmerzen im Unterbauch zu konsultieren, die sie seit drei Jahren am Malen hinderten. Und sie war fasziniert von der Homöopathie. Erst kurz zuvor hatte sie von Hahnemanns revolutionärem Heilverfahren gehört, und als sie in Köthen eintraf, war sie bereits eine überzeugte Anhängerin seiner Lehre. Wie sie später in einer autobiographischen Skizze schrieb, war sie fast ihr ganzes Leben an Medizin interessiert gewesen. Als Kind schon hatte sie mit Kräuteranwendungen Heilerfolge erzielt und Begabung zum Heilen bewiesen, aber da Frauen zu Beginn des 19. Jahrhunderts in der Regel nicht Medizin studieren oder den Arztberuf ausüben durften, hatte sie sich der Malerei zugewandt. Das hatte ihr immerhin die Möglichkeit eröffnet, anatomische Studien zu treiben und sich Zutritt zu Seziersälen und Krankenhäusern zu verschaffen. Im Lauf der letzten Jahre hatte ihr Interesse an der Medizin persönlichere Gründe: nicht nur sie selbst litt an Schmerzen, sondern mehrere ihrer engsten Freunde waren krank geworden, und einige waren gestorben. Sie hatte erleben müssen, daß die Schulmedizin nicht in der Lage war, ihnen zu helfen; nun war sie empfänglich für jedes neue Heilverfahren:

„Ich hörte jedermann sagen, die Ärzte sind Esel. Ich war mit vollem Recht der Ansicht aller Welt, um so mehr als ich selbst manchmal krank war und keine Hilfe durch die Mittel erhielt, welche die besten Ärzte mir reichten. Und wenn meine ausgezeichneten Freunde, die ich so liebte, ebenfalls krank waren, so war ich unaufhörlich imstande, die Unzulänglichkeit und die Gefährlichkeit der Mittel, die man zu ihrer Pflege brauchte, zu ermessen.“ [3]

In Paris war 1832 eine französische Übersetzung von Hahnemanns „Organon“ erschienen, und Mélanie hatte sie gelesen.[4] Dieses Buch, zuerst 1810 unter dem Titel „Organon der rationellen Heilkunde“ [5] veröffentlicht, enthielt Hahnemanns Definition und Erläuterung der Homöopathie. Er verurteilte darin die völlig irrationalen Grundlagen der Schulmedizin seiner Zeit, die er „Allopathie“ [6] nannte, und legte die Methoden und den philosophischen Hintergrund seiner neuen Wissenschaft dar. Das Buch ist sowohl Ausdruck von Hahnemanns unabhängigem Geist als auch das Werk eines von den Ideen der Aufklärung durchdrungenen Mannes, der sich das liberale, humanitäre Denken Jean-Jacques Rousseaus zu eigen gemacht hatte. Das entsprach unmittelbar der Lebensauffassung Mélanies, die in der geistigen Nachfolge Rousseaus und der Französischen Revolution stand; sie war von Hahnemanns Buch begeistert. Als sie es gelesen hatte, war, wie sie später schrieb, „die Sonne der wahren Medizin für mich aufgegangen“.[7] Das „Organon“ gab ihr Hoffnung auf Heilung ihres Leidens und brachte ihr die Erfüllung ihres lebenslangen Interesses an der Medizin.

Mélanie war immer impulsiv gewesen. Als sie das Buch gelesen hatte, wollte sie den Verfasser kennenlernen und mit ihm sprechen. In der ihr eigenen spontanen Art reiste sie, ungeachtet aller Warnungen ihrer Freunde, die sie für verrückt erklärten, sofort nach Köthen. Nichts hätte ihr und allem, was sie bisher kannte, fremder sein können. Köthen war eine typische sächsische Kleinstadt mit einer breiten Hauptstraße, einem Gewirr von engen Gassen, einigen abseits gelegenen Häusern und dem herzoglichen Schloß aus dem 16. Jahrhundert. Die Hauptstadt des Herzogtums Anhalt-Köthen, nur etwa 50 Kilometer von Leipzig, zur damaligen Zeit einem kulturellen Zentrum in Deutschland, entfernt, hatte weniger als 6000 Einwohner. Es war eine deutsche Stadt; Welten trennten sie von jeglicher französischen Stadt, von Paris ganz zu schweigen.

Auch der Mann, den Mélanie sehen wollte, war ihren bisherigen Erfahrungen völlig entgegengesetzt. In Paris war sie von Gelehrten, Dichtern, Künstlern und Politikern umgeben gewesen. Samuel Hahnemann aber hatte sein ganzes Leben der Medizin gewidmet, und die letzten 40 Jahre hatte er damit verbracht, sein neues Heilverfahren, die Homöopathie, zu entwickeln, zu erproben und anzuwenden. Er war ein Einzelgänger geworden. Mit seinem schroffen, energischen Wesen und seinem hartnäckigen, kompromißlosen Eintreten für seine Überzeugungen hatte er sich viele Feinde gemacht, nicht zuletzt unter den Vertretern der Schulmedizin und unter den Apothekern, die diesen die Arzneien lieferten. Man kann sich leicht vorstellen, daß weder Ärzte noch Apotheker es begrüßten, daß da ein Mann mit Nachdruck die Lehre vertrat, zur Wiederherstellung der Gesundheit genügten die kleinstmöglichen Gaben von Medikamenten in der geringsten Anzahl, und der fast ganz allein einen unerbittlichen Feldzug gegen alle bisherigen medizinischen Praktiken angetreten hatte.

Hahnemann hatte sich 1821 mit Johanna Henriette, seiner Frau seit 38 Jahren, vier seiner Töchter, Amalie, Karoline, Charlotte und Luise, sowie den jungen Assistenten Dr. August Heynel und Dr. Theodor Moßdorf in Köthen niedergelassen. Als Mélanie 13 Jahre später zu ihm kam, gehörten nur noch drei Personen zu seinem kleinen Haushalt. Johanna Henriette war im März 1830 gestorben und wurde noch immer tief betrauert. Amalie hatte geheiratet, war fortgezogen, nach der Scheidung zurückgekehrt, hatte zum zweitenmal geheiratet und war wieder fortgezogen. Karoline war gestorben. Im Oktober 1834 lebten also noch Charlotte und Luise in Hahnemanns Haus. Er war ein alter Mann geworden; seine Kräfte begannen zu schwinden. Zwar arbeitete er weiterhin mit großer Energie an seinen Schriften über die Homöopathie, doch sein Haus und seinen Garten hatte er seit mehr als einem Jahr nicht mehr verlassen. Er ahnte nicht, wie sehr sein Leben sich verändern sollte, als Mélanie am 8. Oktober 1834 in sein Ordinationszimmer geführt wurde. Gewiß ahnte auch Mélanie es nicht.

Niemand hätte in der eleganten Pariserin, die an jenem Morgen den Doktor Hahnemann aufsuchte, den jungen Mann wiedererkannt, der am Abend zuvor aus der Postkutsche gestiegen war. Sie war 34 Jahre alt, hochgewachsen und hübsch, hatte blaue Augen und blondes Haar, das nach der neuesten Pariser Mode frisiert war, und sie trug ein Kleid mit geschnürtem Mieder und weitem Rock, von dem Charlotte und Luise zugleich schockiert und begeistert waren. Samuel Hahnemann dagegen, der Mann, um dessentwillen sie eine so weite Reise gemacht hatte, war klein und untersetzt, seine Stirn war kahl, und am Hinterkopf hatte er lange weiße Locken. Obwohl er 79 Jahre alt war, „verriet er in seinem ganzen Thun das Feuer eines jugendlichen Mannes", wie ein früherer Besucher berichtet hatte:

„Dem Körper sähe man keine Spur des hohen Alters an, wenn nicht weiße Locken die Schläfe umwallten und die Zeit dem Schädel wider Willen die Tonsur, versteckt unter einem kleinen Käppchen, auferlegt hätte. Klein und untersetzt von Gestalt, ist Hahnemann lebendig und rasch; jede Bewegung ist Leben. Die Augen verrathen den Forscher, aus ihnen sprüht Jugendfeuer; die Gesichtszüge sind scharf, belebt."[8]

Sein Zimmer war schlicht ausgestattet mit einem Schreibtisch, Stühlen, einigen Uhren aus seiner Sammlung und natürlich seinen Büchern: am wichtigsten darunter die dicken Lederbände mit den Krankengeschichten, die er aufgezeichnet hatte, seit er 1801 mit der systematischen Anwendung der Homöopathie begonnen hatte.[9]

Mélanie konsultierte Hahnemann zunächst wegen ihrer anhaltenden Schmerzen im Bauch. Die Seiten mit den Aufzeichnungen darüber sind aus dem entsprechenden Krankenjournal herausgetrennt worden, vermutlich von Mélanie selbst oder von ihrer Familie, aus Gründen der Diskretion. Doch in Briefen an Freunde hat Hahnemann ihre Beschwerden als „eine Art *tic douloureux* in der rechten Unterbauchseite"[10] beschrieben, eine schmerzhafte und schwer zu behandelnde Neuralgie, wie sie im 19. Jahrhundert häufig diagnostiziert wurde.

Was als ärztliche Konsultation begonnen hatte, nahm bald eine unvorhergesehene Wendung. Schon drei Tage nach ihrer ersten Begegnung hatte Hahnemann Mélanie einen Heiratsantrag gemacht, und sie hatte ihn angenommen. Sie hatte endlich einen Mann gefunden, den sie zugleich bewundern und lieben konnte, und er hatte entdeckt, daß seine Küsse und Umarmungen nicht so ausschließlich „väterlicher" Art waren, wie er es ursprünglich beabsichtigt hatte. Die Briefe, die Mélanie in den folgenden drei Monaten an Hahnemann schrieb,[11] zeigen, wie unmittelbar und stark die Anziehungskraft zwischen ihnen war. Schon in ihrem zweiten Brief heißt es: „Sie haben mir gesagt: ‚Niemals habe ich jemanden so sehr geliebt wie Sie; wir werden uns bis in alle Ewigkeit lieben.' Sie haben gesagt: ‚Ich kann nicht mehr ohne Sie leben, bleiben Sie immer bei mir. Wir müssen heiraten.'" Mélanie hatte geantwortet: „Ich kann nicht mehr ohne Ihre Wertschätzung und Ihre Liebe leben", und: „In meinen Gedanken werden Sie für immer mein Gemahl sein, kein anderer Mann wird je seine profane Hand nach mir ausstrecken, kein anderer Mund je meinen Mund küssen. Ich schenke Ihnen mein Vertrauen und schwöre Ihnen ewige Liebe und Treue."[12]

Die Situation der beiden war jedoch schwierig. Mélanie war Patientin bei Hahnemann, und sie war weniger als halb so alt wie er. Beiden war bewußt, was man von ihrer Heirat halten würde, und die ersten, die feindselig reagierten, waren Hahnemanns Töchter. Sie hatten Mélanie zunächst freundlich aufgenommen und die Gesellschaft einer unabhängigen Frau etwa ihres Alters als erfrischend empfunden, doch bald bemerkten sie, was im Gange war, und warteten angstvoll auf das, was geschehen könnte. Anstatt wie geplant ihre Reise durch Europa fortzusetzen, blieb Mélanie in Köthen, und zusammen mit Hahnemann bereitete sie heimlich ihre Hochzeit vor. Sie wohnte bei seinem Assistenten Dr. Lehmann und seiner Frau und besuchte den alten Arzt, sooft es die Schicklichkeit unter dem Vorwand ärztlicher Konsultationen oder des Studiums der Homöopathie erlaubte. Dennoch blieben sie nicht ungestört. Die beiden argwöhnischen Töchter horchten an der Tür des Behandlungszimmers oder traten plötzlich herein und behaupteten, sie hätten nicht gewußt, daß jemand im Zimmer sei. Mélanie und Samuel mußten immer erfinderischer werden. „Sie müssen ein medizinisches Buch vor sich liegen haben und so tun, als würden Sie etwas eintragen, wenn Charlotte hereinkommt", schrieb Mélanie.[13]

Da die beiden sich nicht sehr oft sahen und dann kaum offen miteinander sprechen konnten, schrieben sie sich. Die erhaltenen 18 Briefe stammen von Mélanie, doch hat Hahnemann häufig eine Antwort daruntergekritzelt. Beide schrieben französisch, wenn auch Hahnemann sich über seine unzulängliche Beherrschung der Sprache beklagte. Die Feindseligkeit der Töchter bedrückte Mélanie. Sie fürchtete, daß sie schlecht über sie sprechen und Samuel gegen sie aufbringen würden: „Man behandelt mich wie eine Abenteurerin, die gekommen ist, um Sie zu verführen, und Sie – den Autor des Organon – wie einen haltlosen alten Lüstling.“ [14]

Sie war in ihrer Ehre gekränkt. Daß sie sich der *ignoble surveillance* der Töchter unterwerfen mußte, die mißgünstig ihr Benehmen als *trop libre,* zu frei, kritisierten, verletzte sie. „Mein Benehmen“, schrieb sie, „ist tadellos, auch wenn ich als Mann verkleidet bin.“ [15]

Während dieser heimlichen Brautzeit gewöhnte sich Mélanie in der kleinen Stadt ein und erholte sich von ihrer Krankheit. Wenn sie Samuel nicht besuchen konnte, vertrieb sie sich die Zeit beim Reiten und Schießen, worin sie sehr geschickt war. Franz Albrecht, der Köthener Seminardirektor und spätere Biograph seines Freundes und Nachbarn Hahnemann, berichtete über Mélanies Betätigungen:

„Mélanie hatte – an geistiger Befähigung eine zweite Marquise Dudevant [George Sand] – das Reiten und Schwimmen gelernt und hing diesen Fertigkeiten mit Leidenschaft nach. Sie besaß alle Arten von Gewehren und wußte dieselben in ächter Schützenweise zu handhaben ... Ihrer Neigung gemäß ging sie mehrenteils in Herrenkleidern ... Sie äußerte nicht selten: ‚Ich gehe viel lieber mit Männern um; denn mit Frauen ist kein vernünftiges Wort zu reden.‘“ [16]

Dieses betont emanzipierte Verhalten trug nicht gerade zu Mélanies gutem Ruf in Köthen bei. Später berichtete Dr. Puhlmann aus Amerika:

„Ältere Cöthener Bürger erzählten mir vor langen Jahren von dem emanzipierten Auftreten der jungen Französin, welche zu Hahnemann als Patientin gekommen war und die sich in Männerkleidung auf den Straßen bewegt hätte, förmliche Schauergeschichten. Sie war eifrige Reiterin und Schwimmerin, übte sich im Pistolenschießen und ging auf die Jagd, sie malte.“ [17]

Da Mélanie also einen Teil ihrer Zeit außerhalb des Hahnemannschen Hauses verbrachte, erfuhr sie bald, wie man die Beziehungen zwischen Hahnemann und seinen Töchtern von außen beurteilte. Sie berichtete ihm, alle seine Freunde bedauerten, ihn so unterdrückt zu sehen. Seine Töchter seien unbeliebt; er sei der einzige, der sich einer Täuschung hingebe:

„Ihre beiden Töchter Luise und Charlotte sind verrückt, das weiß die ganze Welt. Dem Willen von Verrückten darf man nicht folgen. Luise war lange Zeit krank und hat damit das ganze Haus beherrscht, aber jetzt ist sie wieder gesund." [18]

Mélanie ließ sich nicht von den *vapeurs et caprices* der Töchter beeindrucken, vielleicht, weil sie selbst lange Zeit unter einer launenhaften und beherrschenden Mutter gelitten hatte. Sie war überzeugt davon, daß die Töchter sich gleichermaßen aus Angst und Eifersucht wie aus Liebe an den Vater klammerten, und sie bemühte sich, dem unentschlossenen Hahnemann die Situation klar und logisch darzulegen:

„Ich verzeihe ihnen, denn sie sind krank; doch weder ich noch Ihre Freunde wollen, daß Sie noch länger das Opfer ihres Wahnsinns sind. O Gott, was würde Europa, das Hahnemann so sehr verehrt, sagen, wenn es wüßte, daß dieser große Arzt nicht einmal eine Konsultation abhalten darf ohne die Anwesenheit seiner Töchter!" [19]

Doch Hahnemann liebte seine Töchter und war in den wenigen Jahren seit dem Tod seiner Frau von ihnen abhängig geworden. Er, der in der Öffentlichkeit so entschlossen für seine Überzeugungen eintrat, war im Privatleben geradezu ängstlich, ja fast feige. Er fühlte sich seinen Töchtern verpflichtet, ging auf ihre Wünsche ein, wollte ihnen alles recht machen. Das Schlimmste für Mélanie war, daß er auf ihre feindseligen Angriffe ihr gegenüber hörte. Sie protestierte heftig gegen diese Verleumdungen und erklärte, sie sei keine Hochstaplerin. Sie gehöre einer wohlhabenden Familie an und sei finanziell unabhängig. Sie ließ Dokumente aus Paris kommen, die bewiesen, daß ihre Besitzungen ihr jährlich 130000 Francs einbrachten und daß sie seinerzeit Hand und Vermögen des ehemaligen Präsidenten des Directoire – der letzten französischen Regierung vor Napoleons Herrschaft –, Louis-Jérôme Gohier, ausgeschlagen hatte.[20] Mehr konnte sie nicht tun, um die gehässigen Töchter zum Schweigen zu bringen.

Luise und Charlotte waren vermutlich ernsthaft besorgt darüber, daß Mélanie eine Hochstaplerin sein könnte, und sie fürchteten um ihre eigene Zukunft, ihre *raison d'être*. Ihr Vater hatte 47 Jahre lang eine beständige Ehe mit ihrer Mutter geführt. Noch fünf Jahre nach ihrem Tod betrauerte er sie, verlor immer mehr an Energie und Aktivität und schien sich mit seinen 79 Jahren würdig auf seinen Tod vorbereiten zu wollen. Seine Töchter hatten ihn treu versorgt und konnten nun nicht verstehen, wie tief die Zuneigung und Liebe waren, die sich in so kurzer Zeit zwischen Mélanie und Samuel entwickelt hatten. Auch Mélanie und Samuel selbst konnten es kaum fassen.

Allen emotionalen und praktischen Hindernissen zum Trotz setzten sie schließlich die Hochzeit fest. Da Samuel unter so strenger Bewachung stand, mußte Mélanie den größten Teil der Vorbereitungen allein treffen; diese Aufgabe übernahm sie widerwillig, doch sie zwang sich dazu. Auch Samuel gab seine Angelegenheiten ungern aus der Hand, und einige Male brachte er die Geheimhaltung und den Erfolg des ganzen Vorhabens in Gefahr, weil er mit seinen Freunden darüber sprach.[21] Doch die Hochzeitsvorbereitungen nahmen ihren Lauf. In Briefen an Mélanies Vater Joseph d'Hervilly, der den Winter in Aix-en-Provence verbrachte, wurde in aller Form um Mélanies Hand angehalten. Beide hielten es für angebracht, auf diese Konvention Rücksicht zu nehmen, denn diese Hochzeit zwischen einem alten Mann und einer jungen Frau verstieß ohnehin schon gegen jede gesellschaftliche Form.[22]

Auf Hahnemanns Wunsch trat Mélanie, die Katholikin war, zum lutherischen Glauben über, damit das Paar nach Samuels offizieller Konfession getraut werden konnte. In Wirklichkeit war er, wie viele Intellektuelle seiner Zeit, Freidenker und Freimaurer, doch eine Heirat ohne kirchliche Trauung war damals in Deutschland nicht möglich. So schrieb er entschuldigend:

„Das letzte Opfer, das Sie für unsere Verbindung bringen müssen, ist, das protestantische lutherische Glaubensbekenntnis auswendig zu lernen, damit Sie der gleichen Kirche angehören wie ich. Aber Sie wissen so gut wie ich, daß diese Bekenntnisse Kleider sind, die man anzieht oder ablegt, um den Vorurteilen der Welt Genüge zu tun.“[23]

Man beriet sich mit Hahnemanns Anwalt Isensee über die

Verteilung des Besitzes, über Testamente und den Kauf des Nachbarhauses für Charlotte und Luise. Hahnemann überschrieb in einer Schenkungsurkunde sein gesamtes Vermögen zu gleichen Teilen seinen Kindern und Enkeln.[24] Dies alles wurde heimlich erledigt, wobei Mélanie Samuel immer wieder davon abbringen mußte, seinen Töchtern von den Plänen zu erzählen. Sie traute ihm nicht zu, daß er sich gegen seine Töchter durchsetzen würde, obwohl sie an seiner Liebe zu ihr nicht zweifelte. Zu Zweifeln hatte sie auch keinen Anlaß, denn er hatte unter einen ihrer Briefe geschrieben:

„Ich liebe Sie so sehr, wie ich nie in meinem Leben geliebt habe.“[25]

Mélanies Briefe aus dieser ganzen Zeit zeigen, wie schutzlos und verwundbar sie war. Rückhaltlose Liebe hatte sie sich bisher nie gestattet. In Paris gehörte sie zu den „neuen Frauen“, die allein lebten, ihrem Beruf nachgingen und sich an keinen Mann banden. Zum erstenmal in ihrem Leben sah sie sich hilflos ihrem Bedürfnis nach einem anderen Menschen ausgeliefert. Früher hatte sie geliebt und war bewundert worden, doch sie war immer der französische Typ der *femme dangereuse* gewesen, stets begehrt, doch unerreichbar. Nie hatte sie sich jemandem völlig hingegeben. Immer hatte sie sich ganz ihrer Kunst und ihrer Dichtung gewidmet und war dabei oft einsam gewesen, mehr mit dem künstlerischen Ausdruck ihrer eigenen Gefühle beschäftigt als damit, diese Gefühle mit jemandem zu teilen. Sie behauptete sogar, sie habe sich ganz bewußt nicht den Leidenschaften der Liebe überlassen, um sich auf die Malerei und die Dichtung konzentrieren zu können.[26] Sie hatte sich aber wohl auch von der Liebe ferngehalten, um keine Zurückweisungen zu erleben. Aus den Briefen ist zu erahnen, wie verwundbar sie war, wie leicht sie verletzt sein konnte, wie schnell sie befürchtete, daß man sie ablehne und ihr mißtraue, und wie geschickt sie sich mit Sarkasmus und Esprit zur Wehr setzte.

Hahnemann jedoch hatte etwas in ihr angerührt. Mit der Klarheit und Aufrichtigkeit seiner „Seele“ hatte er den harten Panzer aus ihrem Pariser Leben mit seinen Moden, Sitten und Regeln durchbrochen. Seine völlige Hingabe an die „Wahrheit“ der Homöopathie entsprach ihrer eigenen Hingabe an die „Wahrheit“ der Gefühle, und sie fand in ihm, wie sie später schrieb,

„diese moralische Vollkommenheit, die ich so gesucht hatte, die ich nie vollständig in irgendeinem meiner Freunde gefunden hatte, obwohl sie auserlesene Geister waren. Ich hatte das Bedürfnis, das, was ich liebte, bewundern zu können. Ich fand nicht nur den vorbildlichen Menschen, der, wie ich sah, ständig Wunder tat, sondern auch einen erhabenen Verstand, ein wohltätiges Wesen, ein Wesen, wie es nie vorher auf Erden erschienen war ...“ [27]

Die extravagante, lebhafte Künstlerin hatte ihrerseits die Schale aus Gewohnheit und Routine aufgebrochen, die den alten Arzt umgab. Sein ganzes Leben lang hatte er sich seinen Büchern gewidmet und sich mit wachsender Intensität der Erforschung einer rationalen Heilmethode verschrieben. Nach 47 Jahren treuer Ehe, aus der elf Kinder hervorgegangen waren, nach mehr als 20 Umzügen und viel Armut und Not hatte er sich an ein einsames Leben in der Abgeschiedenheit gewöhnt. Seine Beziehung zu seiner Frau war stark, aber nicht vollkommen glücklich gewesen. Die Jahre der Not und des kargen Lebens hatten auch bei ihr Spuren hinterlassen und sie zur ewig ängstlichen Nörglerin gemacht. Der relative Wohlstand seiner späteren Zeit hatte Hahnemanns Lebensstil, der von vielen schweren Jahren erzwungener Sparsamkeit geprägt war, kaum beeinflußt. Mélanie brachte die schillernde Lebhaftigkeit des Pariser intellektuellen Milieus in seinen auf Ehrbarkeit bedachten kleinbürgerlichen Köthener Haushalt. Mélanie war das, was er brauchte: eine intelligente, attraktive Frau, die nach Jahren der Isolation seine großen intellektuellen Fähigkeiten und seine schlummernden physischen Kräfte herausforderte und anregte.

Als die Nachricht von der bevorstehenden Heirat im engsten Freundeskreis durchsickerte, mußte Mélanie sich der unvermeidlichen, wenn auch oft unausgesprochenen Frage nach ihrer sexuellen Beziehung stellen. Sie berichtet Hahnemann von einem Gespräch mit einem Ehepaar Rhost. „Schade, daß er nicht ein bißchen jünger ist“, hatte Herr Rhost gesagt. „Ich liebe seine Seele und nichts anderes“, hatte Mélanie Frau Rhost ins Ohr geflüstert.[28] Daß sie sehr in „seine Seele“ verliebt sei, hatte sie jemandem anderen auf seine vorsichtige Frage erklärt.[29] Sie konnte sich kaum das Lachen verbeißen, als Dr. Lehmann und auch der Anwalt Isensee sie bewunderten wegen des „Opfers“, das sie bringe.[30] Tatsächlich scheinen die beiden schon sehr bald eine intensive körperliche Beziehung gehabt zu haben. Schon in ihrem zweiten Brief an Samuel bemerkt Mélanie, sie werde vorsichtig mit ihm sein müssen wegen der Gebrechlichkeit seines Alters: „Ein Engel, den ich in der Heftigkeit meiner Liebe nicht zu stark an mein glühendes Herz zu drücken wage, aus Angst, ich könnte bei ihm zu lebhafte, unheilvolle Empfindungen wekken."[31]

Bei der Diskussion über ihr Zusammenleben nach der Heirat äußerte Mélanie den klaren Wunsch, immer sein Schlafzimmer zu teilen und bei ihm zu schlafen.[32] Das war zu jener Zeit ungewöhnlich, doch sie erklärte, sie wünsche jede Nacht bei ihm zu schlafen, um zu jeder Zeit für ihn sorgen zu können, aber auch, damit niemand, vor allem nicht die eifersüchtigen Töchter Charlotte und Luise, wissen konnten, wann sie sich liebten:

„In unserer Hochzeitsnacht werden sie alle Qualen der Eifersucht durchleben. Ihre Töchter sind so eifersüchtig, daß sie Ihnen sogar die unschuldigen Zärtlichkeiten Ihrer anderen Kinder verbieten. Deshalb ist es notwendig, daß sie glauben, was die ganze Welt glaubt, nämlich, daß es keine körperliche Leidenschaft zwischen uns gibt."[33]

Die Briefe selbst sind freimütig und leidenschaftlich und zeigen Mélanies starke Zuneigung zu Hahnemann. Sie spiegeln auch ihre eigene Unsicherheit wider, ihre Angst, im Stich gelassen oder unterschätzt zu werden – eine Angst, die stets ihre Beziehungen belastet hatte –, und zugleich ihre enorme geistige Unabhängigkeit und Energie, ihre Entschlossenheit und Zielstrebigkeit. Dies könnte auch als ungünstige Eigenschaft, sogar als Skrupellosigkeit gelten; doch ihr Leben war in vielfacher Hinsicht schwer gewesen, und es hatte sie hart gemacht. Mélanie entspricht nicht dem üblichen Bild einer nachgiebigen, sanften Frau. Sie war hartnäckig, äußerst wortgewandt, kampflustig, reizbar – und sehr verliebt.

Schließlich waren alle Vorbereitungen getroffen, alle Dokumente hin- und hergeschickt. Am 18. Januar 1835 wurden Mélanie und Samuel heimlich getraut – drei Monate und zehn Tage nach ihrer ersten Begegnung. Mélanie erschien es wie ein Akt der Befreiung. Sie hatte den Vogel aus seinem Käfig geholt.[34] Mélanie war sicher gewesen, daß Hahnemanns engste Freunde die Heirat gutheißen würden, denn sie wußte, daß sie ihm sein Glück gönnen und seine Entscheidung respektieren würden. Ein Freund schrieb am 20. Februar:

„Der Eindruck, den die Anzeige in der Leipziger Zeitung von Ihrer Vermählung mit der Marquise von Hervilly gen. Gohier auf mich machte, vermag ich Ihnen mit Worten nicht auszudrükken. Mein Gemüth wurde dadurch so erheitert, als es nur unter den günstigsten Umständen meines Lebens war." [35]

Hahnemanns alter Freund Freiherr von Gersdorff schrieb, er werde nun anderen brieflich mitteilen, „wie glücklich Sie sind, und [ich] wünschte, Sie könnten mir noch zuvor melden, daß auch Ihr Körper sich wohl dabei befindet, da die Feinde meinen, es werde wenigstens Ihr baldiges Ende zur Folge haben." [36]

Doch Hahnemann hatte in Sachsen auch eine Reihe von Gegnern, die keine Möglichkeit versäumten, ihn lächerlich zu machen, und auch einige Zeitungen nutzten die Gelegenheit zum Spott:

„Der große Vater der Homöopathie, Dr. Hahnemann in Köthen, um der Welt zu zeigen, wie sich seine Kunst an ihm verherrlicht, hat am letzten 18. Januar in seinem 80. Lebensjahre abermals geheiratet – eine junge katholische Dame, Tochter eines Gutsbesitzers aus Paris. Der junge Mann ist noch in rüstiger Kraft und fordert alle Allopathen auf: Macht mir's nach, wenn ihr könnt!" [37]

Das Gerede über die sexuelle Beziehung des Paares und über Hahnemanns Zukunft ging unvermindert weiter. Entgegen den Tatsachen und trotz Mélanies sozialer Stellung in Paris verbreiteten sich zudem böswillige Gerüchte, sie sei eine mittellose Schwindlerin, die hinter Hahnemanns Vermögen her sei. Als Reaktion auf diese Beschuldigungen veröffentlichte der Anwalt Isensee am 11. März 1835 eine Erklärung, in der er diese Nachrichten als „sämtlich Lügen und zum Theil schändliche Verleumdungen" bezeichnete; die Verbindung sei eine Liebesheirat, Mélanie sei selbst vermögend und werde nichts von Hahnemanns Besitz annehmen. Hahnemann habe seinen ganzen Besitz unter seinen Kindern aufgeteilt.[38] Hartnäckige Gerüchte sind jedoch durch eindeutige Tatsachen nicht aus der Welt zu schaffen, und der Verdacht, Mélanie habe Hahnemann betrogen und seine

Familie um ihr rechtmäßiges Erbe gebracht, hielt sich in gewissen Kreisen noch jahrelang.

Nach der Hochzeit wohnte das Paar noch einige Zeit in Köthen in dem Haus, in dem Hahnemann so lange mit seiner früheren Familie gelebt hatte. Für Charlotte und Luise war das Nachbarhaus gekauft und hergerichtet worden. Doch das Leben in Köthen war nicht mehr das Richtige für sie, und Mélanie war unruhig. Sie hatte immer gewußt, daß es ein Opfer für sie bedeuten würde, in Köthen leben zu müssen,[39] aber auch Samuel fing nun an, seine Jahre der Zurückgezogenheit und Bedürfnislosigkeit hinter sich zu lassen. Die Hahnemanns dachten ernsthaft daran, nach Paris zu übersiedeln.

Am 6. Februar 1835 schrieb Hahnemann an die *„Société Homoéopathique Gallicane"*, die ihm am 12. März des Vorjahres ein Ehrendiplom verliehen hatte. Seinerzeit hatte er diese Ehrung nicht einmal zur Kenntnis genommen, doch neun Monate später, als sein Interesse sich Frankreich zugewandt hatte, schrieb er:

„Ich liebe Frankreich und sein edles, erhabenes, großmüthiges Volk, das so entschieden ist, Mißbräuchen zu wehren und das Bessere anzunehmen; diese Vorliebe hat sich noch vermehrt in meinem Herzen durch meine Heirath mit einer, ihres Vaterlandes würdigen Französin." [40]

Am 13. Februar schrieb er an den französischen Erziehungsminister Guizot, um für die Homöopathie im allgemeinen einzutreten und besonders das Vorhaben der Gallikanischen Homöopathischen Gesellschaft zu unterstützen, die eine homöopathische Klinik in Paris einrichten wollte.[41] Der Minister scheint nicht geantwortet zu haben. Noch im selben Jahr faßte Hahnemann den Entschluß, nach Paris zu reisen. Am 22. Mai schrieb er an seinen Freund und Vertrauten Clemens Freiherr von Bönninghausen:

„Ich kann nicht umhin, meine liebe Mélanie dahin zu begleiten (ohne die ich keine 2 Stunden dauern kann), welche ihre Vermögens-Angelegenheiten zu reguliren hat. Auch erwarten mich dort die besten französischen Schüler enthusiastisch . . ., denen ich meinen guten Rath nicht vorenthalten werde. Außerdem beabsichtige ich dort hauptsächlich auszuruhen und fast gar keine Kranken zu besorgen." [42]

Vor seiner Abreise nach Paris änderte Hahnemann noch mit großer Sorgfalt das Testament, das er im Jahr zuvor aufgesetzt hatte, denn ihm war klargeworden, daß bei der Vollstreckung Verwirrung entstehen könnte wegen der Verfügungen zugunsten seiner Kinder, Verfügungen, die er anläßlich seiner Heirat getroffen hatte. In seinem neuen Testament bestätigte er die bisherigen Verfügungen und teilte sein gesamtes restliches Vermögen unter seinen Kindern auf, wobei er festlegte, was jedes Kind bekommen sollte, und fügte hinzu:

„Endlich in den letzten Augenblicken vor meiner Abreise nach Paris, wo ich wahrscheinlich bleiben werde, um endlich bei meiner geliebten Gattin, entfernt von der Gegend, wo ich von allen Seiten so viel erduldete, ein Glück und eine Ruhe zu finden, wofür mir meine erwünschte Ehe eine Bürgschaft giebt, will ich, obgleich berechtigt, Verfügungen ganz nach meinem Gutdünken zu treffen, dennoch hier meine gegenwärtige Lage vortragen. Ich erkläre daher, daß ich, einzig um dem edlen Verlangen meiner lieben Ehegattin Genüge zu thun (ein Verlangen, das von einer beispiellosen Uneigennützigkeit derselben zeugt) die Schenkung meines Vermögens an meine Kinder gemacht habe."[43]

Er bestätigte, daß er nach Paris nur einen kleinen Geldbetrag mitnehmen würde sowie seine Wäsche, seine Kleider, seine Bibliothek, die Arzneimittel und Dinge von persönlichem Wert. In seinem Testament gab er die Anweisung, daß Mélanie alles bekommen solle, was er nach Paris mitnehmen würde; sie sollte auch die alleinige Entscheidung über sein Begräbnis haben. Sollte ein Mitglied der Familie sein Testament anfechten oder Mélanie deswegen Schwierigkeiten bereiten, so werde derjenige die Hälfte seines Erbteils verlieren. Offenbar kannte er seine Familie genau, doch diese klaren Anordnungen konnten nicht verhindern, daß nach seinem Tod erbitterte Auseinandersetzungen geführt wurden, die in der Folge die Beziehungen zwischen Mélanie und dem Rest der homöopathischen Welt vergifteten.[44]

Es scheint, daß Mélanies Gesundheit sich sehr gebessert hatte, bevor sie nach Paris aufbrachen, denn Hahnemann schrieb an Bönninghausen, als er ihm ihre Abreise mitteilte, auch, wie glücklich er sei, und über Mélanie:

„Sie hat eben mein Bild in Öl binnen 9 Tagen vollendet,

worüber Jeder Wunder wegen dessen Ähnlichkeit und Vollendung schreit. (Sie galt vor 3 Jahren als die berühmteste Dichterin und Malerin in Paris und Frankreich), durfte aber wegen ihrer Krankheit ... in den 3 Jahren keinen Pinsel anrühren – jetzt konnte sie's wieder ohne Beschwerde, so weit ist sie von mir hergestellt, der Engel von Weibe ...“[45]

Es war Mélanie gelungen, den alten Arzt zu befreien. Nach Jahren der Gefangenschaft war Hahnemann wieder auf Reisen. Das Paar verließ Köthen am frühen Morgen des 7. Juni 1835, auf den Tag genau 14 Jahre nach Hahnemanns Ankunft dort. Sie reisten mit der Postkutsche ab, so wie Mélanie angekommen war, und Mélanie war wieder in ihrer Reisekleidung als junger Mann. Doch ihre Abreise blieb nicht geheim. Charlotte und Luise, die sich mit dem Unvermeidlichen etwas ausgesöhnt hatten, folgten ihnen in einer zweiten Kutsche bis nach Halle, wo alle ein Abschiedsmahl im Hotel „Kronprinzen“ einnahmen. Von dort aus fuhr das Paar nach Eisenach, um Hahnemanns Freund, den Homöopathen Geheimrat Freiherr von Gersdorff, zu besuchen, und setzten dann ihre Reise nach Paris fort.

II.
Mélanies Jugend

Mélanie d'Hervillys lange Reise zu Samuel Hahnemann hatte eigentlich 35 Jahre früher begonnen. Am 2. Februar 1800 war sie zur Welt gekommen; ihre Eltern waren der Comte Joseph d'Hervilly und Marie-Josèphe-Gertrude Heilrath.[1] Zusammen mit ihrem jüngeren Bruder wuchs sie in einem großen Haus im vornehmen, vom Adel bevorzugten Pariser Stadtteil Saint-Germain-des-Prés auf. Wie Paris zur Zeit von Mélanies Kindheit ausgesehen haben muß, kann man sich schwer vorstellen. Um 1800 war es noch nicht die elegante, großzügig angelegte Stadt mit den breiten Boulevards, den Parks und Gärten, wie wir sie heute kennen. Zwar waren während der Revolution von 1789 und in den darauffolgenden zehn Jahren politischer und sozialer Wirren viele Häuser zerstört worden, doch Paris war noch immer eine enge mittelalterliche Stadt mit schmalen Gassen, deren hohe, dicht zusammengedrängte Häuser das Licht abhielten wie Bäume im Wald.

Mélanies Jugend fiel in die Zeit der Herrschaft Napoleons. In jenen Jahren wich die anfängliche Begeisterung des Volkes für die Napoleonische Idee immer mehr der Enttäuschung, als Bonaparte nicht mehr mit siegreichen Auslandsfeldzügen der Entschlossenheit ganz Europas standhalten konnte, der Bedrohung durch ein stärker werdendes und mit harter Hand regiertes Frankreich Einhalt zu gebieten. Die Umgestaltung von Paris war eine der Reformen Napoleons, die am längsten nachgewirkt hat. Man begann in unerhörtem Ausmaß Häuser abzureißen und neu zu bauen, denn er wollte die Stadt nach dem Muster des alten Rom, das ihm Vorbild für sein Reich war, neu errichten. Unter Napoleons Herrschaft begann die langsame Entwicklung von der mittelalterlichen Stadt zum heutigen Paris. Mélanie wuchs also im Zuge der baulichen Veränderungen auf und konnte zusehen, wie sich das Gesicht der Hauptstadt von Tag zu Tag wandelte und den klassizistischen Stil annahm, der im

Ersten Kaiserreich bestimmend war. Auch wenn Napoleon nicht lange genug an der Macht blieb, um seinen Traum, aus Paris „die schönste Stadt“ zu machen, „die es je geben kann“, so hat er doch den Anstoß dazu gegeben, und Mélanies frühe Eindrücke mögen davon geprägt gewesen sein. Zwei der Architekten, die für viele der kaiserlichen Verbesserungen des Stadtbildes verantwortlich waren, zählten zu den Freunden ihrer Familie.

Mélanies Familie gehörte innerhalb des Adels den liberaleren Kreisen an, einer Schicht, die den Verlust ihrer eigenen Privilegien durch die Französische Revolution aus Idealismus guthieß. Doch als die Wogen sich geglättet hatten, stellte man (wie die meisten Familien des alten französischen Adels) fest, daß sich kaum etwas geändert hatte. Ihr Wohlstand mag nicht mehr so sichtbar gewesen sein wie vor der Revolution, aber sie und ihre Freunde hatten immer noch reichlich Geld, Besitz und Einfluß in der Gesellschaft; und nach Napoleons Amnestie für den Adel lebten sie im nachrevolutionären Paris vermutlich so bequem wie zuvor. Viele Freunde von Mélanies Familie gehörten dem liberalen republikanischen Flügel an, Männer von Format und Prinzipien, und nicht wenige von ihnen waren politisch an der Revolution beteiligt gewesen. Nachdem sie sich so mühevoll von einem König befreit hatten, lehnten sie Kaiserreich und Kaiser grundsätzlich ab, aber sie hatten nichts dagegen, daß ein Kaiser vielleicht den Zustand Frankreichs verbesserte. Für kurze Zeit gestatteten sich diese Männer die Hoffnung, daß Napoleon sich als geeigneter Führer für die Republik erweisen würde.

Als Tochter wohlhabender Eltern ging Mélanie häufig in die Oper und ins Theater, und das früh geweckte Interesse behielt sie ihr Leben lang. Die Oper, eleganter Treffpunkt der Gebildeten und der echten und falschen Vornehmen, wurde von Napoleon gefördert und stand in ihrer Blüte. Man gab, dem Geist der Zeit entsprechend, viel Heroisches und Klassisches. Im Theater war Molière noch immer sehr beliebt, und seine Nachahmer hatten mit neoklassischen und heroischen Tragödien Erfolg. Von den zeitgenössischen Dramatikern schätzte Mélanie vor allem Jean-Stanislaus Andrieux und Népomucène Lemercier. Der Name des Dichters und Dramatikers Marie-Joseph Chenier war, wie der Châteaubriands, in aller Munde. Jacques-Louis David, der bedeutendste Maler der Französischen Revolution, hatte den politischen Umschwung überstanden und war der einflußreichste Maler des Empire geworden, denn Napoleon hatte erkannt, wie wichtig es war, seine Person und seine siegreichen Taten von dem prominentesten zeitgenössischen Künstler ins Bild setzen zu lassen. Davids Schlachtenbilder und seine idealisierenden Darstellungen des Kaisers waren bestimmend für die Napoleonverehrung in den folgenden Jahren. Jean-Auguste-Dominique Ingres, der erst bekannt wurde, als er 1824 aus Rom nach Paris zurückkehrte, stellte zu dieser Zeit einige Porträts aus, die später zu seinen berühmtesten zählen sollten. Pariser Konzertbesucher lernten Beethovens Musik kennen, und in der ganzen Stadt hörte man Melodien von Weber und Rossini.

Vor diesem Hintergrund kann man sich Mélanies gesellschaftliches Leben und ihren Umkreis vorstellen, doch persönliche Zeugnisse aus ihrer Kindheit gibt es kaum. Für ihre frühen Jahre sind die drei wichtigsten Quellen: die „Vertraulichen Mitteilungen", die sie 1864/1867 schrieb;[2] gelegentliche Bemerkungen über ihre frühe Zeit in ihren Briefen an Hahnemann nach ihrer Begegnung mit ihm im Jahr 1834;[3] die wenigen Anspielungen auf ihre Kindheit, die sich in ihren unveröffentlichten Gedichten finden.[4]

Ihrem Vater scheint Mélanie stets nähergestanden zu haben als ihrer Mutter. Sie bewunderte ihn und beschrieb ihn später so:

„Er ist ein kenntnisreicher, geistvoller Mann, der mich zärtlich liebt. Seine Milde und seine Güte sind unaussprechlich. Er war mein erster Lehrer; sein Unterricht bestand viel eher in Liebkosungen als in Belehrungen. Die reinste Vernunft und die vernünftigste Philosophie waren die Grundlage seiner Lehren, die er selbst in schlichter, meinem jugendlichen Verständnis stufenweise angepaßter Form aussprach. Von Kindheit an lehrte er mich die Wahrheit der Dinge zu suchen, indem er den Finger auf ihre Irrtümer legte." [5]

Wie viele Intellektuelle seiner Zeit war Joseph d'Hervilly durchdrungen von den Ideen Jean-Jacques Rousseaus, wobei ihm die Begriffe „Vernunft" und „Individualität" besonders wichtig waren. Er scheint Mélanie, ein verschlossenes, introvertiertes Kind, ermutigt zu haben, ihre eigene Ausdrucksform zu finden:

„Ich bin mit einem eigenartigen Charakter geboren, der sich von meinen Kindheitsjahren an zeigte; ich spielte nie, ich dachte nur immer und schien deshalb traurig, ohne es wirklich zu sein. Schon von da an genügte das gewöhnliche Leben meinem Denken nicht, sondern dieses fand in seiner eigenen Betrachtung einen unendlich größeren Genuß als in Spielen und Vergnügungen. Mein größtes Glück war es, wenn ich mich auf einen einsamen Platz im Haus oder im Freien zurückziehen und mich ohne äußere Störung den Gedanken hingeben konnte, die damals noch ungeordnet wie die Rosetten eines Kaleidoskops durch meinen Sinn zogen. Und wenn ich bisweilen das Bedürfnis mich auszudrücken fühlte, so gab ich meine Empfindungen in formlosen Versen wieder über die Schönheit der Natur, die ich abgöttisch liebte, und in vom Augenblick eingegebenen Liedern, deren Weisen die Freunde meiner Mutter mit Erstaunen hörten. Ich wollte nicht lesen lernen, weil das ABC mich langweilte und mich von meinen lieben Gedanken ablenkte; all dies geschah vor meinem 8. Jahr. Aber dann lernte ich in wenigen Stunden lesen durch einen guten Einfall meines Vaters. Er war unglücklich über meine Unkenntnis und gab mir 'Tausend und eine Nacht', las mir eine Geschichte daraus vor und sagte, als er meine Freude und meine Neugier sah: all diese Bände sind voll ebenso hübscher Geschichten, da sind sie, lerne lesen, und du wirst sie kennenlernen. Am nächsten Morgen buchstabierte ich, und 3 Tage darauf las ich fließend. Von da an konnten Berge von Büchern meiner verzehrenden Gier nach Wissen nicht genügen; ich verachtete die Kinderbücher, man gab mir kräftigere geistige Kost, mein Vater freute sich über die Anlagen, die sich bei mir zeigten, und gab mir eine ausgezeichnete Erziehung. Die Liebe zur Kunst kam zu der zu den Wissenschaften hinzu, und ich musizierte gut, ich studierte Malerei, wo ich in kurzer Zeit große Fortschritte machte.“[6]

Man mag daran zweifeln, ob dieses idealisierende Selbstporträt, das Mélanie im Alter von 47 Jahren schrieb, genau der Wirklichkeit entsprach. Doch wahr ist sicher, daß ihre Kindheit sehr ernst und wenig kindgemäß war, daß sie ihrem Alter weit voraus und von den selbstbewußten, liberalen Ideen eines unkonventionell denkenden Vaters beeinflußt war. Wenn man von der wunderbaren Episode des Lesenlernens absieht, ist die hier beschriebene einsame, ernste Kindheit der vieler bedeutender Frauen ihrer Generation sehr ähnlich. Für ein Mädchen, das im 19. Jahrhundert in Frankreich aufwuchs, war es ein Glück, einen Vater zu haben, der es als Person wahrnahm und nicht nur an ihre künftige Rolle als verheiratete Frau dachte.

In diesen Kreisen wurden die Mädchen zu Hause unterrichtet. Es gab zu jener Zeit keinen systematischen Schulunterricht für Mädchen. Da man Ehe und Mutterschaft als ihr wichtigstes Ziel im Leben ansah, brauchten Mädchen nur in den Fertigkeiten unterrichtet zu werden, die sie sich aneignen mußten, um ihr Haus mit Anmut und Sicherheit zu führen: ein wenig Zeichnen, um die Familie porträtieren zu können, etwas Musik, um Abendunterhaltung für Familie und Gäste bieten zu können, einige Kenntnisse im Nähen und allgemeine Haushaltskenntnisse, damit sie die Dienstboten befehligen konnten. Eine andere privilegierte Frau des 19. Jahrhunderts, Florence Nightingale, die dem üblichen Schicksal eines Mädchens aus gutem Hause entflohen war, bemerkte dazu:

„Es ist die härteste Sklaverei, entweder auf gut Glück einen Mann zu nehmen, den man kaum kennt, oder zu Hause dahinzuvegetieren, von *ennui* verzehrt wie von einem Krebsgeschwür. Wir tun alles, um unsere Frauen auf ein leeres, oberflächliches Leben vorzubereiten; wir unterrichten sie in Musik und Zeichnen, in Sprachen und Mildtätigkeit ... und hoffen, daß sie, wenn sie nicht heiraten, sich wenigstens still verhalten." [7]

Mélanie verhielt sich keineswegs still, und sie hatte nicht die Absicht zu heiraten. Ihrem eigenen Bericht zufolge hatte ihr nachgiebiger Vater ihren Wunsch, mehr und anderes zu lernen als ihre Altersgenossinnen, zumindest mit Verständnis, wenn nicht mit Zustimmung aufgenommen, zum großen Kummer seiner Frau:

„Meine Mutter, deren Andenken ich hochhalte, hatte die kleinliche Erziehung des Klosters erhalten, sie war in Verzweiflung, weil es nicht gelang, mich nähen zu lehren; sie sagte oft zu meinem Vater: ‚es ist ein Glück, daß unsere Tochter kein Junge ist, man könnte niemals etwas aus ihm machen, sie will nicht stricken lernen.' Dies ist ein Beispiel ihrer Schlüsse, die alle ebenso logisch waren. Meine Mutter war eine sehr schöne Frau, aber ihr Verstand war nicht ausgebildet worden und war deshalb, wie es gewöhnlich geschieht, im Alltäglichen stecken geblieben."[8]

Mélanie war nicht ganz ohne weibliche Vorbilder, denen, wie ihr selbst, Literatur und geistige Betätigung wichtiger waren als das Stricken. Zu den Freunden der Familie gehörte die bewundernswerte Constance Pipelet, die spätere Prinzessin Salm-Dyck, eine ungewöhnliche Frau, die ihren frühen feministischen Ideen deutlich Ausdruck verlieh. Ihre Gedichte wie auch ihre politischen Schriften waren weit verbreitet. In ihrem Gedicht „Epître aux femmes", das 1797 erschien, benützte sie die traditionellen klassischen Bilder der zeitgenössischen Dichtung in neuer, ironischer Weise, um die Frauen wachzurütteln, damit sie sich ihrer selbst als denkender Wesen und nicht nur als Liebesobjekte der Männer bewußt würden. Sie machte den Frauen klar, daß Minerva, die Göttin der Weisheit, ebenso eine Frau war wie Venus, die Göttin der Schönheit und der Liebe, und warnte sie vor Männern, die „unser Geschlecht herabsetzen, während sie unsere schönen Augen bewundern".[9] Ein paar Jahre später, 1808, gab sie zusammen mit Sophie de Senneterre und der Comtesse de Beaufort eine Zeitschrift mit dem Titel *Athénée des Dames* heraus, die den Frauen ein Forum für die Diskussion über Kunst und Bildungsinhalte bieten sollte. Dieser Frauentyp gehörte zu Mélanies frühen Vorbildern, eher als der Frauentyp, den ihre Mutter verkörperte.

Was konnte in dieser frühen Zeit darauf hindeuten, daß Mélanie sich einmal mit einem völlig neuartigen Heilverfahren beschäftigen würde? Wie sie später schrieb, hatten sich medizinische Begabung und Fähigkeiten schon früh bei ihr gezeigt:

„Auch ich bin zur Medizin berufen worden, und ich werde es beweisen. Mit 8 Jahren sezierte ich die kleinen Vögel, um das Innere ihres Körpers zu sehen und mir davon Rechenschaft zu geben, gerade wie die Kinder ihr Spielzeug zerstören, um zu erfahren, was es in Bewegung setzt. Ich quälte meinen Vater mit beständigen Fragen, damit er mir die Tätigkeit der Organe erkläre. Ich hatte merkwürdige Eingebungen, wenn ich mich bei Kranken befand. Als ich 12 Jahre alt war, rettete ich das Leben eines Freundes meines Vaters, der gegen seinen Willen durch Opium vergiftet worden war. Während der Arzt ihn, ohne die Vergiftung zu erkennen, auf eine Magenverstimmung behandelte und dann ein Tuch über den Kopf des Kranken geworfen hatte, indem er sagte, er sterbe an Blutandrang nach dem Kopf, kochte ich einen Absud aus Lattich, den ich dem Kranken reichte und der ihm nach einiger Zeit das Leben wiedergab." [10]

Der Frieden der frühen Kindheit wurde bald von immer heftigeren Auseinandersetzungen zwischen Mélanie und ihrer Mutter gestört:

„[Meine Mutter] hatte sehr jung geheiratet. Mit 9 oder 10 Jahren war ich schon sehr in die Höhe geschossen. Die große Tochter wurde die Sonnenuhr ihrer Reize, auf die sie große Stücke hielt. Ich war ein Hindernis für ihren Wunsch zu gefallen; ihre schlechte Laune hielt sich immer an mich wegen irgend etwas, an dem ich vollkommen unschuldig war, und sie tyrannisierte mich mehr und mehr, und zwar ganz ungerechterweise, weil ich damals außerordentlich sanft und liebevoll war. Ich betete meine Mutter an. Immer suchte ich angenehm zu sein, und immer wurde ich zurückgestoßen. Indessen wuchs das Kind zum jungen Mädchen heran; die Anmut der Jugend entwickelte sich in einem Körper, der von der Natur ziemlich wohl ausgestattet war. Ich hatte die Eifersucht bemerkt, die sie gegen mich empfand, und ich kleidete mich daher sowohl aus Geschmack wie Vernunft sehr einfach; ich begnügte mich, sehr reinlich zu sein, ohne mich je zu schmücken, um ihren Neid nicht zu wekken und um nicht leichtfertig zu erscheinen.

Alle meine Bemühungen, meine Mutter zu besänftigen, waren vergeblich. Sie führte mich gegen meinen Willen auf Bälle, weil man mich wünschte und weil sie nicht nein zu sagen wagte; und den folgenden Morgen strafte sie mich für den Erfolg, den ich gehabt hatte, denn ich soll eine sehr gute Tänzerin gewesen sein; kurz, sie geriet in eine solche Erregung gegen mich, daß sie fast wahnsinnig wurde. Mein guter, verständiger, aber schwacher Vater hatte meine Mutter die Herrschaft innerhalb der Familie völlig an sich reißen lassen; er beklagte die Torheit seiner Frau, ohne sie zur Vernunft bringen zu können; seine Vorstellungen, seine Bitten reizten meine Mutter nur noch mehr, so daß ihre Leidenschaft keine Grenzen mehr kannte. Schließlich kam es soweit, daß mein Vater aus Furcht für mein Leben beschloß, sein geliebtes Kind einer solchen Qual zu entziehen." [11]

Dieser knappe Bericht über die Schwierigkeiten zwischen

Mélanie und ihrer Mutter läßt sich ergänzen durch die Beschreibung, die sie Jahre später in einem Brief an Hahnemann gab:

„Mein Vater ist ein Mann von Geist und Fähigkeiten. Er ist gut, aber schwach – diese Schwäche war das Unglück seines ganzen Lebens. Meine Mutter ist zwar eine ehrbare Frau, aber sie hat jetzt, und schon seit langer Zeit, einen teuflischen Charakter; den verdankt sie der Schwäche meines Vaters, der ihr in allem die absolute Herrschaft überließ und jedem ihrer Wünsche, auch den absurdesten, nachgab. Sie sagt selbst: ‚Wenn ich böse bin, so ist es die Schuld meines Gemahls, der mich immer Torheiten begehen ließ.' Doch eine Zeitlang, am Anfang ihrer Ehe, war meine Mutter gut – sie nährte uns, meinen Bruder und mich, mit ihrer Milch, betreute unsere Kindheit, aber als wir acht Jahre alt waren, hatte der psorische Keim ihres Charakters Zeit genug gehabt, sich unheilvoll zu entwickeln. In ihrer Eitelkeit war sie wütend darüber, heranwachsende Kinder zu haben; sie haßte und mißhandelte uns. Ihre Wutausbrüche glichen dem Wahnsinn – ich junges, unschuldiges Geschöpf, das sich der Sonne des Lebens öffnete, habe die Kindheit und ihre Freuden nicht gekannt. In ihren Wutanfällen, die ich nie provoziert habe, riß mir meine Mutter ganze Büschel Haare aus, schlug mich grün und blau und zerkratzte mir das Gesicht mit ihren Nägeln, weil sie meinte, ich sei schöner als sie. Und ich war ihr zu intelligent. Mein Vater ließ sie seufzend gewähren – ich wagte nicht einmal, mich bei ihm zu beschweren, weil er sich seiner Schwäche schämte, sie aber nicht zugeben konnte und, während er nachgab, immer nur sagte: ‚Ich will Frieden haben' – den er nie hatte. Eines Tages – eines schrecklichen Tages! – war ich mit meiner Mutter auf dem Land, mein Vater war in Paris. Meine Mutter geriet in solche Wut, daß sie ein langes, scharfes Messer ergriff und sich auf mich stürzte, um mich zu erstechen. Sie schrie: ich muß dich umbringen! – ich war 15 Jahre alt und versagte ihr zum erstenmal den Respekt. Ich warf mich auf sie und kämpfte mit ihr, um sie an einem Verbrechen zu hindern; das Messer verwundete mich an mehreren Stellen, aber ich entriß es ihr und floh nach Paris – es war mitten in der Nacht. Endlich sah mein Vater ein, daß er Partei ergreifen müsse, und um mich vor dem Tod zu bewahren, gab er mich bei meinem Malereilehrer in Pension." [12]

Dieser äußerst zurückhaltende Bericht aus der Feder einer erfolgreichen, erwachsenen Frau über ihre Kindheit ist erschrekkend. Hier wird klar, warum Mélanie zu introvertierter Gelehrsamkeit neigte, um nicht in Konkurrenz zu ihrer unbeherrschten Mutter zu geraten, und was sie dazu brachte, Verstand und Intelligenz über alles zu stellen, vielleicht sogar überzubewerten. Es ist zu erkennen, wie sie den Vater bewunderte und ihn dennoch für einen schwachen Mann hielt, dem der Frieden wichtiger war als alles andere. Später werden wir sehen, wie die von der Mutter geerbte, lange unterdrückte Leidenschaftlichkeit in Mélanie hervorbrach, als sie nach Samuels Tod ihre eiserne Selbstbeherrschung verlor. Mélanie war ein äußerst komplizierter Mensch, und man braucht kein Psychotherapeut zu sein, um zu erkennen, daß manche Aspekte ihrer Persönlichkeit, die später von vielen als schwierig empfunden wurde, früh geprägt worden waren durch die Notwendigkeit, sich vor der offenbar völlig irrationalen Machtausübung innerhalb ihrer Familie zu schützen.

Wie dic Welt von Mélanies Kindheit, so zerfiel auch Napoleons Reich. 1813 war seine zerlumpte Armee vollkommen entmutigt von Moskau nach Hause gehumpelt. Es war der Anfang vom Ende, kurz bevor die Alliierten Frankreich in der Schlacht bei Waterloo 1815 vernichtend schlugen. Napoleon wurde nach Elba verbannt, und der Enkel des enthaupteten Königs Ludwig XVI. wurde als Ludwig XVIII. eingesetzt und erklärte verbittert, er sei seit 19 Jahren König. Seit der Hinrichtung seines Großvaters hatte er hinter den Kulissen gewartet, als lästiger Gast verschiedener europäischer Länder, vor allem Englands. Als Napoleon im folgenden Jahr aus Elba zurückkehrte und an der Spitze einer Armee von Anhängern nach Paris marschierte, griff er zum letztenmal nach Macht und Freiheit: noch einmal flackerten der Geist des Kaiserreichs und der Glanz des Bonapartismus auf, und die Hundert Tage, in denen er Frankreich noch einmal regierte, weckten neue Hoffnung bei den Gegnern der Monarchie. Doch bald gewannen die Alliierten die Oberhand. Napoleon wurde endgültig auf die kahlen Felsen von Sankt Helena verbannt, und der neue König kehrte in noch größerem Triumph zurück. Die verhaßten Bourbonen saßen unter britischem Schutz wieder auf dem Thron. Die Zeit der Restauration hatte begonnen.

Während Ludwig XVIII. nicht unangefochten die Macht wieder übernahm, verließ die junge Adlige ihr Elternhaus und zog zu dem Maler, der sie unterrichtete, und seiner Familie. Mélanie machte, wie es für sie charakteristisch war, aus der Not eine Tugend und beschloß, Künstlerin zu werden:

„Meine Mutter hatte die Empfindlichkeit aller meiner Gefühle verletzt; der Gedanke, von ihr abzuhängen und zwar für immer, da sie die Herrin im Hause war, wurde für mein Zartgefühl eine unerträgliche Qual. Ich fühlte in mir einen starken Drang, etwas zu werden; es kam mir der Gedanke, ich könnte mich mit meiner Arbeit erhalten. Ich wurde Malerin." [13]

Die Zeit, in der Mélanie unter dem Druck der äußeren Umstände begann, sich der Kunst zu widmen, war für Künstler und Intellektuelle günstiger als manche andere Epoche in Frankreich. Unmittelbar zuvor hatte künstlerischer Ausdruck nur ein Ziel gehabt: die Verherrlichung Napoleons und seines Reiches. Die Kunst hatte alle Energie auf den Aufbau und die Erhaltung des Staates gerichtet. Frankreich hatte sich nach innen gewandt, sich kulturell von anderen Ländern isoliert, sich allein gegen das übrige Europa gestellt, und die klassizistischen Ausdrucksformen in der Kunst hatten sich dort weit länger erhalten als anderswo. Der Sturz Napoleons brachte nicht nur Frieden nach außen, sondern auch Befreiung von der gemäßigten Militärdiktatur, die sich festgesetzt hatte. Es entstanden wieder kulturelle Beziehungen zu den anderen europäischen Ländern, und die Erstarrung des intellektuellen Lebens begann sich zu lösen. Welche politischen und sozialen Konsequenzen die Wiedereinsetzung der Bourbonen auch gehabt haben mag, auf das künstlerische Leben scheint sie sich positiv und förderlich ausgewirkt zu haben. Um einiges später als in anderen europäischen Ländern begann in Frankreich die Epoche der Romantik und fand ihren seit langem fälligen künstlerischen Ausdruck individueller Empfindungen. Das Eis des klassizistischen Winters begann langsam zu schmelzen.

In Paris war der Boden bereitet für die große Befreiung des künstlerischen Ausdrucks, und für Mélanie hätten die Bedingungen nicht günstiger sein können, als sie in die Familie ihres Lehrmeisters geschickt wurde. Es war Guillaume Guillon-Lethière, einer der besten unter den vielen begabten Historienmalern in

Frankreich und damals einer der gesuchtesten Lehrer. Er war Kreole, wie die Kaiserin Josephine. Geboren war er am 16. Januar 1760 auf Guadeloupe in der Karibik als natürlicher Sohn des Barons Pierre Guillon. Er nannte sich selbst zunächst Lethière, weil er der dritte Sohn des Barons war, doch später, als er im Zuge der Französischen Revolution von seinem Vater offiziell als Sohn anerkannt worden war, nahm er auch dessen Namen an.

Als Junge war er zum Studium der Malerei nach Frankreich geschickt worden. Er studierte in Rouen bei Deschamps, dann bei François-Gabriel Doyen in Paris; vier Jahre, von 1786 bis 1790, verbrachte er an der Französischen Akademie in Rom. Die antike Stadt beflügelte seine Phantasie und veränderte seine Malerei grundlegend. Täglich wurden neue Ruinen freigelegt, Zeugen verschwundener Kulturen, Symbole eines untergegangenen Zeitalters sittlicher Vollkommenheit, dessen Werten man, so glaubten die Idealisten, ernsthaft nacheifern konnte; ihre Nachahmung würde die Menschheit wieder zur Vollkommenheit führen, zu jener Vorstellung vom Menschen, die für die Philosophen der Aufklärung galt.[14] Von dieser Umgebung angeregt, begann Lethière an einer Gruppe von vier großen Gemälden zu arbeiten, die das klassische Rom zum Thema hatten. Nur zwei davon wurden vollendet und hängen heute eindrucksvoll im Louvre: „Brutus verurteilt seine Söhne zum Tod" und „Der Tod der Virginia".[15]

Wie die meisten Künstler seiner Zeit hatte Lethière die Französische Revolution unterstützt. Zeitweise scheint er eng mit dem politisch aktiven David befreundet gewesen zu sein, doch zu seinem Glück wurde er nicht mit ihm zusammen in die Verbannung geschickt, als die Monarchie wiedereingesetzt wurde. Unter Napoleons Herrschaft wurde Lucien Bonaparte, der Bruder des Kaisers, Lethières Förderer, und mit ihm ging er von 1802 bis 1804 nach Spanien, um eine Sammlung spanischer Kunst anzulegen. In Spanien wurde er von anderen Malweisen beeinflußt, als er sie in Rom kennengelernt hatte. Er löste sich vom reinen klassischen Stil und entwickelte seine eigene, charakteristische Art, mit freierer Technik und unter Verwendung von mehr Licht und Farbe zu malen. Das brachte ihm Lob und Kritik ein. Er führte seinen individuellen Stil so weit fort, daß am

Ende des Jahrhunderts ein englischer Schriftsteller ihn rühmte, er habe „den ersten Fanfarenstoß zur Revolte gegen den bedingungslosen Klassizismus des berühmten David gesetzt".[16]

Derselbe Autor bemerkte über Lethières Schüler: „Wenn auch nicht alle Schüler des kreolischen Malers sein Genie hatten, so hatten die meisten von ihnen den Mut und die Bereitschaft, bei der geringsten Provokation das Schwert zu ziehen."[17] Dieses Temperament wäre ihm fast zum Verhängnis geworden, als er vor dem Café Militaire in der Rue Saint-Honoré in eine Schlägerei mit einigen von Napoleons Soldaten verwickelt wurde. Die Soldaten hatten ihn wegen seines Schnurrbarts verhöhnt, und er hatte seinen Degen gezogen. In dem heftigen Tumult wurden mehrere Soldaten getötet, und für Lethière schien es ratsam, Frankreich zu verlassen. Bonaparte schaltete sich ein, und Lethière wurde sofort zum Direktor der Französischen Akademie in Rom ernannt, an der er selbst als junger Mann studiert hatte. Sein Pariser Atelier wurde geschlossen, und die meisten seiner Schüler gingen in die Werkstätten anderer Maler. Doch das Unglück wurde zum Glück, denn in Rom fand Lethière seine Aufgabe. Die Académie de France in Rom hatte seit einigen Jahren einen sehr schlechten Ruf. Unter dem schwachen und unfähigen Direktor Joseph Benoît Suvée waren die Studenten zu Raufbolden und Unruhestiftern geworden, und die Beziehungen zu den städtischen Behörden waren gespannt. Ein Mann wie Lethière wurde gebraucht, ein bedeutender Maler, den die jungen Leute respektieren konnten, aber auch ein unerschütterlicher Charakter, der keine Dummheiten duldete. Ingres, der berühmte Schüler Davids, hielt sich bereits in Rom auf, als Lethière eintraf, und war sehr froh über seine Ankunft; die beiden Maler verstanden sich gut.

Acht Jahre verbrachte Lethière in Rom, von November 1807 bis Mai 1816. Nach Napoleons Sturz wurde er von dem wiedereingesetzten König Ludwig XVIII. nach Paris zurückgerufen. Er war nun ein hochgeachteter Mann und wurde sofort zum Professor an der École des Beaux Arts ernannt. Als im November ein Sitz im Institut de France vakant war, wurde er für diese höchste Auszeichnung vorgeschlagen, die französischen Künstlern und Intellektuellen zuteil werden kann. Doch Ludwig XVIII. wollte ihn seiner Vergangenheit nicht so leicht entrinnen lassen. Die Ernennung wurde abgelehnt mit der Begründung, Lethière könne kaum ein ernsthafter Monarchist sein, da er sowohl Republikaner und ein Freund von David als auch Bonapartist und ein Freund von Lucien Bonaparte gewesen sei. Doch zwei Jahre später wurde wieder ein Platz frei, und Lethière wurde erneut vorgeschlagen. Dieses Mal hatte der König keine Einwände mehr gegen die Ernennung.[18] Später wurde er auch Mitglied der Ehrenlegion.

Mélanie, die junge Adlige, kam also in die Familie eines Mannes, der zu den lebhaftesten, ungestümsten Figuren seiner Zeit gehörte, und zwischen ihnen scheint nichts anderes als Liebe und Zuneigung geherrscht zu haben:

„Sobald ich unter der schützenden Ägide meiner neuen Adoptivfamilie stand, war ich so glücklich, als ich es fern von den Meinen sein konnte. Mein Vater blieb für mich, was er immer gewesen ist, und seine Zärtlichkeit entschädigte mich für die Leiden der Verbannung.“ [19]

Eine Serie von Zeichnungen, die Ingres während der römischen Zeit angefertigt hat,[20] vermittelt uns einen sehr sympathischen Eindruck von der Familie, zu der sie kam. Man sieht Lethière selbst (einen schweren Mann mit lockigem Haarschopf und kraftvollem Blick)[21] und seine zweite Frau Honorée mit ihrem Sohn Lucien.[22] Als die Zeichnung 1808 entstand, war er etwa sechs Jahre alt; bei der Rückkehr der Familie aus Rom mag er 14 Jahre alt gewesen sein. Weitere Zeichnungen zeigen die beiden anderen Söhne Lethières: Alexandre-François-Guillaume Guillon-Lethière (1787–1827),[23] den ältesten Sohn mit seiner ersten Frau, Marie-Agathe Lepôtre, und Auguste, den neunzehnjährigen natürlichen Sohn.[24] Eine andere Skizze von Ingres stellt Lethières zweijährigen Enkel Charles dar, in einem Empire-Sessel versunken.[25]

Auf dem Porträt von Ingres sieht Madame Honorée Lethière wunderbar aus.[26] Sie war viel jünger als Lethière, ihr zweiter Mann. Als die Familie aus Rom zurückkam, waren Madame Lethière 35, ihr Mann 56 Jahre alt. Ein Familienmitglied, das Ingres nicht gezeichnet hat, war Eugénie, die Stieftochter von Honorée aus ihrer Ehe mit Pierre Charen, die 1816 30 Jahre alt war. Eugénie lebte in der Familie, studierte Malerei bei ihrem Stiefvater und wurde eine angesehene Historien- und Porträtmalerin. Ihr Beispiel mag die junge Mélanie ermutigt haben, denn sie hatte seit 1808, dem Jahr, in dem sie eine Goldmedaille gewann, im Salon ausgestellt. 1814 fing sie unter dem Einfluß der Romantik an, mittelalterliche Themen darzustellen. Eugénie heiratete einen Maler namens Servières, doch sie scheint mit ihrem Mann noch einige Zeit bei der Familie Lethière gelebt zu haben.[27]

Als Mélanie in die Familie kam, lebten in dem Haus Lethière und seine Frau, Eugénie, Lucien und Auguste (Auguste heiratete später und bekam zwei Töchter, Éa und Zélie, die beide Malerinnen wurden. Alexandre und seine Familie waren damals möglicherweise noch nicht nach Paris zurückgekehrt).[28] Es war keine glückliche Familie, wie Mélanie bald feststellte. Lethière war zwar jetzt ein angesehener Mann, aber wohlhabend scheint er nicht gewesen zu sein; wegen dieser Armut war man unzufrieden und dem Hunger nahe. Die Kinder wetteiferten um die Zuneigung ihrer Eltern, was offenbar zur Entfremdung zwischen den Erwachsenen führte. Durch Mélanies Ankunft wurde alles noch schlimmer, denn Monsieur und Madame Lethière liebten sie so sehr, daß die anderen Kinder eifersüchtig wurden. Mélanie war entsetzt, als sie den Zustand der Familie Lethière erkannte, denn dort war es kaum besser, als es in ihrer eigenen Familie gewesen war. Doch sie war erst 16 Jahre alt, und sie brauchte eine Bleibe; außerdem war nach ihren eigenen Worten Lethières Haus der beste Platz für sie, weil sie dort so tun mußte, als studierte sie Malerei, und so beschloß sie, das Beste daraus zu machen. Mit ihrem Mut, ihrer Entschlossenheit und Stärke versöhnte sie schließlich Eltern und Kinder. Sie überwachte die Finanzen der Familie, und dank ihrem Geschäftssinn konnte sie dreimal das Vermögen der Familie retten. Zwei Kinder konnte sie vor dem Hungertod bewahren, und die ganze Familie pries den Tag, an dem Mélanie zu ihr gekommen war.[29] Schon in so jungen Jahren mußte Mélanie lernen, Verantwortung zu übernehmen, nicht nur für ihr eigenes Leben, sondern auch für das Wohl anderer.

Vielleicht war es Mélanies Idee gewesen, daß Lethière seine großen Gemälde in England ausstellen sollte, um Geld zu verdienen. Jedenfalls tat er es, kurz nachdem sie in die Familie gekommen war. 1816 stellte er den „Brutus“ im Ägyptischen Saal der

Burlington Arcade in Piccadilly aus; zwölf Jahre später wurde auf Wunsch der Öffentlichkeit auch die „Virginia" dort gezeigt. Dabei erhielt Lethière ein Drittel der Eintrittsgelder.

Trotz dieser Erfolge scheint Lethières finanzielle Lage nie günstig gewesen zu sein. Später mußte er viele seiner eigenen Gemälde und eine Anzahl anderer, die er auf seinen Reisen gesammelt hatte, verkaufen. Sein Unglück war, daß er die Zeit, in der seine Malerei *en vogue* war, überlebt hatte. Als er den Entwurf für den „Brutus" ausstellte, war er hoch gelobt und bewundert worden, aber als er dann einige Jahre später das vollendete Werk zeigte, wurde es als altmodisch abgetan. Die Romantiker hatten sich durchgesetzt, und die Zeit für Künstler von Lethières Alter und Geschmack war vorbei. Doch als Lehrer genoß er in Künstlerkreisen noch immer hohes Ansehen, und als Lehrer verehrte Mélanie ihn.

III.
Die Dichterin und Malerin

Mélanie eiferte Lethière in der Historienmalerei nicht nach. Zu der Zeit, als sie seine Schülerin wurde, hielt man es nicht für schicklich, daß Frauen an großen Leinwänden arbeiteten. Wie viele Künstlerinnen ihrer Zeit malte sie Porträts. Das war in der Epoche vor der Photographie eine sichere Möglichkeit, sich wenigstens einen bescheidenen Lebensunterhalt zu verdienen, und die meisten Maler beherrschten die Technik. Mélanie stellte einige ihrer Arbeiten aus; vom Verkauf der Werke konnte sie leben. Auch ihre Genrebilder fanden Anerkennung. In gewisser Hinsicht waren diese Arbeiten, ebenso wie die großen Historiengemälde, Illustrationen der Ideen Rousseaus. Sie folgten seiner Auffassung, daß die Armen voll natürlicher Würde und edler Gefühle seien, und kamen aus derselben Weltsicht wie die Versuche der klassizistischen Maler, die ebenfalls von Rousseau stammende Idee von der möglichen Vervollkommnung des Menschen ins Bild zu setzen. Kommerziell wandten sie sich jedoch an eine andere Schicht, nämlich an das aufstrebende Bürgertum, dessen Reichtum und Einfluß zum Sturz der zuvor wieder eingesetzten Monarchie beigetragen hatten. Mélanie fand auch zur neuen Vorliebe für das Mittelalter: sie malte sieben Bilder zu Motiven aus dem Schelmenroman „Guzman von Alfarache" von Mateo Alemán aus dem 16. Jahrhundert. Der Roman, von Alain-René Lesage aus dem Spanischen übersetzt, war sehr populär geworden.

Mélanie gehörte also zur erstaunlich großen Zahl von Frauen, die im frühen 19. Jahrhundert in Paris Malerei studierten. Dieser Beruf bot sich geradezu an, nachdem sich die wohlhabenden und unbeschäftigten jungen Damen zum angemessenen Zeitvertreib Fertigkeiten im Zeichnen und Malen angeeignet hatten. Mélanie hatte in ihrem Elternhaus schon früh Zeichen- und Malunterricht erhalten; weil sie bereits gut ausgebildet war, hatte ihr Vater, der mit der Familie Lethière bekannt war, sie in der Werkstatt des Künstlers untergebracht. Zu jener Zeit studierten in den Ateliers der großen Maler meist nur Männer. Einige Ateliers nahmen Schüler und Schülerinnen an, und manche Künstler hatten eigene Klassen für Frauen.[1] Die meisten Frauen jedoch bildeten sich allein aus, nahmen Privatunterricht und erhielten Anregungen durch ihre Lehrer. Lethière hatte eine berühmte Schülerin gehabt, Hortense Lescot, eine bekannte Genre- und Landschaftsmalerin. Sie war mit sieben Jahren in sein Atelier gekommen und hatte ihn und seine Familie nach Rom begleitet. Seit 1810 stellte sie in den Salons aus und gewann dort viele Medaillen.[2]

Charles Gabets *„Dictionnaire des Artistes"*, eine annotierte Aufstellung der Künstler, die 1831 in Paris lebten, führt Dutzende von Malerinnen auf, die zahllose Bilder gemalt, Ateliers gegründet und in Salons Medaillen gewonnen hatten. Einige waren verheiratet und für ihren Lebensunterhalt nicht auf die Malerei angewiesen; andere, unverheiratete, nahmen Schüler auf, um ihr Einkommen zu verbessern. Nur von wenigen sind die Namen überliefert. Mélanie wurde eine dieser vielen Frauen, die mit ihrer Malerei erfolgreich waren und zumindest einen Teil ihres Lebensunterhaltes damit verdienten.[3] Sie übte ihren neuen Beruf ebenso ernsthaft aus, wie sie alles andere tat, und erarbeitete sich mit großem Eifer die handwerklichen Grundlagen der Malerei. Es gelang ihr sogar, sich Zugang zu den Seziersälen des medizinischen Instituts zu verschaffen, um anatomische Studien zu treiben. Frauen waren dort nicht zugelassen, und sie mußte sich als Mann verkleiden, um Zutritt zu erhalten. Das mag sie bereut haben, wenn man der Schilderung ihres Zeitgenossen Hector Berlioz von seinem ersten Besuch als Medizinstudent in einem Pariser Seziersaal Glauben schenken darf:

„Der Anblick dieser entsetzlichen menschlichen Fleischkammer, die umherliegenden Gliedmaßen, die verzerrten Gesichter, die halbgeöffneten Schädel, der blutige Schlamm, in dem wir wateten, der widerliche Geruch, der ihm entströmte, die Spatzen, welche sich in Schwärmen um Lungenreste stritten, die Ratten, die in einer Ecke an blutigen Wirbelknochen nagten, dies alles erfüllte mich mit solchem Grausen, daß ich mit einem Sprung aus dem Fenster die Flucht ergriff und atemlos bis nach

Hause lief, als ob der Tod mit seinem schauerlichen Gefolge mir auf den Fersen sei."[4]

Leider ist keines von Mélanies Gemälden aus dieser Zeit erhalten, zumindest konnte keines eindeutig ihr zugeschrieben werden; daher ist ihr Können heute nicht mehr zu beurteilen. Doch unter ihren Zeitgenossen galt sie als begabt und erfolgreich. Wir wissen, daß mehrere Bilder von ihr in den Ausstellungen von 1822[5] und von 1824[6] im Louvre hingen, und 1824 gewann sie für eines ihrer Bilder eine Goldmedaille. 1825 stellte sie auch in Douai und Lille aus und 1826 in der Galerie Lebrun in Paris.[7] Mit ihrem „Drang, etwas zu werden" hatte Mélanie offenbar Erfolg gehabt:

„Meine Freunde verkauften meine Bilder, die sehr gesucht waren, sehr teuer; und während meine Mutter ein sehr üppiges Haus in Paris führte, arbeitete ich, um selbst meine Unabhängigkeit zu sichern. Ich hatte großen Erfolg; ich bekam im Salon Medaillen, die mir der König Karl X. selbst gab."[8]

Im Paris der Jahre um 1820 wurde Mélanie als Künstlerin ernst genommen und nahm sich selbst ernst. Sie war mehr als eine gut ausgebildete Dilettantin, wie Hahnemanns Biograph Richard Haehl behauptet.[9] Sie gab Malunterricht und hatte, wie sie selbst schrieb, ein Atelier oder Studio. Es lag in der Rue Saint-Germain, mitten im Quartier Latin, wo viele Künstler und Dichter wohnten und arbeiteten.[10] Doch ihr Stil war, wie der ihres Lehrers, bereits überholt. 1819 war Théodore Géricaults neuestes Gemälde, „Das Floß der Medusa", im Salon ausgestellt und wegen der Leidenschaftlichkeit und Kraft, die es ausstrahlte, bewundert worden. 1822 stellte Eugène Delacroix (1798–1863) zum erstenmal aus und zeigte sein eindrucksvolles Bild „Dante und Vergil in der Hölle"; im Salon von 1824, als Mélanie ihre Goldmedaille gewann, sprach man von ihm als dem Maler, der die Romantik einleitete. Dort stellte Delacroix sein „Gemetzel von Chios" aus, und Géricault erschütterte die Formen des Klassizismus nachhaltig mit seinen intensiven und zugleich realistischen Gemälden von Männern und Pferden im Schlachtengetümmel. Géricault starb noch im selben Jahr im Alter von 33 Jahren, doch der von ihm geprägte Stil wirkte fort. Von Delacroix wurde 1831 das Gemälde „Die Freiheit führt das Volk an" aus der Juli-Revolution von 1830 ausgestellt und besiegelte seinen Ruf als führender Maler der Romantik und der Hoffnung auf eine neue Welt. Die Leibschmerzen, deretwegen Mélanie später Hahnemann konsultierte, zwangen sie kurz darauf, die Malerei aufzugeben.

Zwei Werke von Mélanie sind erhalten. Das eine ist eine Lithographie mit der Darstellung des griechischen Helden Leonidas, die als Frontispiz für ihr 1825 erschienenes Gedicht über den griechischen Freiheitskampf verwendet worden war. Als Malerin ist Mademoiselle d'Hervilly genannt, als Lithograph F. Noël.[11] Das zweite ist ihr Porträt von Hahnemann, das 1835, nach ihrer Heirat, entstand.[12] Dieses Gemälde ist bemerkenswert wegen seiner kräftigen Farben und der Darstellung eines sehr jung und glücklich aussehenden, fast schelmisch dreinblikkenden Hahnemann. Es fängt einen ganz anderen Aspekt von ihm ein als die zahlreichen erhaltenen Bildnisse von der Hand anderer Künstler, die zumeist Porträtstudien eines „bedeutenden Mannes" sind und ihn in ernster, sogar düsterer Stimmung zeigen. Das von seiner jungen Frau gemalte Bildnis hingegen hat fast romantische Anklänge und zeigt, daß Mélanie von der neuen Strömung beeinflußt war, obwohl ihre Erziehung, ihre Ausbildung und ihre Umgebung vom Klassizismus geprägt gewesen waren.

Bewußt hielt Mélanie jedoch in der Malerei wie auch in ihren Schriften an den klassischen Werten fest. 1824 publizierte sie ein Pamphlet über die „Gefahr der neuen Theorien über Malerei", worin sie die Abkehr der zeitgenössischen Künstler vom Klassizismus kritisierte.[13] „Warum müssen junge Künstler die Geschichte immer so behandeln, als sei sie das Innere einer Küche, und sich nur mit so niederen Themen beschäftigen?"[14] Sie war der Ansicht, die Malerei solle erhabene Themen wählen, denn dadurch wirke sie erzieherisch: sie gleiche Mängel aus und diene einem moralischen Zweck. Die Natur zu malen, genüge nicht, man müsse die Vollkommenheit der Natur malen. Malerei erfordere ein ernsthaftes Studium und müsse von den Formen der Antike ausgehen: „So wie das Studium des Griechischen und Lateinischen unsere jungen Schriftsteller bildet und leitet", schrieb sie, „muß das Studium der Antike, die Natur in ihrer reinsten Form ist, unsere Maler bilden und leiten."[15]

Mélanie muß unbewußt unter einem schweren inneren Konflikt gelitten haben, denn sie blieb mit ihrer Ausdrucksform im Klassizismus verhaftet, während überall in ihrer Umgebung die Romantik zur Blüte kam. Géricault und Delacroix stellten im Louvre aus, überall in Paris hörte man Musik von Beethoven und Rossini, und Berlioz trat mit seinen ersten Werken an die Öffentlichkeit. Das Theater der Romantik, angeführt von Victor Hugo, verdrängte die klassischen Stücke. Dichter wie Alphonse Lamartine, Alfred de Vigny und Alfred de Musset setzten nicht mehr das Streben nach moralischer Vollkommenheit ihrer selbst oder des Staates in Verse, sondern persönliche Empfindungen von Liebe und Trauer. Mit dem Ausdruck persönlichen, lyrischen Empfindens kam die Begeisterung für Mittelalter und Gotik auf und verdrängte die Faszination der klassischen Antike. Die gälischen Dichtungen Ossians übten starken Einfluß in Frankreich aus, und Schriftsteller, Künstler und Musiker stürzten sich auf diese Sagenstoffe. Die Romane von Walter Scott waren sehr beliebt und zogen die gotisierenden Romane von Dumas und Hugo sowie eine Flut von Übersetzungen mittelalterlicher und pikaresker Erzählungen nach sich. Es war eine Zeit des Umbruchs, einer kulturellen Neuorientierung. Doch inmitten all dieser heftigen Strömungen und kraftvollen Veränderungen hielt Mélanie treu an den klassischen Werten der Vergangenheit, an den rationalen Schutzschranken gegen das Ausbrechen gefährlicher Emotionen fest.

Diese recht konservative Einstellung Mélanies entspricht einem ihrer entscheidenden Charakterzüge, der ihr Verhalten ihr ganzes Leben hindurch und vor allem in ihrer Beziehung zu Hahnemann bestimmte. Eine ihrer hervorstechenden Eigenschaften war Loyalität. Wem sie vertraute, dem galten auch ihre Unterstützung und ihr Einsatz. Lethière verdankte sie ihre Befreiung aus dem unglücklichen Elternhaus, und sie wurde ihm oder seinen zunehmend altmodischen Wertvorstellungen nie untreu, Werten, die sowohl denen ihres geliebten Vaters ähnlich waren als auch denen Hahnemanns, dem sie später begegnen sollte. In ihrer Malerei und ihren Dichtungen hielt sie sich an das Klassische, auch wenn die von den Romantikern propagierten neuen Ideale des persönlichen Ausdrucks den Bedürfnissen eines anderen Teils ihres Wesens mehr entgegengekommen wären. Romantisches und Klassisches trafen in Mélanies kompliziertem Charakter aufeinander: ihr Verstand trieb sie zum Klassischen, ihr Herz neigte der Romantik zu. Ihr Intellekt, ihre Willensstärke und die Bewunderung für ihre Vaterfiguren banden sie an das Formale, Klassische, doch von Natur aus war sie individualistisch und romantisch und konnte diesem Impuls nur schwer widerstehen. Dies mag einer der Gründe dafür gewesen sein, daß Mélanie sich von der Homöopathie angezogen fühlte: man könnte die Homöopathie als eine romantische Medizin in klassischem Gewand bezeichnen. Obwohl sie im klassischen Denken begründet ist und ein in sich geschlossenes, von Regeln und Gesetzen bestimmtes Heilsystem darstellt, ist ihre Anwendung individuell und verlangt große Einfühlung. Als Hahnemann die homöopathische Theorie entwickelte, war er selbst stark von den deutschen Philosophen der Romantik beeinflußt.[16]

Mélanie widmete sich in diesen Jahren nicht ausschließlich der Malerei; sie schrieb auch zahlreiche Gedichte. Dabei versuchte sie ebenfalls, sich an die klassischen Vorbilder zu halten. Die jüngeren romantischen Dichter, etwa Baudelaire, Lamartine, Hugo oder Gauthier, die für uns heute die Vorstellung vom Leben im Paris jener Jahre verkörpern, gehörten nicht, wie man vermuten sollte, zu ihrem Bekanntenkreis (doch sie trank Tee mit Alexandre Dumas und wohnte eine Zeitlang ganz in der Nähe von George Sand). Die Schriftsteller, die sie kannte, wie Andrieux, Gohier und Népomucène Lemercier,[17] waren alle der älteren Tradition des französischen Geisteslebens verpflichtet, sie galten inzwischen als vornehm, aber altmodisch, und ihre Zeit der Auflehnung und Erneuerung war vorüber. Daß Mélanie auch der Politik große Aufmerksamkeit widmete, zeigt sich in vielen ihrer Gedichte.

Es war allerdings kaum denkbar, daß jemand, der im frühen 19. Jahrhundert in Paris lebte, von der Politik unberührt blieb. Mélanies Jugendjahre waren beherrscht von den nachrevolutionären Versuchen unterschiedlicher Gruppen und Kräfte, eine praktikable Regierungsform zu finden. Das Ancien Régime war von der Revolution für immer beseitigt worden, doch den Revolutionären war es in den Jahren ihrer Herrschaft (1793–1799) nicht gelungen, eine stabile Regierung zu etablieren. Während der ganzen Napoleonischen Zeit gab es in Paris eine deutliche, stark liberale Opposition nicht nur gegen Napoleon, sondern gegen jede Form der Autokratie und Unterdrückung.[18] Nach dem Sturz Napoleons und der Wiedereinsetzung der verhaßten Monarchie der Bourbonen wurde diese Opposition noch heftiger, doch sie hielt sich lange Zeit im Untergrund, trat nur mit sporadischen Ausbrüchen von Gewalt, etwa der Ermordung des Duc de Berry beim Verlassen der Oper 1820, zutage und zeigte sich in den politischen Unruhen nach dem Tod Ludwigs XVIII., die beinahe die Nachfolge seines Bruders Karl auf dem Thron verhindert hätten.

Viele der Männer, von denen Mélanie in ihren frühen Jahren beeinflußt war, gehörten dieser Opposition an. Einer ihrer Helden war der Marquis de Lafayette, den die Nachricht vom amerikanischen Unabhängigkeitskampf mit solchem Idealismus erfüllte, daß er mit einer Handvoll Männer auf einem kleinen Schiff den Atlantik überquerte, um den Aufstand gegen die Briten zu unterstützen. Später, in der Französischen Revolution, war er der erste, der förmlich auf Reichtum und Privilegien der Aristokratie verzichtete; gleichzeitig setzte er sich dafür ein, das Leben des Königs und der Königin zu schützen. Diese Tendenz, ohne Rücksicht auf seine eigenen Belange Prinzipien durchzusetzen, sich aber anderen gegenüber gemäßigt und hilfreich zu verhalten, verstärkte sich bei ihm noch, als er älter wurde. Er war nie ein Anhänger Napoleons gewesen, und Anfang des 19. Jahrhunderts wurde er als einer seiner entschlossensten Gegner tätig, unverhohlen als Abgeordneter des linken Flügels im Parlament und im Untergrund als Mitglied einer kleinen Gruppe, die die „Charbonnerie", die aktivste und radikalste der geheimen revolutionären Bewegungen, führte und koordinierte.

Im Juli 1824, im Strudel der Wahlen und der politischen Unruhe um die Thronnachfolge Karls X., hielt Lafayette es für klug, für einige Zeit nach Amerika zurückzukehren, und Mélanies Bruder begleitete ihn. Für Mélanie war Freiheit zu jener Zeit ein wichtiger Begriff, und diese Freiheit war in Frankreich ernsthaft bedroht. Sie bezeichnete Lafayette als den „Apostel der Freiheit",[19] und ihr Bruder ging mit ihm „auf einen anderen Erdteil, die Zuflucht der Freiheit".[20] In einem Gedicht, das sie 1825 schrieb, als Lafayette einen Gedenkstein für die Schlacht von Bunker's Hill errichtete, war er „ein Held, den das ganze

Universum bewundert", ein „Wohltäter der Menschheit zu beiden Seiten des Atlantik", der Friedensbringer in zwei Welten.[21]

Ihr Gedicht an Lafayette enthält keinen direkten oder offenen Angriff auf die herrschende Monarchie in Frankreich, denn das wäre viel zu gefährlich gewesen; doch die Art, wie sie seine „glorreiche Überfahrt" verherrlicht, ist eine deutliche romantische Revolutionsbotschaft an die Gegenwart. Ein anderes ihrer Gedichte aus dieser Zeit ist an die „Freiheit, während der Wahlen von 1824" gerichtet und ermahnt dazu, die „Freiheit" zu bewahren;[22] in einem weiteren beschuldigt sie die Polizei, sie sei mit ihren anmaßenden Kontrollen ein schändlicher Helfer der Tyrannei, die Frankreich zerstöre.[23]

Die Jahre nach 1820 waren für die junge Mélanie eine Zeit leidenschaftlicher politischer Anteilnahme; sie stand entschieden auf der Seite des republikanischen Flügels. Viele ihrer Dichtungen hatten die Befreiung der Unterdrückten zum Thema, obwohl sie selbst als Aristokratin von Geburt und Künstlerin und Intellektuelle von Beruf der privilegiertesten Schicht der französischen Gesellschaft angehörte.

Doch sie engagierte sich nicht nur in der Innenpolitik. Ihr einziges längeres Epos, das aus jener Zeit erhalten ist, *„L'Hirondelle Athénienne"* („Die Athenische Schwalbe"),[24] erschien 1825; mit seinem Verkauf wurde Geld für den griechischen Unabhängigkeitskampf, das große Anliegen des liberalen 19. Jahrhunderts, gesammelt. Viele Künstler setzten sich mit ihrer Arbeit für Griechenland ein. Berlioz schrieb eine *„Scène héroïque sur la Révolution Grècque"*. Victor Hugo verfaßte 1829 eine Sammlung von Gedichten mit dem Titel *„Les Orientales"*, in denen er sich auch für Griechenland einsetzt. Französische Freiwillige zogen aus, um auf der Seite der Griechen zu kämpfen, und in Frankreich wurden durch Spenden hohe Summen für die Unterstützung der Griechen aufgebracht.

Auch hier ist ganz klar, wo Mélanies Sympathien lagen. Das 634 Zeilen lange Epos ist nach klassischem Muster in heroischen Versen geschrieben und ruft dringend zur Unterstützung des griechischen Freiheitskampfes auf. In diesem schwungvollen Text fliegt die Schwalbe Prokne, nach dem Mythos die Gemahlin von Tereus, dem tyrannischen König aus der griechischen

Antike, durch Europa, um Hilfe für ihr Volk zu suchen. Sie hat den Zaren und die Herrscher von Deutschland und Spanien besucht und ist auf kalte Ablehnung gestoßen. Nun kommt sie nach Frankreich, in die Heimat der Künste und der Freiheit, und bittet um Unterstützung. Warum, fragt sie, setzen sich die Franzosen nicht für ihre Sache ein? Sie verehren die Weisheit der griechischen Antike; wollen sie nicht auch dem modernen Griechenland helfen? Griechenland hat jahrhundertelang unter dem Joch der Ungläubigen gelitten; die Christen haben diese lange Zeit überstanden und erheben sich nun, um die Tyrannei abzuschütteln; warum kommt jetzt keine Hilfe von seiten der Herrscher Europas? Wenn der Grund dafür darin bestünde, daß die Türken das Gesetz auf ihrer Seite haben, kann dann das Gesetz Verbrechen rechtfertigen? Denn die Türken haben Verbrechen an den Griechen begangen. Jetzt sterben täglich Männer und Knaben in den Kämpfen, Frauen und Mädchen weinen über ihren Leichen. Frankreich muß von allen Nationen am besten wissen, daß Blut vergossen werden muß, um die Freiheit zu erringen – warum hilft Frankreich nicht?

Nicht alle Dichtungen Mélanies sind politischen Inhalts. Die meisten Gedichte aus der frühen Zeit sind Gelegenheitsarbeiten; darunter befinden sich ein Stegreifgedicht an einen Abgeordneten des Departements Loire, das bei einem Diner am 1. Februar 1834 entstand,[25] ein Gedicht für Mademoiselle Arsène Lindet über eine Einladung zum Abendessen mit Monsieur Gohier am 10. Februar 1829,[26] ein Gedicht zum Geburtstag von Madame Destin am 19. November 1825[27] und zwei Gedichte an den damals populären Romancier Vicomte d'Arlincourt.[28] Ein Poem an ihre Schreibfeder[29] gehört ebenso dazu wie eine Auswahl von Gedichten, in denen ihre Eindrücke von bestimmten Theaterstücken oder Aufführungen geschildert und die Autoren oder die Schauspieler gelobt werden,[30] eine Satire auf Mesmer[31] sowie eine geistreiche Erwiderung im Namen von Lethière an eine Madame Salbrusse, die seine Malerei angegriffen hatte.[32] Mélanies Dichtungen aus jener Zeit sind zumeist im Stil der damaligen Mode geschrieben, gewandt und geistreich, leicht satirisch oder politisch engagiert. Tiefergehende persönliche Emotionen werden aber vermieden, Form und Distanz bleiben gewahrt. Als Mélanie 25 Jahre später, nach Hahnemanns Tod, wieder zu schreiben begann, sollte sie, wie ihre Dichtungen zeigen, ihren eigenen Gefühlen viel näherstehen.[33]

Zu den älteren Männern, die Mélanie in ihrer Jugend beeinflußten, gehörte der Politiker Louis-Jérôme Gohier. In Gedichten, in denen von ihm die Rede ist, offenbarte Mélanie etwas mehr von ihren Gefühlen. Gohier (1746–1830) war nie eine führende Persönlichkeit in der Politik gewesen, aber als entschiedener, engagierter Republikaner war er seit langem politisch aktiv. Ursprünglich war er Rechtsanwalt in der Bretagne gewesen. Schon damals hatte er als Parlamentsabgeordneter der Bretagne den Willen seiner Wähler entschieden vertreten. Während dieser Zeit schrieb er äußerst radikale Theaterstücke. Schon sein allegorisches Stück *„Le Couronnement d'un Roi"*, das am 28. Januar 1775 in Rennes uraufgeführt worden war, war erfüllt von seiner republikanischen Gesinnung.[34] Da er Bretone war, hatte ihn seine Loyalität während der Französischen Revolution fast zwangsläufig auf die Seite der Jakobiner geführt, und 1793/1794, als sie im Nationalkonvent die Macht übernahmen, war er Justizminister gewesen. Nach Robespierres Sturz entging er der Guillotine und konnte sich als Politiker halten. Als der Abbé Siéyès 1799 Männer suchte, die in einem neuen (dem dritten) Directoire die verschiedenen politischen Richtungen vertreten sollten, wurde neben Siéyès, Roger Ducos und Moulin auch Gohier als Repräsentant der Jakobiner ausgewählt. Im Zuge verschiedener Machtwechsel wurde er schließlich Präsident des Directoire. Mélanie bezeichnete ihn von da an als den „letzten Präsidenten der Republik", denn das dritte Directoire wurde von Napoleon aufgelöst, als er mit seinem Staatsstreich vom 18. Brumaire die Macht an sich riß. Gohier, der sich ehrenhaft geweigert hatte, zurückzutreten, wurde als Generalkonsul nach Amsterdam geschickt, damit er nicht weiter im Weg war. 1810, als Napoleon Holland annektierte und ein Konsul dort überflüssig wurde, kehrte Gohier nach Paris zurück und begann seine Memoiren über die letzten Tage der Republik zu schreiben.[35] Um diese Zeit muß er schon mit Mélanie bekannt gewesen sein.[36] Im Zusammenhang mit Mélanie wurde er erst 1824 erwähnt, als seine Memoiren erschienen und als sie anfing, ihm gewidmete Gedichte zu schreiben. Gohier war damals 78 Jahre alt, Mélanie hatte etwa acht Jahre zuvor ihr Elternhaus verlassen. Er war ein

Mann, wie sie ihn schätzte: älter als sie, mit klaren Grundsätzen, liberal gesinnt, aber streng, literarisch interessiert und gebildet; eine Art Idealbild ihres „guten, aber schwachen" Vaters, ein Mann, wie sie ihn immer gesucht zu haben schien. Ihre Gedichte an ihn sind geistreich und elegant; vermutlich spiegeln sie seinen eigenen Stil wider. Sie sind von Zuneigung und Hochachtung erfüllt, doch es sind keine Liebesgedichte, auch wenn frühere Biographen sich in süffisanten Anspielungen darüber ergingen.[37]

Ein anderer Freund Mélanies, der Abbé Grégoire, war in den letzten Tagen der Republik Mitglied des Rats der Fünfhundert gewesen. Als einer von nur drei Abgeordneten hatte er gegen die Ernennung Napoleons zum Ersten Konsul gestimmt, also gegen jenen undemokratischen Akt, mit dem Bonaparte der absoluten Macht einen Schritt nähergekommen war. Der Abbé gehörte zu den wenigen, die den Mut hatten, dem General die Stirn zu bieten, denn er erkannte das Potential der Tyrannei in ihm oder in dem Amt, nach dem er strebte. Der Abbé wußte genau, was subtile Unterdrückung bedeutete, denn er hatte fast sein ganzes Leben lang um die Unabhängigkeit der katholischen Kirche vom Staat gekämpft; außerdem gehörte er zu den frühen und leidenschaftlichen Gegnern der Sklaverei.[38]

Mélanies wichtigster Lehrer auf literarischem Gebiet war ebenfalls ein konsequent radikaler Politiker gewesen, auch wenn er nun dem vornehmen Bürgertum angehörte. François-Guillaume-Jean-Stanislaus Andrieux (1759–1834) war ein hochgebildeter Mann und glänzender Dramatiker. Er war Mitbegründer und Mitherausgeber der einflußreichen literarischen Zeitschrift *„La Décade"*, und bevor er Mitglied des Rates der Fünfhundert wurde, war auch er Anwalt gewesen, Rechtsgelehrter und Präsident des Appellationsgerichtshofes.[39] Er hatte der Gruppe von Auteuil angehört, einem Kreis von republikanischen Politikern und Mitgliedern des Institut de France, der intellektuellen Elite Frankreichs also, der sich im Hause von Madame Helvetius in Auteuil traf.[40] Andrieux hatte Napoleon gut gekannt und hätte gern wahrgehabt, daß er Frankreich einer besseren Zeit entgegenführen würde, aber seine Erfahrung und Intelligenz ließen ihn die Machtgier des Generals sofort erkennen, und er weigerte sich, ihn zu unterstützen. Zusammen mit dem Abbé Grégoire gehörte er zu den drei Abgeordneten des Rates der Fünfhundert, die gegen die Ernennung Napoleons zum Ersten Konsul stimmten. Damit hatte er, wie die ganze Gruppe von Auteuil, sich klar und unwiderruflich gegen den Kaiser gestellt. Als der junge General schließlich die Macht an sich riß, wurden Andrieux und die Gruppe von Auteuil aus der Nationalversammlung ausgeschlossen. Nach diesem jähen Ende seiner politischen Laufbahn wechselte Andrieux als Professor an die École Polytechnique und an das Collège de France und war weiterhin als Schriftsteller und Dramatiker erfolgreich. Später wurde er Mitglied der Ehrenlegion, denn Napoleon bemühte sich als Herrscher, sich seine Feinde gewogen zu machen. Von 1829 an war er *Secrétaire Perpétuel* des Institut de France.

Wie viele von Mélanies Freunden jener Zeit war Andrieux in seinem Denken von der Aufklärung geprägt. Er war ein konsequenter Republikaner, aber kein Revolutionär; Mäßigung, Vernunft und klassische Beschränkung drückten sich in seinem Leben wie in seiner Kunst aus. Als Schriftsteller folgte er den großen Vorbildern aus dem 16. und 17. Jahrhundert, vor allem Montaigne und Molière. Bekannt wurde er mit Versepen und Theaterstücken. Ernest Legouvé, Schriftsteller und Chronist seiner Zeit, schrieb gegen Ende des Jahrhunderts, von Andrieux sei besonders das Epos „*Le Meunier de Sans-Souci*“ berühmt, das zugleich den Geist Voltaires und den freimütigen, frischen Humor von La Fontaine ausstrahle.[41] Über Andrieux' Intensität in literarischen wie in politischen Dingen schreibt Legouvé: „Dieses scharfe, bissige, unverschämte Zischen, mit dem er die letzte Silbe des Wortes ‚Royaliste‘ zu begleiten und zu dehnen pflegte, ist nicht mit Worten zu beschreiben; es war eine Note von Rossini zu einem Wort von Voltaire.“[42] Weiter schrieb Legouvé von ihm: „Von allen klassischen Reaktionären war er der leidenschaftlichste, kompromißloseste und heftigste. Keiner fand Gnade vor ihm, nicht einmal Lamartine.“[43]

Das letzte Gedicht, das Legouvé schrieb, war eine Lobpreisung Mélanies, in der er sie wie eine angebetete Heilige verherrlicht. In ganz und gar konventioneller literarischer Form gibt es die Gefühle wieder, die vermutlich viele Männer in ihrem Umkreis für sie hegten.

Hymne à Sainte Mélanie

O Sainte Mélanie!
Soyez, soyez bénie!
Vos miracles sont doux:
Vous calmez la souffrance,
Vous donnez l'espérance
Dieu même est avec vous!

À chaque maladie
La Sainte remédie,
Nul ne l'implore en vain:
Un seul mot de sa bouche
Ou sa main qui vous touche
Sont un baume divin.

Dans plus d'une contrée
Sa bonté révérée
La conduit tour à tour:
Et rien qu'à son passage
Fleurit chaque rivage
De bonheur et d'amour.

Dieu vous fit belle et bonne,
Mon unique patronne,
Mon ange, mon recours!
Soyez-moi secourable!
D'un regard favorable
Ranimez mes vieux jours!

O Sainte que j'honore,
Je ne veux vivre encore
Que pour vous adorer:
Que pour dernier hommage
Je baise votre image
Au moment d'expirer![44]

Zu Mélanies Freunden gehörte auch Népomucène Lemercier, einst von Napoleon bevorzugter Dramatiker und einer der brillantesten Literaten des Empire. Doch wie bei Andrieux paßten sein literarischer Stil und seine persönliche Einstellung nicht ganz zusammen. Legouvé schrieb über ihn: „Er denkt wie ein Revolutionär und schreibt zu häufig wie ein Reaktionär."[45] Napoleon war sein Held und sein Freund, bis er die Macht an sich riß. Von da an wies Lemercier alle Ehrungen zurück und führte nur noch ein Schattendasein. Napoleon versuchte ihn unter Druck zu setzen, indem er die Aufführung seiner Stücke verbot, bis er der Aufnahme in die Ehrenlegion zustimmte; das tat Lemercier jedoch nie.

Mélanie führte während der Restauration ein ausgefülltes und glanzvolles Leben. Sie war eine erfolgreiche Dichterin und Malerin, eine kultivierte, geistreiche junge Dame, in den Pariser intellektuellen Kreisen gefragt, von einigen der gebildetsten Männer der Stadt bewundert. Sie war antimonarchistisch eingestellt und hatte während der Julirevolution von 1830 gern die Bourbonen abdanken sehen; vielleicht war sie, wie viele, die ihrer Schicht angehörten, auch zufrieden, als Louis-Philippe von Orléans, der „Bürgerkönig", an ihre Stelle trat, von dem Lafayette gehofft hatte, er werde Frankreich „die beste aller Republiken" bringen. Mélanies Leben war glücklich und ungetrübt. Sie war Anfang Dreißig und lebte ganz für ihre Malerei und ihre literarischen Arbeiten.

Der Erfolg ihrer Bilder und ihrer Dichtungen ist Zeichen für eine Sicherheit und ein Können, die sie vermutlich zu einer großen künstlerischen Karriere geführt hätten, ähnlich der einiger bedeutender Schriftstellerinnen und Künstlerinnen ihrer Zeit. Dieses Leben muß der jungen Frau glücklich und gesichert erschienen sein. Sie hatte entschieden, ihre Unabhängigkeit, die ihr zunächst aufgezwungen worden war, beizubehalten. Das war eine schwere selbstgestellte Aufgabe, denn im damaligen Frankreich wurde die Identität einer Frau noch mehr als heute durch ihre Beziehung zu einem Mann definiert. Als unverheiratete Frau hatte Mélanie wenige Rechte und Privilegien, doch sie hatte geschworen, niemals zu heiraten, und hatte einige satirische Gedichte über die Männer und die Ehe geschrieben.[46]

In dieser Haltung wird sie auch bestärkt worden sein. Als intelligente, gebildete Frau, aufgewachsen in der ersten Hälfte des 19. Jahrhunderts, war sie offen für Einflüsse, die in bezug auf ihr Rollenverständnis ihrer traditionellen Erziehung widersprachen. Die eigentliche Frauenbewegung hat zwar erst mit der

Revolution von 1848 eingesetzt, doch schon zuvor waren es nicht nur einzelne Frauen, die um ihre Rechte kämpften. 1789 hatte es den Anschein, als ob mit den Parolen „Freiheit, Gleichheit, Brüderlichkeit" auch die Frauen gemeint seien. Diese Hoffnung machte Napoleon mit seinem repressiven „*Code Civil*" zunichte, doch immer wieder erhoben sich protestierende Stimmen. Der Einfluß der mit Mélanies Familie befreundeten Prinzessin Salm-Dyck wurde schon erwähnt. In den folgenden Jahrzehnten gab es immer mehr solcher Frauen, die allerdings noch wenig politisches Gewicht hatten.

Ein repräsentatives Beispiel für das erwachende Freiheitsbewußtsein der Frauen ist das Leben von George Sand. Strenge Feministinnen mögen zwar mit Recht kritisieren, daß neben dem Lebensbild dieser Frau, „die sich in einer Welt der Unterdrückung der Frau frei gemacht hat", all die anderen Leistungen im Kampf für die Emanzipation keine Beachtung fänden,[47] doch George Sand war sowohl für ihre Zeit als auch für die Nachwelt Symbol und Vorbild der Emanzipationsbewegung. Sie war fast gleichaltrig mit Mélanie und gehörte der gleichen sozialen Schicht an wie sie (eigentlich hieß sie Amandine-Lucie-Aurore Dupin, später Baronne Dudevant, 1804–1876). Einige Zeit wohnte sie am Quai Malaquais; um die Ecke war Mélanies Atelier. Es ist undenkbar, daß Mélanie sie nicht gekannt hat. Vielleicht hat sie ihr mit ihrem Beispiel die Möglichkeiten gezeigt, unabhängig zu bleiben, sich ganz ihrer Kunst zu widmen, allein zu leben und sich an keinen Mann zu binden. Doch auch wenn sie allein lebte, hatte Mélanie enge Freunde, die ihr Rückhalt boten.

Dieses ungetrübte und künstlerisch ertragreiche Leben sollte jedoch bald ein Ende finden. Kurz nacheinander wurden Mélanies beste Freunde und Förderer krank und starben; der ihr eng vertraute Gohier war der erste, ihm folgte drei Jahre später Guillaume Lethière, ihr Lehrer und zweiter Vater. Zwei Jahre nach ihm starb Andrieux. Sie waren alt, und ihr Tod kam nicht vor der Zeit, doch Mélanie war von Trauer überwältigt. Sie schrieb: „Der Schmerz, den mir der Verlust mehrerer meiner Freunde verursachte, erschütterte meine Gesundheit."[48]

Gohier starb am 29. Mai 1830, wenige Wochen vor der Juli-Revolution, in der Karl X. gestürzt wurde. Der alte Republikaner erlebte den zweiten Sturz der Monarchie nicht mehr, auch nicht die Zeit der konstitutionellen Monarchie mit dem feisten Bürgerkönig Louis-Philippe auf dem französischen Thron. Mélanie hatte für Gohiers Bestattung zu sorgen, und sie ließ ihn in ihrem eigenen Grab auf dem Friedhof von Montmartre beisetzen. In seinem Testament vermachte er ihr, wie es üblich war, Geld und, was ungewöhnlich war, seinen Namen. Er schrieb, in seinem langen Leben hätten nur zwei Frauen in ihm Empfindungen der Liebe geweckt: seine Gattin und Mademoiselle Mélanie d'Hervilly:

„Ich wäre stolz darauf gewesen, wenn ich sie hätte adoptieren können, aber da ich das Glück hatte, Vater zu sein, war es nicht zulässig. Ich hätte ihr meine Hand angetragen, wenn ihre Neigung zur Kunst, der einzigen Leidenschaft, die sie so glücklich beherrscht, es ihr gestattet hätte, sie anzunehmen." [49]

Er wollte, daß sie nach seinem Tod seinen Namen mit ihrem eigenen verbände, damit sein Name mit der gleichen Achtung ausgesprochen werde wie der ihre. Damit wollte er ihr einen Beweis seiner hohen Wertschätzung ihrer Vorzüge und Talente geben. Ihr den eigenen Namen zu hinterlassen, war das vorzüglichste Zeichen der Hochachtung, das dieser vornehme alte Mann ihr geben konnte. Mélanie respektierte seinen Wunsch und nahm seinen Namen an. Bis zu ihrer Heirat mit Hahnemann hieß sie offiziell Mélanie d'Hervilly Gohier. Dieses Testament scheint zu Streitigkeiten mit Gohiers Familie geführt zu haben. Ein Brief von Mélanie an die Familie Gohier ist erhalten, in dem sie erklärt, sie habe nicht die Absicht, ihren Anspruch auf das ihr in dem Testament hinterlassene Geld geltend zu machen, doch den Wunsch des Verstorbenen, daß sie den Namen Gohier führe, wolle sie erfüllen.[50]

1832 starb der von ihr innig geliebte Lethière, und sie setzte ihn im selben Grab bei wie Gohier. Der Teil des Friedhofs, in dem es liegt, ist jetzt vernachlässigt, mit Gras überwachsen und von Dutzenden halbwilder Katzen bevölkert. Eine einfache Platte mit den Worten „Lethière, peintre" kennzeichnet die Grabstelle. Gohier ist darauf nicht erwähnt. Alle Kinder Lethières waren vor ihm gestorben oder nicht mehr bei ihm, und seine beiden Enkel, Éa und Charles, hatte er vor seinem Tod in Mélanies Obhut gegeben.[51] Sie nahm die Kinder in ihre Wohnung auf. Charles, der Jüngere, war viele Jahre lang ihr treuer Hausgenosse; er wurde Apotheker und blieb bei Mélanie oder in ihrer Nähe, bis er – verhältnismäßig spät – heiratete. Zwei Jahre später, am 10. Mai 1834, starb Andrieux. Mit ihm verlor Mélanie den letzten ihrer Mentoren und Freunde.

In diesem Jahr 1834 trat bei Mélanie der Widerspruch zwischen Klassischem und Romantischem, in dem sie lebte, nicht nur in Malerei und Dichtung, sondern in ihrem Leben zutage. Die Männer, die sie mit ihrem Einfluß den klassischen Formen verpflichtet und zugleich ihre Seele mit revolutionären Idealen erfüllt hatten, waren gestorben. Sie hatte keinen Rückhalt mehr und war voll Trauer. Die menschlichen Verluste und die Schmerzen, die von ihrer Krankheit herrührten, hatten sie seit zwei oder drei Jahren am Arbeiten gehindert. Und ohne ihre Arbeit, so schien es, war sie niemand.

Die Wut über die Unfähigkeit der Ärzte, ihren Freunden zu helfen, machte Mélanie aufgeschlossen für die Homöopathie. Dieses medizinische Verfahren war kurz zuvor von dem englischen Homöopathen Frederick Hervey Foster Quin in Paris eingeführt worden und hatte großes Aufsehen erregt. Während seiner Aufenthalte in Paris 1831 und 1832 hatte er in den Kreisen des Adels und der Diplomatie großes Interesse an der Homöopathie geweckt. Seine Anwesenheit fiel in die Zeit der ersten Cholera-Epidemie, die Paris 1832 erreichte. Tausende erkrankten in der Stadt, die damals eine Million Einwohner hatte, und im Februar und März starben täglich 800 Menschen. Mélanie war, wie jeder empfindsame Mensch, tief betroffen.[52] Genau zu diesem Zeitpunkt hörte sie zum ersten Mal von der Homöopathie und erfuhr von den mutigen Versuchen des Dr. Quin, Cholerakranke zu behandeln. Sicher war ihr Interesse besonders groß, weil auch ihr Vater krank gewesen war; er hatte die Krankheit aber überstanden.

Quin hatte bei seiner Tätigkeit in Paris auf einem grundlegenden Interesse an der Homöopathie aufbauen können, das Dr. Sébastien Des Guidi bereits in Lyon geweckt hatte. Des Guidi, ein Italiener, der in Frankreich im Exil lebte, war von der neuen Medizin überzeugt, seit Dr. Francesco Romani aus Neapel seine Frau von einem langen Leiden geheilt hatte. Er hatte bei Hahnemann studiert und die Homöopathie in Frankreich zu praktizieren begonnen.

Da das Interesse an dem neuen Heilverfahren wuchs, wurden einige Bücher darüber ins Französische übersetzt. Mélanie konnte sich die Übersetzung der 1829 auf deutsch erschienenen vierten Auflage des „Organon", Hahnemanns grundlegender Darstellung seines neuen Heilsystems, verschaffen. Sie las das Buch und war überwältigt. Endlich hatte sie das Gebiet gefunden, auf dem der romantische und der klassische Aspekt ihres Wesens sich vereinbaren ließen. Denn Hahnemanns Denken hatte sich im Lauf der Arbeit an den verschiedenen Auflagen des „Organon" erheblich weiterentwickelt; er begann nun, die Naturphilosophie der deutschen Romantik aufzugreifen und in seine bisherige Denkweise einzubeziehen. Zu der strengen Forderung der Vernunft, die in seinen früheren Schriften galt, kamen nun ausdrücklich vitalistische Ideen hinzu, mit denen sich die Romantikerin und die Dichterin in Mélanie identifizieren konnten. Endlich gab es eine menschenfreundliche Medizin. In großer Erregung brach sie nach Köthen auf, wo sie den Menschen und die Lehre fand, die ihr halfen, einige Widersprüchlichkeiten ihres Lebens zu lösen; sie wurde, wie Legouvé später schrieb, „eine ebenso große Revolutionärin in der medizinischen Wissenschaft, wie sie in Literatur und Malerei eine Klassikerin gewesen war".[53]

IV. Samuel Hahnemanns Anfänge

Als Mélanie in Paris zum erstenmal von der Homöopathie hörte, schien in Deutschland der Begründer dieser Lehre am Ende seines langen, arbeitsreichen und schließlich auch ertragreichen Lebens zu stehen. Wer war dieser Mann, der in einer Frau wie Mélanie solche Leidenschaft wecken konnte? Und worin bestand diese Homöopathie, die sie so in ihren Bann zog, daß sie bereit war, allein durch einen halben Kontinent zu reisen, um den Mann kennenzulernen, der sie entdeckt hatte? Im Jahr 1834 war die Homöopathie in den meisten Teilen Deutschlands und erst recht in Frankreich noch kaum bekannt; nur in der Gegend um Leipzig, wo Hahnemann die meiste Zeit gelebt und gearbeitet hatte, gab es zahlreiche Anhänger. Dieses Heilverfahren hatte der außerordentliche, tatkräftige Mann nahezu allein aus vielerlei Quellen entwickelt. Lange bevor Mélanie geboren wurde, hatte er die Schulmedizin seiner Zeit studiert und praktiziert, war von immer größeren Zweifeln heimgesucht worden und hatte schließlich seine ganze Energie und Geisteskraft dafür eingesetzt, ein anderes, wirksames Heilsystem zu finden. Ihm widmete er sein ganzes Leben.

Christian Friedrich Samuel Hahnemann wurde um Mitternacht am 10. April 1755 in Meißen in Sachsen, einem Zentrum der Textil- und Porzellanmanufakturen, geboren. Er war das dritte der fünf Kinder – drei Jungen und zwei Mädchen – von Gottfried Hahnemann und Johanna Christiane Spieß (als er sechs Jahre alt war, starb sein Bruder Carl, und Samuel war damit der älteste Sohn). Die Familie war angesehen und recht wohlhabend; Großvater, Vater und Onkel waren geachtete Mitglieder der örtlichen protestantischen Gemeinde und als Künstler in der Porzellanmalerei tätig; der Vater hatte ein kleines Buch über Aquarellmalerei veröffentlicht.

Doch schon kurz nach Samuels Geburt fand dieses gesicherte, friedliche Leben ein jähes Ende, denn 1756, zu Beginn des Siebenjährigen Krieges, zogen die Truppen Friedrichs des Großen durch Meißen und beschlagnahmten alles Porzellan und einen großen Teil der Stoffe zur Finanzierung ihrer Feldzüge. Familien, die fast ausschließlich von der Porzellanherstellung gelebt hatten, waren davon schwer betroffen. Sie hatten Erwartungen an das Leben und Hoffnungen für die Zukunft ihrer Kinder, aber keine Mittel, um sie zu erfüllen.[1]

Die veränderte finanzielle Lage der Familie wirkte sich unmittelbar auf Samuels Schulbildung aus. Zuvor hätte ein Junge seiner Herkunft eine ungestörte Schulzeit und, sofern er geeignet war, ein Studium an der Universität absolvieren können, doch jetzt war Samuels Ausbildung in Frage gestellt. Er wurde zu Hause von Mutter oder Vater unterrichtet und besuchte später die Stadtschule. Immer wieder nahm man ihn aus der Schule, um die Schulgebühren zu sparen und damit er zum Lebensunterhalt der Familie beitragen konnte. Er lernte also meist zu Hause.

Da man in der Schule seine außergewöhnlichen Fähigkeiten erkannt hatte, erließ man ihm schließlich das Schulgeld. Dennoch war die finanzielle Lage der Familie so schlecht, daß er mit 15 Jahren wiederum aus der Schule genommen und zur Arbeit in einer Materialwarenhandlung nach Leipzig geschickt wurde. Das war zuviel für ihn; er lief fort und kam nach Meißen zurück. Daraufhin scheint eine Lösung für ihn gefunden worden zu sein, denn er konnte nun fünf Jahre lang die Fürstenschule, eine höhere Schule, besuchen. Dort wurde er vom Rektor, Magister Johann Müller, der ihn auch an der Stadtschule unterrichtet hatte, ermutigt und gefördert; Hahnemann war ihm zeitlebens dankbar dafür. Vermutlich hat Samuel in dieser frühen, schweren Zeit seine Art des disziplinierten Studierens und Arbeitens angenommen, die später so große Bedeutung für ihn haben sollte. Da er zu Hause und in der Schule, wo er seinen Mitschülern immer weit voraus war, meist für sich allein lernte, erwarb er sich Neigung und Fähigkeit zu selbständigem Denken, Eigenschaften, die ihm später zugleich Qual und Nutzen bringen sollten.

Seine Eltern behandelten ihn gut, aber streng, und er empfand ihnen gegenüber wohl mehr Ehrfurcht als Liebe. Nach dem Tod seines Vaters im Jahr 1784 schrieb Hahnemann über ihn:

„Dieser mein nun vor vier Jahren verstorbener Vater hatte,

ohne je Wissenschaften getrieben zu haben, ... die gesundesten, selbst gefundenen Begriffe von dem, was gut und des Menschen würdig genannt werden kann. Diese Begriffe pflanzte er auf mich fort. ‚Handeln und sein, ohne zu scheinen' war seine merkwürdigste Lehre, die mehr aus seinem Beispiele als aus seinen Worten Eindruck auf mich machte. Wo etwas Gutes zu thun war, da war er, oft unbemerkt, mit Leib und Seele. Sollt' ich ihm nicht folgen? –

In den feinsten Nuancen zwischen edel und niedrig entschied er bei seinen Handlungen mit einer Richtigkeit, die seinem zarten, praktischen Gefühle wahre Ehre machte; auch hierin war er mein Lehrer. Keine erhabenen Begriffe von dem Urwesen der Schöpfung, der Würde der Menschheit und ihrer herzerhebenden Bestimmung schien er zu haben, die mit seiner Handlungsweise nur je im mindesten Widerspruche gestanden hätten. Dies gab mir die Richtung von innen."[2]

Hinweise auf eine herzlichere Beziehung zum Vater gibt es nicht.

Hahnemanns Vater war – wie Mélanies Vater und viele Männer jener Zeit – tief durchdrungen von den Ideen Rousseaus. Vielleicht war Hahnemanns Kindheit der von Mélanie vergleichbar; wenn auch weniger traumatisch und in mancher Hinsicht sehr gesichert und behütet, verlief sie doch ähnlich unkindgemäß, einsam und ernst, mehr den Büchern als dem Spiel oder den Menschen zugewandt. Seine Bemerkungen über seinen frühen Lerneifer erinnern an Mélanies Berichte über ihre Kindheit. Er zeigte immer Dankbarkeit gegenüber Menschen, die ihm halfen, doch im Umgang mit anderen scheint er nicht sehr geschickt gewesen zu sein. Am wohlsten fühlte er sich in der Beziehung zwischen Schüler und Lehrer. Diese frühe Prägung mag dazu beigetragen haben, daß er in späteren Jahren offenbar Schwierigkeiten hatte, Menschen als gleichrangig zu behandeln. Dann kehrte er das Verhältnis um und schien sich nur wohlzufühlen, wenn er als Lehrer von dankbaren Schülern umgeben war.

Auf der Fürstenschule arbeitete er hart, war aber „oft übertriebenen Studierens wegen kränklich";[3] er festigte seine Kenntnisse in Sprachen, Mathematik und Botanik. Mit 20 Jahren verließ er Meißen und zog wieder nach Leipzig, diesmal aber an die Universität als Medizinstudent. Danach scheint er nie mehr in sein Elternhaus zurückgekehrt zu sein. In Leipzig setzte er seine Studien mit großem Eifer, aber auch mit kritischem Unterscheidungsvermögen fort. „Ich besuchte nur diejenigen Lehrvorträge, die mir die zweckmäßigsten schienen", schrieb er später. „So las ich auch für mich zwar unermüdet, aber immer nur das Beste, was es für mich gab, und so viel ich verdauen konnte."[4]

Seine Studiengebühren wurden von einem anonymen Gönner (vermutlich Magister Müller) bezahlt, doch seinen Lebensunterhalt mußte er verdienen, indem er wohlhabenden ausländischen Studenten Privatunterricht in Deutsch und Französisch gab und wissenschaftliche Texte übersetzte. Es war ein einsames Dasein, denn Hahnemann hatte wenig Zeit für das vielfältige kulturelle und akademische Angebot in Leipzig, damals eines der Zentren des intellektuellen Lebens in Europa.

Leipzig scheint ihm jedoch nicht das geboten zu haben, was er als Medizinstudent suchte, obwohl die medizinische Fakultät damals als die beste in Deutschland galt. Das 18. Jahrhundert war eine Zeit der Theorie, eine Zeit, in der man versuchte, das neue philosophische Denken auf die Medizin zu übertragen, ohne sich um die praktische Anwendbarkeit oder die Bedeutung für Gesundheit oder Krankheit zu kümmern. In Leipzig dürfte er die Humoraltheorie studiert haben, die die alte Galenische Lehre vom Gleichgewicht der Säfte im menschlichen Körper aufgriff und erneuerte, die Iatrophysik, die den Körper als eine Maschine begriff, und die Iatrochemie, die ihn als eine Art riesiges Reagenzglas sah. Er hat wohl auch die neueren Lehren von Hermann Boerhaave aus Leiden kennengelernt, dem bedeutendsten Kliniker des Jahrhunderts. Boerhaave, grundsätzlich Humoralist, war Eklektiker in Theorie und Praxis; nach seiner Lehre war es das Wichtigste, daß ein Arzt den Kranken in der von Hippokrates beschriebenen Art beobachtete. Dieses Ideal muß Hahnemann beeindruckt haben, denn nach nur einem Jahr in Leipzig, wo damals keine klinische Ausbildung geboten wurde, zog er nach Wien, wo Schüler Boerhaaves an der Universität lehrten.

In Wien konnte er im Spital der Barmherzigen Brüder bei dem berühmten Dr. Joseph von Quarin praktische Erfahrungen sammeln. Quarin gehörte zu den vielen Menschen, die diesen fähigen jungen Mann förderten und unterstützten. Er widmete

Hahnemann besondere Aufmerksamkeit, nahm ihn mit zu den Besuchen bei seinen privaten Patienten und erließ ihm die Studiengebühren.[5] Unter seiner Anleitung lernte Hahnemann, sein theoretisches Wissen praktisch anzuwenden, den Zustand eines Patienten zu beurteilen und verschiedene Krankheiten zu diagnostizieren. Er erlernte alle therapeutischen Techniken seiner Zeit, mit denen kranke Substanz entfernt, die Schweißbildung gefördert, der Organismus angeregt oder beruhigt werden sollte. Er übte das Kauterisieren und Injizieren, lernte, wie man einen Aderlaß vornimmt, wie man Blutegel an Körperstellen mit hohem Blutandrang ansetzt, wann, wie und wo man Zugpflaster oder Fontanellen (Mittel, mit denen Entzündungen an andere Körperstellen gezogen werden sollen) anwendet. Er lernte alles, was dem damaligen Stand der medizinischen Praxis entsprach und was er später so heftig kritisierte.

Als Hahnemanns geringe Ersparnisse im Sommer 1777 aufgebraucht waren, verschaffte ihm Quarin eine Stelle als Hausarzt und Bibliothekar bei einem wohlhabenden Politiker, dem Gouverneur von Siebenbürgen, Baron Samuel von Brukenthal, in Hermannstadt. Hier hatte er die Möglichkeit, seine Studien weiterzutreiben und als Arzt zu praktizieren. Während dieser Zeit wurde er Freimaurer, Mitglied der Loge „Sankt Andreas zu den drei Seeblättern" in Hermannstadt, der auch sein Dienstherr angehörte.[6] Welche Bedeutung diese Mitgliedschaft für Hahnemann hatte, ist unklar. Ende des 18. Jahrhunderts war es für einen Mann mit intellektuellem Anspruch und aufgeklärten Ansichten fast selbstverständlich, einer Loge beizutreten.[7] Die Freimaurerei scheint sich zunächst aus einer radikalen intellektuellen Opposition gegen konservatives Denken in Religion, Philosophie, Politik und Wissenschaft entwickelt zu haben, und Intellektuelle des 18. Jahrhunderts fühlten sich von ihr angezogen; Goethe und Mozart gehören zu den berühmtesten Mitgliedern. Auch bei den Anfängen der Französischen Revolution spielten die Ideen der Freimaurerei eine wichtige Rolle; in Mélanies Umkreis waren Lafayette und Andrieux Freimaurer.

Im Frühjahr 1779 gab Hahnemann, wenn auch ungern, das angenehme Leben in Hermannstadt auf und ging für drei Monate an die neu gegründete Universität in Erlangen, um seine medizinischen Studien und seine Dissertation abzuschließen.

Am 10. August 1779 wurde ihm der Grad eines Doktors der Medizin verliehen. Nun konnte er sich nach einer guten Stellung umsehen und endlich den Beruf ausüben, auf den er sich so zielstrebig vorbereitet hatte. Doch sein Leben wurde jetzt nicht leichter, als es zuvor gewesen war. Für einen jungen Arzt, der weder Geld noch Beziehungen hatte, war das Weiterkommen schwer. Im Sommer 1780 ließ er sich in dem kleinen Kupferbergwerksort Hettstedt am Fuß des Harzes nieder. Doch dort blieb er nur neun Monate. Er schrieb: „Hier war es unmöglich, Inneres oder Äußeres zu erweitern.“ [8] Im April 1781 zog er nach Dessau. Dort begegnete er Johanna Leopoldine Henriette Küchler, seiner späteren Frau; sie war damals 17 Jahre alt, Tochter eines Apothekers. Wenn Samuel heiraten wollte, mußte er eine einträgliche Stellung finden und seßhaft werden. So zog er nach der Verlobung mit Johanna Henriette nach Gommern, 40 Kilometer entfernt, und übernahm die Position des Stadtphysikus zu einem „etwas ansehnlichen Gehalt“.[9] Die beiden heirateten im folgenden Jahr, am 17. November 1782.

Das Eheleben war von Anfang an schwierig. Wenn Johanna Henriette gemeint hatte, mit einem erfolgreichen jungen Arzt verheiratet zu sein, muß sie tief enttäuscht worden sein, denn es sollte noch Jahre dauern, bis die Familie ohne materielle Sorgen leben konnte. Hahnemann wurde immer unzufriedener mit dem Beruf, den er gewählt hatte. Er begann – fast zwanghaft – zu schreiben und zu veröffentlichen, nicht nur, um sein Einkommen zu verbessern, sondern auch, um seiner Enttäuschung Luft zu machen und seine unorthodoxen Ansichten zu verbreiten. Als Student hatte er mehrere umfangreiche medizinische und naturwissenschaftliche Abhandlungen aus dem Englischen übersetzt. In Gommern schrieb er kurze Beiträge für eine populäre medizinische Zeitschrift und vollendete zwei große Arbeiten, die 1784 erschienen: eine Übersetzung aus dem Französischen („Herrn Demachy's Laborant im Großen“) und die „Anleitung, alte Schäden und faule Geschwüre gründlich zu heilen“. Die erste entsprang seinem wachsenden Interesse an der Chemie, einer noch neuen Wissenschaft. Die zweite Arbeit zeigt, daß er mit 29 Jahren schon große Zweifel an der damaligen medizinischen Praxis hatte, denn er konnte häufig beobachten, daß es den Kranken ohne ärztliche Behandlung besser ging als mit ihr. In seiner Kritik an der Behandlungsweise alter Wunden und Geschwüre bemerkt er:

„So viel ist wahr und dies könnte uns bescheidner machen, daß fast alle unsere Kenntniß von den Heilkräften der einfachen, natürlichen, sowie der künstlichen Produkte größtenteils von der rohen und automatischen Handanlegung des gemeinen Mannes herzuleiten ist, und daß der gründliche Arzt oft noch Folgen aus der Wirkung der sog. Hausmittel zieht, die ihm unschätzbar sind, und deren Wichtigkeit ihn immer mehr zur einfachen Natur unter Frohlocken seiner Kranken herabzieht." [10]

Zwar war Hahnemann mit dem Gedankengut der Aufklärung aufgewachsen, doch im Lauf seines Lebens und bei seiner Lektüre war er von der Naturphilosophie, dem Drang nach Rückkehr zum reinen, einfachen Leben sowie von den Ideen Jean-Jacques Rousseaus geprägt worden, und er legte großen Wert auf Hygiene und Sauberkeit. In der ersten Zeit seiner ärztlichen Praxis fand er mehr und mehr zu einfachen Behandlungsweisen nach den Prinzipien des Hippokrates. Er versuchte, weitgehend mit den Selbstheilungskräften der Natur zu arbeiten und so wenig Medikamente wie möglich anzuwenden. Zu jener Zeit kannte er noch keinen anderen Weg der Behandlung und beschränkte sich darauf, starke Medikamente zu vermeiden. Statt dessen maß er der heilenden Wirkung von Diäten und anderen einfachen, nicht in den Organismus eingreifenden Therapien große Bedeutung bei; dies trug ihm schließlich den Ruf eines Diätetikers ein. Man sprach von der „Hahnemann-Methode", lange bevor er die Grundsätze der Homöopathie formuliert hatte.

In Gommern wurde 1783 das erste der elf Kinder von Johanna Henriette und Samuel Hahnemann geboren: ein Mädchen, nach der Mutter Henriette genannt. 1784 zog die Familie nach Dresden, offenbar ohne Aussicht auf eine Anstellung für Hahnemann. Dies sollte sich noch oft wiederholen: in den folgenden 20 Jahren zog die Familie nicht weniger als zwanzigmal um. Zuweilen scheint es Anlässe dafür gegeben zu haben – eine bessere Stellung oder eine billigere Wohnung –, doch der eigentliche Grund mag die physische und psychische Rastlosigkeit dieses Geistes gewesen sein. Hahnemann selbst hat dies immer bestritten. Die Familie blieb mehr als vier Jahre in Dresden, wo

Hahnemann sich weiter mit Chemie beschäftigte und Übersetzungen anfertigte, mit denen er in den nächsten 20 Jahren recht und schlecht für den Unterhalt der Familie sorgte. Zunächst praktizierte er sehr wenig als Arzt, doch als der Stadtphysikus plötzlich starb, wurde er für ein Jahr dessen Vertreter. Zwar bewarb er sich später – ohne Erfolg – um die feste Anstellung als Nachfolger, doch sonst scheint er sich nicht besonders um eine medizinische Laufbahn in amtlicher Stellung bemüht zu haben.

In Dresden widmete Hahnemann sich vor allem der Fortsetzung seiner chemischen Studien. Er übersetzte zwei weitere Werke von Demachy, „Der Liqueurfabrikant" (1785) und „Herrn Demachy's Kunst des Essigfabrikanten" (1787), sowie das einflußreiche Buch des Belgiers Jean-Baptiste van den Sande, „Die Kennzeichen der Güte und Verfälschung der Arzneimittel" (1787). Seine Übersetzungen enthalten so viele Zusätze und Änderungen, daß sie beinahe als eigene Werke gelten können. Sein Interesse an der Chemie hatte sich ganz der Praxis zugewandt, und er suchte nach Möglichkeiten, sie in der Medizin nutzbar zu machen. Er forschte insbesondere nach Methoden, die Reinheit bestimmter Substanzen bei ihrer Verarbeitung zu Arzneimitteln zu erhalten. Die umfassende Kenntnis pharmazeutischer Verfahren, die er sich in jenen Jahren aneignete, legte den Grundstock für seine spätere Erprobung homöopathischer Heilmittel und machte ihn zum erbitterten Gegner verantwortungsloser Apotheker.

Hahnemann betrieb seine Forschungen mit großer Beharrlichkeit. Auch die Geburt von zwei weiteren Kindern – Friedrich (30. November 1786) und Wilhelmine (Februar 1788) – und die damit verbundene finanzielle Not änderten nichts an seinem Forschungsdrang und damit an der Knappheit der Einkünfte. In der Dresdener Zeit begann er auch, eigene wissenschaftliche Arbeiten zu veröffentlichen. 1786 erschien der Aufsatz „Über die Arsenikvergiftung, ihre Hülfe und gerichtliche Ausmittelung", und 1789 folgte die Schrift „Unterricht für Wundärzte über die venerischen Krankheiten".[11] Hahnemann wandte sich nun immer mehr der medizinischen Forschung zu, las und schrieb über die Herstellung von Arzneimitteln und Chemikalien und praktizierte immer weniger als Arzt. Seine Kritik an der zeitgenössischen Medizin kommt in seinen Werken aus jener Zeit immer deutlicher zum Ausdruck:

„Eine Menge Ursachen, ich mag sie nicht herzählen, haben seit einigen Jahrhunderten die Würde jener Gott nachahmenden Wissenschaft, der praktischen Heilkunde, zur elenden Brotklauberei, zur Symptomenübertünchung, zum erniedrigenden Rezepthandel, Gott erbarms, heruntergetrieben, zum Handwerke, das die Hippokrate unentdeckbar unter den Troß befranzter Arzneibuben mischt."[12]

Doch er beschränkte sich nicht auf empörte Proteste. Seine Arbeit hatte auch zum Ziel, bessere Heilmethoden zu finden als die, die er anprangerte. Zu jener Zeit galt Hahnemanns Kritik den Mißständen und der Ignoranz in der medizinischen Praxis, noch nicht dem System selbst. Er war der Meinung, ein Arzt müsse sich bemühen, zu verstehen, warum er eine bestimmte Behandlung oder Arznei anwendet, und nicht nur tun, was in den Lehrbüchern steht.

Die medizinische Lehre, mit der Hahnemann so unzufrieden war, war zu jener Zeit unübersichtlicher denn je. Die alten Humoraltheorien aus der griechischen Antike, die sich bis ins 17. Jahrhundert hinein gehalten hatten, waren zusammengebrochen, als aufgrund der neuen Erkenntnisse der Anatomie und der Pathologie feststand, daß die nach diesen Theorien maßgeblichen vier Säfte nicht wirklich als Flüssigkeiten im Körper vorhanden waren. Nun war die Bahn frei für Theoretiker aller Richtungen, die ihre Systeme propagierten. Die Lehren der Iatrophysik und der Iatrochemie hatten sich ebenfalls als nicht überzeugend erwiesen. Der gemäßigte Eklektizismus Hermann Boerhaaves war in Deutschland einige Zeit erfolgreich gewesen, danach die gedankenreichen Lehren des Professors Cullen aus Edinburgh, doch gegen Ende des 18. Jahrhunderts hatte das neue System von John Brown aus Edinburgh, der sogenannte Brownianismus, alle anderen Lehren verdrängt.

Der Brownianismus gehörte zu jenen vereinfachenden Systemen, deren Beherrschung sich jedermann zutraute. Nach John Brown hing Gesundheit vom richtigen Verhältnis der Reizung oder Anregung des Organismus ab. Grundsätzlich gab es nach Brown nur zwei Krankheitszustände: *sthenia,* das Ergebnis von zu starken Reizen, und *asthenia,* verursacht durch zu geringe

Reize. Im ersten Fall wurden beruhigende Mittel, wie Aderlässe, kalte Umschläge, Brech- und Abführmittel und schweißtreibende Mittel angewandt; im zweiten wurde der Organismus angeregt durch das Verhindern von Erbrechen, Stuhlgang und Schwitzen, durch heiße Umschläge, Fleisch, scharfe Speisen, Wein und körperliche Bewegung. Der Arzt brauchte nur zu entscheiden, welcher der beiden Zustände vorlag, und die entsprechende Arznei, meist in beängstigend hohen Dosen, zu verordnen. Die Persönlichkeit des Patienten war unwichtig. Öffentlich hat sich Hahnemann mit diesem System nicht auseinandergesetzt, vor allem deshalb nicht, weil er es als rein theoretisch und deshalb als falsch und wider jede Erfahrung betrachtete.[13] Doch einige von Browns Thesen waren denen nicht unähnlich, die schließlich in der homöopathischen Lehre ihren Platz fanden.[14]

Der Hauptgrund für die Beliebtheit des Brownschen Systems beim damaligen Entwicklungsstand der Medizin war vermutlich die Verwirrung, die der Wildwuchs der Theorien bei den Ärzten auslöste. Unfähig, sich in dieser Vielzahl unterschiedlicher Lehren zurechtzufinden, waren viele Ärzte dankbar, sich der Autorität einer einzigen unterordnen zu können. Hahnemann äußerte sich später satirisch darüber.[15]

Seine Ansicht dazu den bitteren Beiklang eigener Erfahrungen. Hahnemann hatte sich mit eben diesen Zweifeln, dieser Verwirrung und Unentschiedenheit selbst herumgeschlagen. Der Unterschied war, daß er nicht bereit war, auf dieser eklektischen, unklaren Grundlage zu praktizieren, und daß er keine der vielen Methoden, die er alle für falsch hielt, übernehmen wollte. Statt dessen war er entschlossen, selbst ein besseres, schlüssigeres und konsequenteres System für die Behandlung von Kranken zu entwickeln.

Schon in den frühen Dresdener Tagen zeigte sich die Originalität von Hahnemanns therapeutischem Ansatz in seiner Abhandlung „Unterricht für Wundärzte über die venerischen Krankheiten“. Er erklärte die bisherige Auffassung, Syphilis müsse mit so hohen Dosen von Quecksilber behandelt werden, daß vermehrter Speichelfluß eintrete, für falsch und behauptete, die Syphilis werde deshalb geheilt, weil das Quecksilber im Organismus einen der Syphilis entsprechenden Reiz hervorrufe.[16]

Dieser Gedanke nahm bereits seine später entwickelte Theorie vorweg, daß eine Krankheit geheilt wird, wenn sie durch eine mit Medikamenten hervorgerufene ähnliche, aber stärkere Krankheit verdrängt wird.

Im September 1789 zog die Familie erneut um. Diesmal kehrte sie nach Leipzig zurück, nicht wegen einer Anstellung, sondern „um der Quelle der Wissenschaft näher zu sein", denn Hahnemann war dabei, die Medizin ganz aufzugeben. Dort wurden zwei Töchter geboren, Amalie (1789) und Karoline (1791); nun war eine siebenköpfige Familie zu ernähren. In Leipzig (das heißt in dem nahegelegenen Ort Stötteritz, wo das Leben billiger war) scheint Hahnemann noch einmal versucht zu haben, als Arzt tätig zu werden, fand es aber unbefriedigend: „Auf Einkünfte aus der Praxis kann ich nicht viel rechnen ... Gefühl von Schwäche verbietet mir, mich geltend und vor zu machen; Gewissenhaftigkeit, die Krankheiten zu verlängern oder gefährlicher und wichtiger anzugeben, als sie sind ..." [17]

Ein Jahr nach seiner Niederlassung dort gab er die ärztliche Praxis ganz auf, teils, „weil sie mir mehr Aufwand gekostet, als Einnahme gebracht",[18] teils aus einem weiteren Grund:

„Ich machte mir ein empfindliches Gewissen daraus, unbekannte Krankheitszustände bei meinen leidenden Brüdern mit diesen unbekannten Arzneien zu behandeln ... Auf diese Art ein Mörder oder Verschlimmerer des Lebens meiner Menschenbrüder zu werden, war mir der fürchterlichste Gedanke, so fürchterlich und ruhestörend für mich, daß ich in den ersten Jahren meines Ehestandes die Praxis ganz aufgab ... und bloß mich mit Chemie und Schriftstellerei beschäftigte." [19]

Diesen Entschluß führte er unter sehr schwierigen Verhältnissen aus. Die Familie lebte in der düsteren Leipziger Vorstadt in einem winzigen Haus mit nur einem Zimmer zum Wohnen und Arbeiten. Die Hahnemanns waren so arm, daß Samuel jeden Morgen die tägliche Brotration aufteilte, damit jeder seinen Anteil bekam. Wäre Samuel bereit gewesen, materielle Bedürfnisse über die Forderungen des Gewissens zu stellen, hätte er wahrscheinlich einen angemessenen Lebensunterhalt verdienen können. Doch dazu war er nicht in der Lage, und seine Frau trug diese Entscheidung mit, wenn sie sich auch oft ein leichteres Leben gewünscht haben mag.

In diesen Jahren der Unausgefülltheit und Unzufriedenheit mit seinem Beruf trieb Hahnemann seine Studien weiter, häufig bei Kerzenlicht bis vier Uhr morgens, um die ruhigen Stunden zu nutzen, wenn die Kinder schliefen. Er vertiefte sich immer mehr in das Studium der Chemie und wurde durch seine Schriften über diese neue Wissenschaft bekannt. Aufgrund seiner Veröffentlichungen wurde er in mehrere wissenschaftliche Gesellschaften aufgenommen. Noch immer war er ein orthodoxer Mediziner. Doch 1790 bekam er eine erste Ahnung von der Lehre, die sich zur Antwort auf seine Unzufriedenheit und seine Zweifel entwickeln sollte.

Hahnemann übersetzte William Cullens *„Treatise of the Materia Medica"*; Cullen war Professor der Medizin an der Universität Edinburgh und einer der führenden Theoretiker der Medizin. Bis zu seinem Tod im Jahr 1790 hatte er die populäre „Tonus"-Theorie in der Medizin vertreten, wonach jegliche Krankheit einem Übermaß oder Mangel an „Tonus" im Muskelgewebe zuzuschreiben war. In seiner Darlegung der Gründe für den Erfolg der sogenannten Peru-Rinde (der Wunderarznei des 18. Jahrhunderts; aus der Rinde des „Cinchona"-Baumes wurde später Chinin gewonnen) bei der Behandlung von Wechselfieber (Malaria) schrieb er in der *„Materia Medica"* deren Heilkraft ihrer „stärkenden" Wirkung auf den Magen zu.[20]

Hahnemann setzte sich in einer Fußnote, die den üblichen Umfang einer Anmerkung des Übersetzers weit überschritt, damit auseinander. Er wies darauf hin, daß die Einnahme von Cinchona oder Chinarinde Symptome hervorrief, die denen der Malaria ähnlich waren, und behauptete, daß die Heilwirkung auf nichts anderem als dieser Ähnlichkeit beruhe. Er berichtete ausführlich von einem Versuch, den er an sich selbst durchgeführt hatte; er hatte durch die absichtliche Einnahme von Überdosen Cinchona die Symptome des Wechselfiebers reproduziert.

„Ich nahm des Versuchs halber etliche Tage zweimahl täglich jedesmahl 4 Quentchen gute China ein; die Füse, die Fingerspitzen usw. wurden mir erst kalt, ich ward matt und schläfrig, dann fing mir das Herz an zu klopfen, mein Puls ward hart und geschwind; eine unleidliche Ängstlichkeit, ein Zittern (aber ohne Schauder), eine Abgeschlagenheit durch alle Glieder; dann Klopfen im Kopfe, Röte der Wangen, Durst, kurz alle mir sonst beim Wechselfieber gewöhnlichen Symptomen erschienen nacheinander, doch ohne eigentlichen Fieberschauder. Mit kurzem: auch die mir bei Wechselfiebern gewöhnlichen besonders charakterischen Symptomen, die Stumpfheit der Sinne, die Art von Steifigkeit in allen Gelenken, besonders aber die taube widrige Empfindung, welche in dem Periostium über allen Knochen des ganzen Körpers ihren Sitz zu haben scheint – alle erschienen. Dieser Paroxysm dauerte 2–3 Stunden jedesmahl und erneuerte sich, wenn ich diese Gabe wiederholte, sonst nicht. Ich hörte auf und war gesund."[21]

Diese Erkenntnis bedeutete die entscheidende Wende in Hahnemanns Denken. Es erforderte noch jahrelange Arbeit, bis er Klarheit über die therapeutische Anwendung der von ihm beobachteten Beziehung zwischen der Wirkung der Chinarinde und den Symptomen des Wechselfiebers gewonnen hatte; doch er hatte zum erstenmal den Grundgedanken seines späteren Systems erkannt: *similia similibus curentur*, „Ähnliches werde durch Ähnliches geheilt". Seine Erkenntnis kam im rechten Augenblick, denn seine Angriffe gegen die Schulmedizin waren immer schärfer geworden, und er mußte ihr endlich etwas entgegensetzen. In seiner Übersetzung von Cullens Abhandlung hatte er sich deutlich gegen jede übliche medizinische Behandlungsweise ausgesprochen: „Aderlassen, Temperirmittel, laue Bäder, verdünnende Getränke, ermattende Diät, Blutreinigungen und ewige Laxanzen und Klystiere sind der Zirkel, worin sich der Mittelschlag der deutschen Ärzte unablässig herumdreht."[22] In den folgenden Jahren wurde sein Unmut darüber immer größer.

Er begnügte sich nicht mehr mit Äußerungen in medizinischen Zeitschriften. 1792 trat er mit seinen Ansichten über den Aderlaß an die Öffentlichkeit, als Kaiser Leopold II. von Österreich nach der Behandlung eines Fiebers plötzlich gestorben war. Hahnemann mischte sich in die öffentliche Diskussion über den Skandal seines Todes ein:

„Die Berichte sagen: ‚sein Arzt Lagusius habe den 28. Februar früh ein heftiges Fieber und den Unterleib angeschwollen gefunden' – er setzte dem Übel einen Aderlaß entgegen, und da dieser keine Erleichterung bewirkte, noch drei Aderlässe ohne Erleichterung. Die Kunst fragt, nach welchen Grundsätzen man mit Fuge einen zweiten Aderlaß verordnen könne, wenn ein erster keine Erleichterung verschaffte? wie man ein drittes –, Himmel! und wie man ein viertes Mal Blut lassen dürfe, wenn bei keinem vorigen Male Erleichterung entstanden? – einem abgemagerten, durch Anstrengung des Geistes und langwierigen Durchlauf entkräfteten Manne viermal binnen 24 Stunden den Lebenssaft abzapfen dürfe, immer, immer ohne Erleichterung. Die Kunst erblaßt."[23]

Hahnemann hatte seine Meinung kundgetan. Diese öffentliche Mißbilligung der medizinischen Behandlung des Kaisers sorgte für Aufsehen. Er war kein anonymer Sonderling mehr, sondern ein entschiedener Kritiker der zeitgenössischen Medizin.

Von nun an arbeitete Hahnemann noch leidenschaftlicher an der Entwicklung eines neuen Heilsystems. Dabei zog er weiterhin von einer Stadt zur anderen auf der Suche nach Möglichkeiten, billiger zu leben. Während dieser Zeit verfaßte er zwei populäre Schriften im Rousseauschen Geist: „Freund der Gesundheit", Erstes (1792) und Zweites Heft (1795).[24] Darin ging er auf die frühen Hygiene- und Diätvorschriften des Hippokrates zurück. Als wichtigsten Grundsatz erklärte er, daß jeder Mensch anders sei und anders behandelt werden müsse, mit Sanftheit und Aufmerksamkeit für die Bedürfnisse jeder einzelnen Konstitution unter den jeweils gegebenen Bedingungen. Immer wieder betonte er die Bedeutung der Hygiene.

In Stötteritz blieb er bis zum Sommer 1792 und zog dann, inzwischen 37 Jahre alt, nach Georgenthal, um ein vom Herzog Ernst von Sachsen-Coburg und Gotha eingerichtetes Pflegeheim für Geisteskranke zu leiten. Auch hier war er in seinem Denken und seinen Methoden seiner Zeit weit voraus. Die Anstalt scheint überhaupt nur einen Patienten gehabt zu haben, den Geheimen Kanzleisekretär Friedrich Klockenbring aus Hannover. Bei seiner Ankunft war er im Zustand geistiger Verwirrung und mit großen Flecken bedeckt – den bekannten Symptomen der Syphilis im fortgeschrittenen Stadium. Hahnemann war entschlossen, Geisteskranke genauso mitfühlend und aufmerksam zu behandeln wie körperlich kranke Patienten. Sein Bericht über die Behandlung Klockenbrings zeigt, wie wenig er sich von den damals herrschenden Vorurteilen beirren ließ:

„[Ich lasse] keinen Wahnsinnigen je mit Schlägen oder andern schmerzhaften körperlichen Züchtigungen bestrafen, weil es für Unvorsätzlichkeit keine Strafe giebt, und weil diese Kranken blos Mitleid verdienen und durch solche rauhe Behandlung immer verschlimmert, wohl nie gebessert werden.“[25]

Hahnemann handelte aus der gleichen humanen Grundhaltung heraus wie Philippe Pinel in Paris, der die geschlossenen Krankensäle der Salpétrière öffnete. Klockenbring behandelte er weitgehend durch Nichtbehandlung, er sprach mit ihm und hörte ihm zu, bis sein Zustand sich so weit gebessert hatte, daß er die Anstalt verlassen konnte. Sein Verfahren in diesem Fall war eigentlich eine frühe Anwendung seiner später weiterentwickelten Theorie des minimalen Eingreifens mit Medikamenten. Diese Zeit in Georgenthal war eine der sorglosesten in Hahnemanns Leben. Seine Familie bekam Verpflegung, Unterhalt und Wohnung in einem Flügel des herzoglichen Jagdschlosses; es war ein Paradies, verglichen mit dem kleinen Haus in Stötteritz. Doch als Klockenbring Georgenthal verließ, mußten es auch die Hahnemanns verlassen, und nach dieser guten Zeit machten sie sich im Sommer 1793 erneut auf die Reise.

Zunächst zogen sie nach Molschleben, 25 Kilometer entfernt, wo sie neun Monate blieben und wo Anfang 1795 der Sohn Ernst geboren wurde. Dann zogen sie weiter nach Pyrmont, etwa 150 Kilometer nördlich davon. Doch auf dem Weg dorthin, kurz vor Mühlhausen, stürzte der Wagen um. Ihr Hab und Gut war überall verstreut, eine der kleinen Töchter hatte sich ein Bein gebrochen, Johanna Henriette und die Kinder erlitten einen schweren Schock. Ernst, erst drei Monate alt, war am Kopf verletzt worden; er fiel ins Koma und starb einige Tage später. Doch die Hahnemanns konnten sich nicht lange aufhalten. Sie blieben wenige Monate in Pyrmont und zogen Anfang 1795 weiter nach Braunschweig. Noch im selben Jahr brachte Johanna Henriette Zwillinge zur Welt, Friederike und ein totgeborenes Kind. 1796 übersiedelte die Familie nach Königslutter, 20 Kilometer weiter östlich.

Das Deutschland, das die Hahnemanns in jenen Jahren durchwanderten, hatte nichts Idyllisches an sich. Es glich einem ewigen Schlachtfeld, seit Preußen gemeinsam mit Österreich in den Krieg mit dem revolutionären Frankreich hineingezogen worden war. Von 1792 an herrschte fast ununterbrochen Krieg in

Europa. Während Hahnemann in Deutschland umherzog, arbeitete er unter den ungünstigsten Umständen beharrlich weiter an dem neuen medizinischen System, das, wie er hoffte, eines Tages an die Stelle der von ihm verachteten „alten Schule" treten würde. 1796 machte er mit seinem „Versuch über ein neues Princip zur Auffindung der Heilkräfte der Arzneisubstanzen nebst einigen Blicken auf die bisherigen" einen entscheidenden Schritt in diese Richtung. Hier formulierte er zum ersten Mal ausdrücklich das Prinzip *similia similibus curentur.*

„Man ahme der Natur nach, welche zuweilen eine chronische Krankheit durch eine andere hinzukommende heilt, und wende in der zu heilenden (vorzüglich chronischen) Krankheit dasjenige Arzneimittel an, welches eine andre, möglichst ähnliche, künstliche Krankheit zu erregen im Stande ist, und jene wird geheilet werden; *Similia similibus.*"[26]

1796 kann damit als das Gründungsjahr der Homöopathie gelten. Es brachte einen weiteren wichtigen Durchbruch in der Medizin: In England injizierte Dr. Edward Jenner einem Jungen Kuhpocken und demonstrierte damit das Prinzip der Impfung. Hahnemann hatte diese Methode, Ähnliches mit Ähnlichem zu behandeln, bereits erwogen, aber wegen der Risiken, die mit der Einführung von Krankheitserregern in den menschlichen Körper verbunden waren, wieder verworfen. Der Gedanke, Ähnliches mit Ähnlichem zu behandeln, war natürlich nicht neu. Die Hippokratische Schule, die Medizin des Mittelalters und vor allem Paracelsus hatten ihn auf unterschiedliche Weise formuliert. Auch in jüngerer Zeit war er in medizinischen Schriften aufgetaucht, etwa bei Anton de Haen, einem Schüler Boerhaaves in Leiden, und dem deutschen Arzt und Gelehrten Georg Stahl, Professor an der Universität Halle. Neu war aber die konsequente Untersuchung des Gedankens und dessen systematische Anwendung bei der Behandlung von Krankheiten, mit der Hahnemann jetzt begann und die ihn während seines ganzen langen Lebens beschäftigte. Aus der medizinischen Theorie und Praxis der Vergangenheit destillierte er die Homöopathie heraus und entwickelte mit seiner unerschöpflichen Energie und Beharrlichkeit eine Methode für ihre praktische Anwendung.

V.
Hahnemann wird Homöopath

Hahnemann, jetzt 41 Jahre alt, beschäftigte sich nunmehr ausschließlich mit seinem neuen Heilverfahren. Er hatte es entdeckt und es einer ungläubigen und wenig interessierten Öffentlichkeit bekanntgemacht. Doch sein System war noch immer Theorie. Es wurde Zeit, sie zu festigen, zu erproben und zu verfeinern und seine ärztliche Praxis wieder aufzunehmen. Von Königslutter aus, wo die Familie ausnahmsweise drei Jahre blieb, übersiedelte sie 1799 in die Nähe von Hamburg, zunächst nach Altona und ein Jahr später nach Sankt Jürgen. Dann machte sie sich wieder auf den Weg; über verschiedene kleinere Städte (Mölln, Machern, Eilenburg und Wittenberg) gelangte sie schließlich in Johanna Henriettes Geburtsstadt Dessau, wo sie eine Zeitlang blieb, bevor sie nach Torgau weiterzog.

Vermutlich um die Jahrhundertwende nahm Hahnemann die Medizin wieder auf und arbeitete versuchsweise nach seiner neuen Methode.[1] Da er nun wieder als Arzt praktizierte und sich dabei immer deutlicher von der Schulmedizin seiner Zeit distanzierte, war er ständigen Angriffen ausgesetzt, obwohl seine Auffassung damals noch nicht gänzlich im Widerspruch zur herkömmlichen Medizin stand. 1797 hatte er einen Artikel geschrieben, der den Titel trug: „Sind die Hindernisse der Gewißheit und Einfachheit der praktischen Arzneykunde unübersteiglich?“[2] Daraus geht klar hervor, daß er sich noch nicht völlig von den medizinischen Praktiken seiner Zeit gelöst hatte.

Die Schwierigkeiten, mit denen Hahnemann zu kämpfen hatte, waren zum größten Teil darauf zurückzuführen, daß durch seine neuen Methoden die Interessen der Apotheker berührt wurden. Er begann, selbst Arzneien herzustellen und auszugeben und erklärte unverhohlen, daß er nur so sicher sein könne, zu wissen, was er seinen Patienten gebe. 1796 hatte er auch ein pharmazeutisches Nachschlagewerk veröffentlicht, das viele neue Verfahren enthielt, wie Arzneistoffe sicher aufzubewahren und vor Verunreinigungen zu schützen seien; damit hatte er indirekt die Praktiken der Apotheker kritisiert. Außerdem empfahl er, jeweils nur ein einziges Mittel zu verabreichen anstelle der Mischungen, die die Apotheker herstellten. Die von ihm selbst zubereiteten Arzneien gab er seinen Patienten kostenlos. All das mußte den Zorn der damaligen Arzneimittelhersteller erregen, der in den folgenden Jahren immer wieder aufflammte und schließlich Hahnemanns Rückzug nach Köthen beschleunigte.

Obwohl er wieder praktizierte, war der Lebensunterhalt für die Familie mit den sechs Kindern weiterhin knapp. Hahnemann übersetzte weitere medizinische Werke, wobei er sich besonders für Bücher über Arzneisubstanzen interessierte. Er übertrug zwei berühmte englische Werke, das „*Edinburgh Dispensatory*" (1797) und den „*Thesaurus medicaminum*" (1800), wobei er sarkastische Vorworte und Fußnoten hinzufügte. Doch jetzt kam auch seine eigene wissenschaftliche Arbeit in rascheren Fluß, denn Hahnemann versuchte, in verschiedenen Abhandlungen seine Theorie weiter auszubauen und bekannt zu machen, und erweiterte ständig seine Kenntnisse und Erfahrungen. Er schrieb einen Artikel nach dem anderen, wobei er die Medizin der „alten Schule" angriff und die neue Homöopathie propagierte, und veröffentlichte diese Arbeiten in renommierten medizinischen Zeitschriften.[3]

Das neunte Kind, das siebte, das am Leben blieb, wurde 1803 in Dessau geboren: die Tochter Eleonore. Das zehnte, Charlotte, kam 1805, kurz nach dem Umzug nach Torgau zur Welt, ein Jahr später Luise. Zur selben Zeit heiratete Henriette und verließ das Elternhaus; Friedrich bezog die Universität Leipzig, um Medizin zu studieren. Es muß der Familie um diese Zeit wirtschaftlich besser gegangen sein, denn sie bezog ein Haus mit Einfahrt und Garten, das Hahnemann 1805 kaufte.[4] In Torgau blieben sie fast sieben Jahre; 1811 zogen sie wieder nach Leipzig.

In diesen ersten Jahren des neuen Jahrhunderts arbeitete Hahnemann hauptsächlich an der Vervollkommnung seiner neuen Heilweise. Auf zwei Gebieten mußte er vorankommen: dem der Medikamente, die er einsetzte, und ihrer Dosierung. Er und seine Familie verbrachten viel Zeit auf dem Land mit dem Sammeln von Pflanzen, deren Heilwirkungen er erforschen wollte. Außerdem (die Homöopathie verwendet keineswegs nur pflanzliche Heilmittel) suchte er in langen Arbeitsstunden nach Methoden, die Heilkräfte von Metallen wie Silber und Quecksilber und von anderen Substanzen, etwa Phosphor, freizusetzen. Aus den Krankenjournalen dieser frühen Zeit geht hervor, daß er vor allem Mittel wie *Belladonna, Chamomilla, Opium, Pulsatilla, Nux vomica, Veratrum album, Ignatia, Capsicum, Aconitum, Ledum* und *China* einsetzte. Am Anfang benutzte er also die Medikamente, die auch in der Allopathie üblich waren, auf homöopathische Weise; dabei versuchte er eine Methode festzulegen, nach der sie in seinem Sinne zu verordnen seien.[5]

Er arbeitete außerordentlich hart und schrieb zahllose Artikel und Bücher, in denen er der endgültigen Definition, die er suchte, immer näher kam. 1805 veröffentlichte er in Hufelands „Journal der practischen Arzneykunde" den Artikel „Heilkunde der Erfahrung".[6] Er enthielt das Gerüst seiner neuen Theorie und war die Grundlage für seine Gesamtdarstellung der Homöopathie, die 1810 unter dem Titel „Organon der rationellen Heilkunde" erschien. Dieses Buch war es, das Mélanie so sehr fesselte, als sie es 24 Jahre später las.[7]

Die erste Auflage des „Organon" ist eine verständliche, einfache Darstellung dessen, was Hahnemann jetzt „Homöopathische Medizin" nannte. Mit klaren Begriffen erläutert er darin die Grundprinzipien der Homöopathie und ihre Anwendung. Entschieden wendet er sich gegen jede andere Form der Medizin und vertritt jetzt die Überzeugung, daß die Schulmedizin an sich in jedem Falle gefährlich sei und nicht nur dann Schaden anrichte, wenn sie mißbraucht oder falsch angewandt werde.

Krankheit werde nicht, wie allgemein angenommen, von schädlichen Stoffen im Körper verursacht, die durch Purgieren, Aderlässe oder Brechmittel herausgeschafft werden müßten, sondern sie sei die Folge einer „Veränderung im Innern des menschlichen Organismus".[8] Der Grund für diese Veränderung sei weitgehend unbekannt, und sie werde „blos nach dem, was die äußern Zeichen davon verrathen, vom Verstande geahnet".[9] „Das unsichtbare, krankhaft Veränderte im Innern und die merkbare Veränderung des Befindens im Äußern (Symptomen Inbegriff) machen zusammen aus, was man Krankheit nennt;

beide sind die Krankheit selbst."[10] Das bedeute, daß Krankheit durch eine Fehlfunktion des Inneren, beziehungsweise des ganzen Organismus entstehe, aber diese Fehlfunktion könne nur an ihren äußeren Zeichen erkannt werden: eine Krankheit und ihre Symptome seien eins. Durch Beobachtung dieser äußeren, sichtbaren Zeichen der Krankheit, „dieses nach außen reflektirte Bild des innern Wesens der Krankheit",[11] könne der Arzt die passende Substanz finden, die bei einem Gesunden ähnliche Symptome verursachen würde. Arzneien, die in einem gesunden Körper den Symptomenkomplex hervorriefen, der geheilt werden solle, könnten sämtliche Symptome des Kranken zum Verschwinden bringen und den Zustand des Patienten so verändern, daß er gesund werde. Hahnemann schreibt:

„Gleichartige Symptomen dieser Arznei heben Symptomen gleicher Art in dieser gegebenen Krankheit auf."[12]

„Dieses ewige allgemeine Naturgesetz, daß jede Krankheit durch die ihr ähnliche künstliche Krankheit, die das passende Heilmittel zu erzeugen Tendenz hat, vernichtet und geheilet wird, beruht auf dem Satze: daß immer nur eine einzige Krankheit im Körper bestehen kann, daher durchaus eine Krankheit der andern weichen muß."[13]

Dies ist eine wunderbar klare, einfache Feststellung. Sie wurde jedoch nicht akzeptiert, obwohl Hahnemann seine Behauptung mit einer ganzen Reihe von Beweisen aus zeitgenössischen Schriften stützte. Auch heute wird diese Erklärung für die Wirkung der Homöopathie von Homöopathen nicht allgemein anerkannt; einerseits scheint es bei Virusinfektionen zuzutreffen, daß nur jeweils eine Erkrankung Symptome im Körper entwickeln kann, doch andererseits ist erwiesen, daß mehrere Erkrankungen ganz verschiedener Art gleichzeitig auftreten können. Heute konzentrieren sich die Hypothesen über die Wirkungsweise der Homöopathie im allgemeinen auf die Stimulierung des Immunsystems und der Abwehrkräfte durch die Medikamente, eine Auffassung, die zu Hahnemanns Zeit noch nicht entwickelt war.[14]

Nach der Darstellung der prinzipiellen Grundlagen für die Heilung von Krankheiten erörtert Hahnemann ausführlich die praktische Behandlung, bei der drei Dinge erkannt und geklärt werden müssen: das Symptombild des Kranken, die Krankheit erzeugenden Kräfte der einzelnen Substanzen und die Art der Verabreichung dieser Substanzen als Arznei. Bei der Bestimmung des Symptombildes müsse man, so Hahnemann, die herkömmliche Einteilung der Krankheitsarten mit festgelegten Symptomengruppen außer acht lassen. Er hielt solche starren Klassifizierungen für sinnlos, da jeder Organismus, und auch jedes Krankheitsbild, verschieden sei.

„Die Natur hat keine Benahmung oder Klassifikation der Krankheiten, und will, daß der wahre Heilkünstler an seinem Menschenbruder nicht die systematisch vereinte Krankheitsgattung (eine Art von Verwechslung verschiedner Krankheiten miteinander), sondern jedesmahl nur das Individuum seiner Krankheit individuell behandeln soll.“[15]

Hahnemann gibt genaue Anweisungen, wie man einen Patienten zu befragen habe, um die Individualität seiner Krankheit zu ergründen.[16] Diese Beschreibung entspricht weitgehend dem Rat anderer an der hippokratischen Medizin festhaltender Ärzte seiner Zeit: der Arzt solle die *subjektive* Darstellung der Krankheit durch den Patienten als die beste akzeptieren.

Wenn er durch aufmerksames Anhören der Beschreibung des Patienten ein Bild von dem Symptomenkomplex seiner Krankheit gewonnen habe, müsse der homöopathische Arzt eine zu diesem Bild passende Substanz finden, die bei einem *Gesunden* den gleichen Symptomenkomplex produziere. Die Wirkung von Medikamenten müsse geprüft werden, indem man sie in überwachten Versuchen gesunden Personen verabreiche. Hahnemann erläutert ausführlich, wie diese Prüfungen mit verschiedenen Substanzen durchzuführen seien, und merkt an:

„In welcher Symptomenreihe einer unter den so, nach ihrer positiven Wirkungsart durch Beobachtung am gesunden Körper befragten Arzneien man nun das meiste Ähnliche von dem Symptomenkomplexe einer gegebnen natürlichen Krankheit antrifft, das wird, das muß die passendste Gegenkrankheit zur Vertreibung und Auslöschung jener natürlichen Krankheit seyn; das passendste, spezifische Heilmittel ist in dieser Arznei gefunden.“[17]

Zum Schluß erörtert Hahnemann die Herstellung und Aufbewahrung der Arzneimittel und die Art und Weise, wie sie zu beschreiben seien. Auch die Verabreichung wird besprochen.

Von höchster Bedeutung sei es, immer nur ein Medikament gleichzeitig zu geben:

„Es ist nicht einzusehen, wie es nur dem mindesten Zweifel unterworfen seyn könne, ob es rationeller und vernünftiger sei, einen einzelnen gekannten Arzneistoff in einer Krankheit zu verordnen, statt eines Gemisches von mehrern."[18]

Im übrigen würde man „die allerkleinsten Gaben zu wählen haben, wenn sie nur stets der Krankheit gewachsen wären".[19]

„Um nun ächt rationell zu verfahren, wird der wahre Heilkünstler seine wohlgewählte homöopathische Arznei genau nur in so kleiner Gabe verordnen, als zur Überstimmung und Vernichtung der gegenwärtigen Krankheit zureicht."[20]

Dieser Rat ist als Reaktion Hahnemanns auf die in der herkömmlichen Medizin verbreitete Anwendung vieler Medikamente gleichzeitig zu sehen; später hat er aufgrund weiterer Erfahrungen mit den homöopathischen Mitteln diese Ansicht geändert.[21]

Hahnemanns neue Lehre mußte bei den Schulmedizinern auf heftige Kritik stoßen. Er war nicht mehr bereit, sich der „alten Schule" anzupassen. Schon hier, in der ersten größeren Darstellung seiner neuen Theorie, geht er keine Kompromisse ein. Jede nicht homöopathische ärztliche Behandlung sei gefährlich, nicht nur, wenn sie falsch oder nachlässig vorgenommen werde. Medikamente, so behauptet er, verursachen Krankheiten, die schwer auszukurieren sind, weil sie im Körper eine Mischung aus einer künstlichen und der eigentlichen chronischen Krankheit verursachen, die „ein neues monströses Übel, eine complicirte Krankheit bildet, oft von sehr empörender Art".[22] Medikamente unterdrücken die Symptome, ohne die eigentliche Krankheit zu tilgen; sie beseitigen die oberflächlichen Anzeichen, verbergen damit aber den Ausdruck der Krankheit, so daß das Geschehen unter der Oberfläche nicht zu erkennen ist. Diese Auffassung, die Hahnemann so klar darstellte und für die er so oft mit großer Leidenschaft eintrat, war es, die ihm erhebliche Schwierigkeiten und heftige Anfeindungen eintrug.

Die erste Auflage des „Organon" läßt erkennen, was aus Hahnemann geworden war: ein leidenschaftlicher Verfechter der Wahrheit, der bis zu außerordentlicher Rücksichtslosigkeit gehen konnte und bereit war, zugunsten der Schlüssigkeit seines neuen Systems alles andere beiseite zu fegen. Doch über allem steht im „Organon" das Gebot des Mitfühlens. Das Buch beginnt wie mit einer Fanfare:

„Der Arzt hat kein höheres Ziel, als kranke Menschen gesund zu machen, was man Heilen nennt. Das höchste Ideal der Heilung ist schnelle, sanfte, dauerhafte Wiederherstellung der Gesundheit, oder Hebung und Vernichtung der Krankheit in ihrem ganzen Umfange auf dem kürzesten, zuverlässigsten, unnachtheiligsten Wege, nach deutlich einzusehenden Gründen (rationelle Heilkunde)."[23]

In späteren Auflagen fügte er hinzu: „[Des Arztes ... Beruf ist] nicht aber (womit so viele Ärzte bisher Kräfte und Zeit ruhmsüchtig verschwendeten) das Zusammenspinnen leerer Einfälle und Hypothesen über das innere Wesen des Lebensvorganges und der Krankheitsentstehungen im unsichtbaren Innern zu sogenannten Systemen, oder die unzähligen Erklärungsversuche über die Erscheinungen in Krankheiten und die, ihnen stets verborgen gebliebene, nächste Ursache derselben u. s. w. in unverständliche Worte und einen Schwulst abstracter Redensarten gehüllt, welche gelehrt klingen sollen, um den Unwissenden in Erstaunen zu setzen, während die kranke Welt vergebens nach Hülfe seufzte."[24]

Der Ton, in dem das Buch beginnt, vermittelt einen lebendigen Eindruck von seinem Autor: er war eine vielschichtige Persönlichkeit mit einer außerordentlichen Fähigkeit zum Mitfühlen wie zum rationalen Denken und einer unvorstellbaren Arbeitskraft. In seiner philosophischen Grundhaltung wie seiner intellektuellen Einstellung stand er in der Tradition des 18. Jahrhunderts, doch seine persönlichen Ziele und sein intensives Eintreten für das, was er als die Wahrheit erkannt hatte, gehörten ins 19. Jahrhundert. In diesen Mann sollte Mélanie sich verlieben, einen Mann, der wie sie idealistisch, exzentrisch, stolz und zugleich bescheiden und mitfühlend war.

Ernst Georg Freiherr von Brunnow, ein Student der Rechtswissenschaften, der in Leipzig Hahnemanns Patient wurde, schrieb:

„Das Erscheinen des ‚Organon' war das Signal zum eigentlichen Kriegsausbruche wider Hahnemann. Hatten die Ärzte bisher seine Schriften mit vornehmer Nichtachtung behandelt und durch ihr Stillschweigen darüber die Unbedeutendheit derselben zu erkennen gegeben, so fühlten sie jetzt zum ersten Male, daß ihnen ein gefährlicher Gegner die Spitze biete, der die Herrschaft der alten Hippokratischen Medicin in ihren Grundfesten zu erschüttern drohe. Man richtete daher alle Feuerschlünde des gröbsten Geschützes der Kritik wider den kecken Revolutionsmann; man suchte die Absurdität seines homöopathischen Heilprincips und seiner Arzneiprüfungen im gesunden Organismus auf alle mögliche Weise darzuthun; man schalt seine kleinen Arzneigaben bald alberne Nichtigkeiten, bald verderbliche Giftpulver."[25]

Trotz dieser Anfeindungen zog Hahnemann nicht lange nach dem Erscheinen des „Organon" wieder nach Leipzig; ein Daniel in der Löwengrube. Die Vorbereitungen zur Befestigung Torgaus für die Napoleonischen Truppen, die das Land besetzten, hatten Hahnemann bewogen, die Gegend, die von dem *„Mars constructor"*, wie er Napoleon nannte, beherrscht wurde, zu verlassen. Er entschloß sich, wieder ins Zentrum des Geisteslebens in seinem Lande zu ziehen. Er wollte den Kampf für die Homöopathie gegen die feindliche Allopathie aufnehmen und sich die Unterstützung eines Kreises von Studenten und Kollegen zu sichern versuchen, die er zuvor anscheinend nie gebraucht oder gewünscht hatte.

Hahnemann war nun in der Offensive. Die Vorgeplänkel waren vorüber; die Schlacht hatte begonnen. Kaum in Leipzig angekommen, kündigte er die Eröffnung eines Medizinischen Instituts zum Studium der Homöopathie für promovierte Ärzte an. Wie vermutlich vorauszusehen war, meldete sich niemand für dieses ungewöhnliche neue Studium. Hahnemann bewarb sich um die Erlaubnis, medizinische Vorlesungen an der Universität zu halten. Damals durfte jeder zugelassene Arzt, der eine Dissertation vorlegen und öffentlich in lateinischer Sprache verteidigen konnte, an der Universität unterrichten. Mit einer Gewandtheit, die ihm sonst nicht eigen war, hielt er einen langen, wissenschaftlich unanfechtbaren und von Angriffen freien Vortrag über die medizinischen Eigenschaften des antiken *Helleborus*; die Homöopathie erwähnte er darin mit keinem Wort. An dieser wissenschaftlich einwandfreien Darstellung konnte man keine Mängel entdecken, und er erhielt die Berechtigung, Vorlesungen zu halten. Nun war er Mitglied der medizinischen Fakultät und begann, die Homöopathie zu lehren.

Seine Vorlesungen hatten jedoch keinen Erfolg. Hahnemann war immer ein Exzentriker gewesen, und die langen Jahre der Armut, des Mißerfolgs und der Isolation hatten ihn noch mehr dazu gemacht. Franz Hartmann, einer seiner treuesten Schüler und Freunde, schrieb über die Reaktion der Leipziger Studenten:

„Leider waren die Vorlesungen nicht geeignet, sich und seiner Lehre Freunde und Anhänger zu erwerben; denn wo es nur irgend möglich war, ergoß er sich in eine Fluth von Schmähungen gegen die alte Medicin und ihre Anhänger, daß mit jeder Stunde der Zuhörer weniger wurden und zuletzt nur einige seiner Schüler sie besuchten ... Alle die übrigen waren nicht der Sache zulieb erschienen, sondern des unseligen Räsonnements wegen, um ihrem Lachreiz einmal freien Lauf zu lassen."[26]

Einige Studenten und Patienten kamen dennoch zu ihm, und er fand die Unterstützung, die er nun zum ersten Mal suchte. Sein Haus wurde ein Zentrum für junge Anhänger der Homöopathie und ein Ort, wo Hahnemann sich endlich in der Gesellschaft Gleichgesinnter entspannen konnte. Freiherr von Brunnow schrieb später:

„Es war ein sehr eigenthümliches Treiben im Hahnemannschen Hause. Die Mitglieder der Familie, die Patienten und die akademischen Zuhörer lebten und webten nur für eine Idee – die Homöopathik, für welche Jeder nach seiner Art zu wirken strebte. Die vier erwachsenen Töchter halfen dem Vater bei seinen Arzneizubereitungen und nahmen willig an den Prüfungen der Arzneistoffe Antheil ... Daß diese mit Vorsicht angestellten Prüfungsversuche keinem der Experimentirenden nachtheilig gewesen sind, kann ich, der mitten unter ihnen lebte, aus Erfahrung bestätigen. Die Patienten priesen mit Begeisterung die großen Erfolge der Homöopathik und warfen sich zu verbreitenden Aposteln der neuen Lehre bei den Ungläubigen auf. Alles, was sich zu Hahnemann hielt, war damals Gegenstand des bespöttelnden Witzes, oft sogar des Hasses. Um so treuer aber hielten die Homöopathen wie Mitglieder einer verfolgten Religionsgemeinde unter einander zusammen und hingen mit erhöhter Pietät und Liebe an dem verehrten Oberhaupte."[27]

In dieser positiv eingestellten Gesellschaft in seinem Hause trug Hahnemann am liebsten „den hausväterlichen, buntgeblümten Schlafrock, die gelben Pantoffeln und das schwarze Sammetkäppchen. Die lange Pfeife kam selten aus seiner Hand, und es war dieser Tabakgenuß die einzige Ausnahme, die er sich von einer strengen Diät erlaubte. Sein Getränk war Wasser, Milch und Weißbier, seine Kost äußerst frugal. Ebenso einfach, wie Kleidung und Nahrung, war seine ganze häusliche Einrichtung ...

Nach vollbrachter Tagesarbeit pflegte sich Hahnemann von acht bis zehn Uhr durch Gespräch im traulichen Kreise zu erholen. Alle Freunde und Schüler hatten dann bei ihm freien Zutritt und waren bei Tabak und Leipziger Weißbier fröhlich und guter Dinge. In der Mitte des lauschenden Zirkels saß auf seinem bequemen Lehnsessel im oben beschriebenen hausväterlichen Kostüm der alte Aeskulap mit der langen Türkenpfeife in der Hand und erzählte abwechselnd lustige und ernste Geschichten aus seinem stürmisch-bewegten Leben, während er gewaltige Rauchwolken um sich verbreitete."[28]

Mit Hilfe dieser Freunde und Kollegen konnte Hahnemann systematischere Arzneiprüfungen durchführen als bisher, denn er und seine Schüler erprobten viele Substanzen an sich selbst, bevor diese dann unter die homöopathischen Mittel eingereiht wurden. In diesem Kreis prüften sie zahlreiche Substanzen, darunter *Belladonna, Aconitum, Arsenicum, Pulsatilla* und viele andere, die heute zu den meistverwendeten gehören. Einige dieser Schüler aus der frühen Zeit, wie Dr. Ernst Stapf und Dr. Wilhelm Groß, sind bedeutende Homöopathen geworden, die Hahnemann und der Homöopathie lange Zeit treu blieben; angesichts zahlreicher Gegner außerhalb und innerhalb des homöopathischen Lagers hielten sie unbeirrbar an den Prinzipien der Lehre fest.

Aufgrund seiner wachsenden Erfahrung in der neuen Heilkunst festigte sich auch Hahnemanns Ruf als Praktiker. Mit seinem neuen Verfahren konnte er Typhus, die große Geißel der damaligen Zeit, erfolgreich behandeln. 1813, nach der Völkerschlacht bei Leipzig, in der Napoleons Truppen vernichtend geschlagen worden waren, erwies sich die Wirksamkeit der Homöopathie besonders eindrucksvoll.

Nach dreitägigen Kämpfen vor den Toren der Stadt hatte es 80000 Tote und 80000 Verwundete gegeben. Die Straßen waren überfüllt von Flüchtlingen, es regnete fortwährend, Nahrungsmittel waren knapp, und das Trinkwasser war verunreinigt. Von 180 Typhuskranken, die Hahnemann behandeln konnte, starben nur zwei. Dieses überzeugende Beispiel für die Heilkraft der Homöopathie hielt Hahnemann 1814 in seiner Schrift „Heilart des jetzt herrschenden Nerven- und Spitalfiebers" fest.[29] Hahnemanns Erfolg steigerte jedoch nur den Haß der Schulmediziner. Auch seine gutgehende Praxis in Leipzig war ihnen ein Ärgernis. Was die Ärzte an der neuen Lehre am meisten störte, war, daß sie ihrem Entdecker auf längere Sicht gute Einkünfte zu bringen versprach.

Im 18. und 19. Jahrhundert wurden unaufhörlich „neue" Heilverfahren angepriesen. Die Gegner der Homöopathie waren vor allem darüber empört, daß diese nichts von den bisherigen Methoden gelten ließ. Jahrzehntelang waren immer neue Heilsysteme aufgetaucht und wieder verschwunden, ohne daß die Praktiken der Ärzte je ernsthaft in Frage gestellt worden wären. Nach welcher Theorie die Krankheit auch immer beurteilt wurde, die Ärzte wandten die gleichen Arzneien, die gleichen Klistiere, die gleichen Zugpflaster, die gleichen Fontanellen und vor allem die gleichen Aderlässe an. Hahnemann lehnte diese Methoden entschieden als gefährlich und selbst Krankheiten verursachend ab. Damals wie heute kann man die Homöopathie mit Recht ein „alternatives" Heilverfahren nennen. Der Widerstand gegen Hahnemann, zunächst eher verhalten und ärgerlich, wuchs gewaltig mit seinen Behandlungserfolgen; er wurde nun scharf angegriffen und verleumdet. Dieser Widerstand trieb ihn nur noch tiefer in seine heftige, exzentrische Ablehnung der Schulmedizin hinein; er, der zu Hause der sanfteste Mann war, wirkte in der Öffentlichkeit grob und beleidigend.

Auseinandersetzungen, so heftig und langwierig sie auch sein mochten, konnte Hahnemann ertragen; schwerer war es für ihn, gerichtliche Verfolgung hinzunehmen. Sie ging von den Leipziger Apothekern aus, denen erhebliche Einbußen drohten, wenn Hahnemanns neue Medizin Erfolg hatte. Hahnemann empfahl eine streng beschränkte Einnahme von Medikamenten: jeweils nur eine einzige Substanz, und in der kleinstmöglichen Dosis (die Dosierung hielt er um 1819/1820 besonders gering). Außerdem war er der Ansicht, daß der Arzt seine Arzneien selbst zubereiten solle, um ihrer Qualität sicher zu sein; das mißfiel den Apothekern. Mit Unterstützung der Universität reichten sie eine Klage beim Rat der Stadt ein, und am 9. Februar 1820 mußte Hahnemann vor Gericht erscheinen. Er wurde beschuldigt, daß er „durch Arzneidispensation" gegen die Privilegien der Apotheker verstoße. Ungeachtet seiner Verteidigung wurde er am 15. März 1820 dazu verurteilt, „sich des Ausgebens und der Dispensation aller und jeder Arzneimittel an jedermann, wer es auch sei, ... zu enthalten und zu schärferen Maßregeln keinen Anlaß zu geben".[30] Wenn er keine Arzneimittel verordnen und ausgeben durfte, konnte Hahnemann nicht praktizieren. Später wurde das Urteil leicht gemildert; es war ihm erlaubt, Arzneien auszugeben, wenn keine Apotheke in Reichweite war oder wenn es sich um einen dringenden Fall handelte. Doch Hahnemann wollte nicht länger in Leipzig um diesen Punkt kämpfen. Er hatte genug von den Auseinandersetzungen und beschloß, in das 50 Kilometer entfernte Städtchen Köthen zu ziehen, wo der Herzog Ferdinand, ein Patient von ihm und Freimaurer wie er, ihm eine Art Schutzzone außerhalb des Einflusses der Leipziger Gerichtsbarkeit angeboten hatte.

Schutz brauchte Hahnemann, denn in Leipzig war der Widerstand gegen ihn sehr heftig geworden. Die medizinische Fakultät der Universität griff ihn böswillig und öffentlich an und verfolgte einige seiner Studenten wegen illegalen Praktizierens. Sie wurden von den bevorstehenden Examina ausgeschlossen. Zu Unrecht wurde Hahnemann außerdem der Tod des Fürsten Karl von Schwarzenberg zur Last gelegt. Der Fürst, einst Oberbefehlshaber der gegen Napoleon verbündeten Armeen, war nach Leipzig gekommen, um sich von Hahnemann behandeln zu lassen. Bei Beginn der Behandlung hatte er nach einem ausschweifenden Leben bereits eine fortgeschrittene Arteriosklerose; Hahnemanns Anweisungen befolgte er nicht gewissenhaft. Ein halbes Jahr später starb er an einem Schlaganfall, der auf übermäßiges Trinken zurückzuführen war. Das eigentliche Wunder war, daß Hahnemann das Leben des Fürsten über so lange Zeit hatte erhalten können. Doch man benützte Schwarzenbergs

Tod, um die öffentliche Meinung so gegen Hahnemann aufzubringen, daß ihm nichts anderes übrigblieb, als fortzuziehen.

1821, als er sich nach Köthen zurückzog, war er 66 Jahre alt. Nach all seiner harten Arbeit und allem, was er geleistet hatte, hätte er ein Recht darauf gehabt, den Kampf aufzugeben. Indessen begünstigte der vermeintlich nachteilige Rückzug nach Köthen seine weiteren Studien, die ihm neue Erkenntnisse für seine Heilmethode brachten. Diese Verbesserungen erweiterten das Anwendungsspektrum der Homöopathie und führten sie zu einem Entwicklungsstand, der erst am Ende des 20. Jahrhunderts ganz erkannt wurde. Die theoretischen Fortschritte der Köthener Zeit waren es auch, die schließlich zu seiner Begegnung mit Mélanie führten.

VI.
Hahnemann im Exil

Zu der Zeit, als die junge Mélanie anfing, sich in Paris ein Leben als Künstlerin aufzubauen, hatte Samuels schon weit fortgeschrittene Lebensarbeit eine neue Wendung genommen. Hahnemann hatte sich in Köthen niedergelassen und widmete sich mehr als bisher seiner eigenständigen und weitreichenden Forschungsarbeit. Seine Praxis hatte zunächst wenig Zulauf. Er lebte nun in einer Kleinstadt, und er hatte hauptsächlich Patienten, mit denen er korrespondierte oder die weite Reisen unternahmen, um ihn zu konsultieren. Die Abgeschiedenheit führte aber nicht, wie in früheren Jahren, zu finanziellen Schwierigkeiten, denn Hahnemann erhielt, unabhängig von seiner privaten Praxis, ein ansehnliches Gehalt vom Herzog Ferdinand, so daß seine Familie bequem leben konnte. In den Köthener Jahren konnte er mehr Ersparnisse anlegen als jemals sonst in seinem Leben. Er nutzte diese friedliche Zeit, in der er nicht mehr täglich Angriffen ausgesetzt war und Auseinandersetzungen zu bestehen hatte wie in all den Jahren zuvor, um einige der großen theoretischen Fragen zu untersuchen, die ihn seit langem beschäftigten.

Bei seiner ursprünglichen Darstellung der homöopathischen Medizin, wie sie in der ersten Fassung des „Organon" formuliert war, hatte sich Hahnemann darauf beschränkt, zu beschreiben, wie Krankheit sich manifestierte; die Erörterung der Ursachen und Auslöser für Krankheiten hatte er bewußt vermieden. Mit zunehmender Erfahrung war er eher geneigt, zu den philosophischen Grundlagen seines praktischen Wirkens vorzudringen. Er stellte sich alle möglichen Fragen: was ist die Ursache von Krankheit? Wie werden wir krank? Welche ausgleichende Kraft im Organismus steuert dessen Anfälligkeit für Krankheiten oder erhält ihn gesund? Weshalb haben die Arzneien in so geringen Dosen so kraftvolle Wirkungen? Wie ist ihre Kraft zu aktivieren? Mit seinen Antworten auf diese Fragen war er seiner

Zeit so weit voraus, daß er vielerorts zum Gespött wurde; ihre Veröffentlichung hätte vermutlich die Entwicklung der Homöopathie behindert. Auch heute noch werden manche der Hahnemannschen Theorien belächelt. Doch wenn man sie von der zeitgebundenen Ausdrucksweise befreit, in der ein großer Geist im 18. Jahrhundert in Worte zu fassen versuchte, was noch gegen Ende des 20. Jahrhunderts nur am Rande der Denkmöglichkeiten liegt, kommen seine Erklärungen dem Kern der Sache sehr nahe: dem Verständnis der eigentlichen Wirkungsweise der Homöopathie.

1819 und 1824 hatte Hahnemann eine zweite und eine dritte Auflage des „Organon" herausgebracht; Einzelheiten wurden verbessert, aber eine Änderung seines Denkens ist darin noch nicht zu erkennen. Doch die vierte Auflage, die 1829 erschien,[1] enthält bedeutende theoretische Fortschritte. Was Mélanie 1834 las, war die französische Übersetzung dieser Auflage. Außerdem erschienen in diesen Jahren ein größeres Werk mit dem Titel „Die chronischen Krankheiten" (erste Auflage 1828),[2] ein Aufsatz über die Behandlung der Cholera (1831)[3] und eine fünfte, stark erweiterte Auflage des „Organon" (1833).[4] Alle diese Schriften zeigen, in welche Richtung sich Hahnemanns Denken in den letzten Leipziger Jahren und in der Zurückgezogenheit in Köthen entwickelt hatte.

Die wichtigste Frage, mit der Hahnemann sich in diesen Jahren auseinandersetzte, war: was ist die Ursache von Krankheiten, insbesondere von chronischen Krankheiten? Seit er sich von der Schulmedizin abgewandt hatte, hatte er alle damals gängigen Erklärungen, wodurch Krankheiten verursacht würden, abgelehnt und auch die Theorien über Säfte, Tonus oder Reize mit Hohn bedacht. Zunächst hatte er sich sorgfältig an seine eigene Anweisung gehalten, nur das zu beschreiben, was er beobachten konnte. Er stellte lediglich fest, daß eine Veränderung der inneren „Ökonomie" des Menschen einen Zustand von „Krankheit" verursachte. Diese Veränderung konnte von krankmachenden Faktoren wie der Ernährung, dem Wetter, planetarischen Einflüssen, physischen oder psychischen Verletzungen, allopathischen Medikamenten und Behandlungen, aber auch von „unsichtbaren Einflüssen" oder „Miasmen" hervorgerufen werden. Für Hahnemann und seine Zeitgenossen war ein „Miasma" das, was wir heute als „Infektion" bezeichnen würden: eine Krankheit, die durch Berührung oder über die Luft übertragbar war. „Kleinlebewesen" nannte Hahnemann das, was Koch später als Krankheitskeime oder Bakterien bezeichnete.

Bei seiner praktischen Tätigkeit stellte Hahnemann jedoch fest, daß er zwar wußte, wie Krankheit ausgelöst wird (durch verschiedene krankmachende Einflüsse und durch Miasmen), daß er wußte, wie sie in Erscheinung tritt (durch Symptombilder), daß er wußte, wie sie zu heilen sei (durch ein Arzneimittel, das bei einem Gesunden ein ähnliches Symptombild hervorruft, so daß eine stärkere künstliche Krankheit an die Stelle der eigentlichen Erkrankung tritt), daß dies aber in der Praxis nicht immer zutraf. Obwohl bei seinen Patienten stets eine Besserung eintrat, wenn er das *Simillimum* gab (das Mittel, das ähnliche Symptome verursachte wie die Krankheit selbst), hatte Hahnemann beobachtet, daß sie oft Rückfälle erlitten, die gleichen, stärkere oder gar ganz andere Symptome entwickelten. Diese Rückkehr der Krankheit schien nach einer gewissen Zeit einzutreten oder nach einer plötzlichen Veränderung der Lebensumstände der Patienten: einem Wetterwechsel, einem Schock, einer Änderung der Ernährung oder anderen Belastungen.

Hahnemann verwarf die Annahme, daß diese zurückgekehrten Symptome eine neue Krankheit darstellten oder daß die Heilung unvollkommen gewesen sei, weil die verabreichte Arznei nicht das genaue *Simillimum* gewesen sei. Zwar wurden in der homöopathischen Medizin damals nicht einmal 200 verschiedene Arzneimittel angewandt (heute sind es 2500 oder mehr), doch Hahnemann glaubte, wenn er keine vollkommene Heilung erzielen könne, so müsse dies an einem Mangel an tieferem Verständnis für die Art der Krankheit liegen und nicht daran, daß das Medikament ungeeignet oder das Ähnlichkeitsprinzip falsch sei. Seit 1816 arbeitete er unermüdlich daran, die Ursache für diese Rückfälle bei seinen Patienten zu finden. Seine Schlußfolgerungen veröffentlichte er erst 1828 in der ersten Auflage der „Chronischen Krankheiten". Er war sich im klaren darüber, daß seine Theorie nicht verstanden werden könnte, und rechnete damit, daß es viele Jahre dauern würde, bis sie so weit akzeptiert sein würde, daß sie von Nutzen wäre.

In den „Chronischen Krankheiten" erklärte Hahnemann die

Rückfälle seiner Patienten nach einer scheinbaren Heilung damit, daß nicht die ganze Krankheit behandelt worden sei, sondern nur ihre akute Manifestation, die in Wirklichkeit Teil einer tieferen, unsichtbaren chronischen Krankheit sein müsse. Jeder Mensch hat, so folgerte er, eine tiefsitzende chronische Krankheit, und akute Erkrankungen sind nur vorübergehende Manifestationen von ihr. Wenn die Arzneien keine völlige Heilung bewirken, so sind sie nicht auf das gesamte Symptombild des Kranken abgestimmt gewesen, sondern nur auf seine akuteste äußere Erscheinung. Das Medikament trifft nur den sichtbaren Teil des Symptombildes, das in Wirklichkeit ausgedehnter ist, als das Auge erkennen kann.

Diese Annahme schien auf den ersten Blick Hahnemanns oft wiederholter Feststellung zu widersprechen, daß sich in den sichtbaren Symptomen die ganze Krankheit darstelle, daß es tatsächlich nur die sichtbaren Symptome gebe. In seiner neuen Theorie der latenten chronischen Krankheit ging er von der Existenz einer Art unsichtbarer, tiefliegender Symptome aus, auf die aus bestimmten oberflächlichen Symptomen zu schließen sei. Anfangs unterschied er drei latente chronische Krankheiten, deren Vorhandensein aus oberflächlichen Symptomen abzuleiten ist und die mit einem „ähnlichen" Medikament behandelt werden können, das sowohl für die sichtbaren als auch für die unsichtbaren Symptome geeignet ist.

Die Theorie der Latenz chronischer Krankheiten war nicht neu. Von der Syphilis wußte man bereits, daß sie einen latenten Aspekt hatte (wenn auch die verborgenen Symptome noch nicht in ihrem vollen Umfang erkannt worden waren), und einige Hautkrankheiten waren als latent bekannt. Hahnemanns Theorie der verborgenen chronischen Krankheitsprozesse ähnelte in vieler Hinsicht einer anderen zeitgenössischen Theorie, der der Diathesen oder Prädispositionen. Diese Theorie ging von der medizinischen Schule von Montpellier aus und war im 18. und 19. Jahrhundert weithin anerkannt, vor allem unter der französischen Ärzteschaft.[5] Hahnemanns Theorie war zugleich originell und abschreckend. Er gab sich nicht mit der Hypothese zufrieden, daß solche Krankheitszustände vorhanden waren und darauf warteten, aktiviert zu werden, sondern nahm an, daß jede chronische Krankheit aus einer früheren Infektion mit einem der drei spezifischen „Miasmen" entstehe, die zu chronischen Krankheiten führen könnten. Das waren die zwei venerischen „Miasmen" Syphilis und Gonorrhoe, die damals noch nicht eindeutig unterschieden wurden, die Hahnemann aber genau differenzierte, und das Haut-„Miasma" Psora, die Krätze, ein Begriff, der damals eine größere Zahl verschiedener Hautkrankheiten umfaßte als heute. Hahnemann behauptete, sieben Achtel der menschlichen Krankheiten entstünden aus einer Infektion mit Psora und die übrigen aus Infektionen mit Syphilis oder Gonorrhoe. Seine Zeitgenossen hielten diese Behauptung für ungeheuerlich.

Hahnemann nahm an, daß die drei chronischen Miasmen schon den ganzen Organismus durchwandert haben müßten, bis sich äußere Symptome zeigten. Es war allgemein anerkannt, daß bei einem akuten Miasma (einer Infektion) wie Masern die Krankheit schon weit entwickelt ist, wenn der Hautausschlag eintritt. Hahnemann vermutete, daß bei einem chronischen Miasma der gleiche Prozeß ablaufe. Chronische Miasmen wurden von äußeren Symptomen nicht nur manifestiert, sondern auch in Schach gehalten: bei der Syphilis zum Beispiel von einem Geschwür oder Schanker, bei Gonorrhoe von Feigwarzen, bei Psora von juckenden Hautausschlägen. Diese Symptome sah er als den Weg der Natur, den Organismus vor der tieferen Krankheit zu schützen:

„Nur dann erst, wann der ganze Organism sich von dieser eigenartigen, chronisch-miasmatischen Krankheit umgeschaffen fühlt, bestrebt sich die kranke Lebenskraft, das innere Uebel durch Veranstaltung eines angemessenen Lokal-Symptoms auf der Haut (Krätzbläschen) zu erleichtern und zu beschwichtigen, so daß, so lange dieser Ausschlag in naturgemäßer Verfassung äußerlich besteht, die innere *Psora* mit ihren sekundären Leiden nicht hervorbrechen kann, sondern verdeckt, schlummernd, latent und gebunden bleiben muß."[6]

Hahnemann begann nun, die vermutete zugrundeliegende Krankheit und die oberflächliche Erkrankung gleichzeitig zu behandeln, und entwickelte eine Reihe tiefer wirkender Medikamente, die er „antipsorische Arzneien" nannte. Bei Psora wandte er im allgemeinen *Sulphur* an, bei Syphilis *Mercurius solubilis* und bei Gonorrhoe, die er das „sykotische Miasma" nannte,

Thuja orientalis. Diese Substanzen könnten ähnliche äußere und innere Symptome erzeugen wie die einzelnen Miasmen oder eigentlichen chronischen Krankheitszustände. Da Psora äußerst ansteckend sei, sei jederman psorisch (nur er selbst nicht!);[7] folglich begann Hahnemann von nun an die Behandlung fast aller seiner Patienten wegen eines latenten psorischen Zustandes mit *Sulphur.* In den Augen der zeitgenössischen Medizin war diese Theorie der chronischen Krankheiten der letzte Nagel zu Hahnemanns Sarg, denn er behauptete außerdem, die Homöopathie sei der einzige Weg, diese chronischen Miasmen zu heilen. Jede andere Behandlung bringe nur die äußeren Symptome zum Verschwinden und zwinge die innere Krankheit, eine andere, vielleicht gefährlichere Ausdrucksform zu suchen. Erneut stellte er die allopathische Medizin als nicht nur wirkungslos, sondern gefährlich hin. Hahnemanns allopathische Feinde waren aber nicht die einzigen Gegner der Miasmentheorie; auch viele seiner Freunde wandten sich scharf dagegen. Der einflußreiche Christoph Wilhelm Hufeland, der zwar kein Homöopath war, aber Hahnemanns Ansichten immer bereitwillig in seinem „Journal der practischen Arzneykunde und Wundarzneykunst" veröffentlichte, hielt Hahnemann für völlig verrückt, und zwei der ihm am nächsten stehenden homöopathischen Kollegen, Dr. Ernst Stapf und Dr. Wilhelm Groß, waren entsetzt über die Richtung, die Hahnemanns Denken genommen hatte. Sie fürchteten, die Veröffentlichung der „Chronischen Krankheiten" würde die Homöopathie der Lächerlichkeit preisgeben. Ludwig Grießelich, ein viel jüngerer, doch zunehmend einflußreicher Homöopath, schrieb im Januar 1836, einige Zeit nach der Diskussion um diese Theorie: „Ich habe mich bei allen Homöopathen danach erkundigt, ob sie die Psora als ein solches Urübel anerkannten, und muß gestehen, daß ich mich nicht eines einzigen erinnere, welcher darin übereinstimmte."[8]

Auch heute noch löst Hahnemanns Theorie der chronischen Krankheiten erregte Dispute aus. Wieder einmal war er seiner Zeit so weit voraus, daß er für verrückt gehalten wurde. Doch war die Miasmentheorie nicht ein früher Versuch, zu erklären, warum einige virulente Infektionen mit Medikamenten und anderen Behandlungen nicht beseitigt werden, sondern nur Ort und Form ihrer Äußerung ändern? Hahnemann war ein Kind des 18. Jahrhunderts, er dachte in Systemen, und er mußte seine Theorie aus seinen persönlichen Beobachtungen entwickeln. Auch wenn wir dieser Theorie heute nicht in allen Einzelheiten zustimmen können, so scheint ihr Grundgedanke viel Richtiges zu enthalten oder zumindest einigen Erkenntnissen der modernen Medizin zu entsprechen. Neuere Forschungen scheinen zu bestätigen, daß bestimmte Infektionen, „langsame Viren" genannt, sozusagen in den Untergrund gehen und erst später Symptome produzieren. Bekannt ist auch, daß die DNA (Desoxyribonukleinsäure) einiger Viren in das genetische Material von Gastzellen eindringen und so an spätere Generationen weitergegeben werden kann.[9]

Als Hahnemann begann, seine Theorie zu formulieren, hielt er die Miasmen offenbar in erster Linie für erworbene Krankheiten. Zwar nahm er an, daß es die Psora seit undenklichen Zeiten gegeben habe, doch in seiner Epoche waren Theorien über die Erblichkeit noch kaum entwickelt, und er stellte zunächst nicht eindeutig klar, daß er diese Miasmen für erblich hielt. Erst in der letzten Auflage des „Organon" führte er den Begriff der Erblichkeit in einem Halbsatz ein.[10] Dieser Gedanke wurde von späteren Homöopathen weiterentwickelt, und heute gilt allgemein, daß die Miasmen sowohl erbliche als auch erworbene Krankheitstendenzen umfassen.[11]

Die zweite große Weiterentwicklung in Hahnemanns Denken und Praxis in diesen Köthener Jahren war eng verknüpft mit seiner Vorstellung von den tiefsitzenden chronischen Krankheiten. Er ging immer mehr von einer vitalistischen Theorie von Gesundheit und Krankheit aus. Das heißt, er kam zu dem Schluß, daß es im menschlichen Organismus und in der Welt eine dynamische Kraft gebe, die bei den Prozessen von Gesundheit und Krankheit eine große Rolle spiele. In seinen früheren Schriften hatte er sich nicht dazu geäußert, was der eigentliche Grund für eine krankhafte Veränderung sei, die dann in Krankheitssymptomen zutage tritt. Nun kam er zu der Auffassung, daß eine solche Veränderung von einer Störung der Lebenskraft verursacht werde:

„Im gesunden Zustande des Menschen waltet die geistartige, als Dynamis den materiellen Körper (Organism) belebende Lebenskraft (Autokratie) unumschränkt und hält alle seine Theile in bewundernswürdig harmonischem Lebensgange in Gefühlen und Thätigkeiten, so daß unser inwohnende, vernünftige Geist sich dieses lebendigen, gesunden Werkzeugs frei zu dem höhern Zwecke unsers Daseyns bedienen kann."[12]

Wenn ein Mensch krank wird, liegt eine „Verstimmung" dieser Lebenskraft vor; sie gibt sich „einzig nur durch Äußerung von Krankheit in den Gefühlen und Thätigkeiten der den Sinnen des Beobachters und Heilkünstlers zugekehrten Seite des Organisms, durch Krankheits-Symptome zu erkennen und kann sie nicht anders zu erkennen geben."[13]

In Europa hat der Begriff des Vitalismus in der Wissenschaft eine lange und ehrenvolle Geschichte. Schon vor Hippokrates hatten die Menschen erkannt, daß das Leben von mehr als ihrer physischen Existenz in Blut, Knochen und Muskeln abhängt. Das Unbekannte, das darüber hinaus existieren mußte, wurde häufig als Lebenskraft bezeichnet, als undefinierbare Eigenschaft, die Leben und Gesundheit aufrechterhält. Im 4. Jahrhundert v. Chr. wurde in Griechenland diese Kraft der Heilkraft der Natur gleichgesetzt; später stellte man sie sich als eine Art Atem, Äther oder Geist vor, der in allem Lebendigen vorhanden war (im Orient hatten sich gleichzeitig ähnliche Vorstellungen entwickelt, die in die Begriffe *prana* und *chi* gefaßt wurden). Alle diese Vorstellungen setzten voraus, daß es eine immaterielle Kraft gebe, die das Leben im Zustand der Gesundheit und der Krankheit reguliert und bestimmt. Sofern die Sprache bei der Beschreibung des Immateriellen von religiösem Denken beeinflußt war, wurde diese Kraft als geistige Kraft bezeichnet. Heute wird sie häufig auch als im Universum vorhandene „elektrische" Energie beschrieben.[14] Im Abendland verlor diese Theorie über den Ursprung von Krankheiten und die Erhaltung von Gesundheit an Bedeutung, als sich eine eher mechanistische Vorstellung vom menschlichen Körper durchzusetzen begann, ein medizinisches Denken, das den Grund für körperliche Krankheiten in Störungen der mechanischen oder chemischen Funktion einzelner Körperteile sah. Eines der frühesten mechanistischen Modelle war die Theorie Galens, wonach der Körper aus vier Säften (Blut, Schleim, schwarze Galle, gelbe Galle) besteht, von deren Regulierung das Leben bestimmt wird. Gleichgewicht zwischen diesen Säften bedeutete Gesundheit, Ungleichgewicht führte zu Krankheit; man nahm also zum Beispiel Aderlässe vor, um die Menge des Blutes zu beeinflussen, und gab Brechmittel, um die Gallenflüssigkeit zu verringern. Diese Theorie bestimmte die medizinische Praxis bis ins späte 18. Jahrhundert hinein; dann kamen aufgrund eines neuen Verständnisses vom menschlichen Körper kompliziertere mechanistische Vorstellungen auf.[15]

Doch es gab auch eine Gegenbewegung als Reaktion auf die Übermacht solcher mechanistischen Theorien. Im 16. Jahrhundert griff Paracelsus die Verfechter des orthodoxen Galenismus an und kehrte zum Vitalismus zurück mit der Begründung, daß die Lebenskraft – der „*Archeus*" oder „Lebensgeist" wie er sie nannte – der wichtigste Faktor für die Erhaltung der Gesundheit sei. Um Kranke zu heilen, müsse man diese Lebenskraft unterstützen. Im 18. Jahrhundert erhob sich eine neue Welle der Reaktion; bei Hahnemann ist der Einfluß einiger führender Vitalisten des 18. Jahrhunderts spürbar, besonders der von Friedrich Hoffmann und Georg Stahl.

Friedrich Hoffmann (1660–1742), Professor der Medizin an der Universität Halle, behauptete, daß das Leben sowohl von dynamischen als auch von materiellen Faktoren bestimmt werde. Der Körper bestehe aus Fasern, deren Grundeigenschaft der „Tonus" sei. Das Gleichgewicht oder der Tonus der Fasern werde durch eine „Nervenflüssigkeit" aufrechterhalten. Diese wiederum sei ein Teil des „Äthers", der im Universum allgegenwärtig sei. Der „Äther" sei feiner als jede andere Materie, aber nicht identisch mit Geist und Seele.

Sein Kollege Georg Ernst Stahl (1660–1734) war der Begründer des Animismus, einer Theorie, nach der die Quelle allen Lebens die „Anima" war. Als ein „Archeus", der von der Seele zu unterscheiden sei, steuere die Anima die Funktionen des ganzen Organismus und verschwinde beim Tod. Stahls Abhandlung von 1708 erregte in der medizinischen Welt einiges Aufsehen, und seine Vorstellungen hatten Einfluß auf die Behandlung verschiedener Krankheitszustände. Er lehrte zum Beispiel, daß Fieber von einer erhöhten Aktivität der Anima, des Archeus, verursacht werde und deshalb nicht bekämpft, sondern unterstützt werden müsse. Er glaubte, die Anima habe grundsätzlich die Fähigkeit, die Gesundheit zu erhalten oder wiederherzustellen;

wenn ihre Heilungsbemühungen zunächst fehlschlügen, müßten die Ärzte den Prozeß mit Abführmitteln, Aderlaß, Brechmitteln und schweißfördernden Maßnahmen unterstützen. Die Schule von Montpellier hat diese Ideen übernommen und weiterentwikkelt.

Daß Hahnemann in seinen späteren Jahren einer vitalistischen Auffassung anhing, ist also im Kontext seiner Zeit zu sehen. Wenn er Krankheiten einer Verstimmung und Störung der Lebenskraft zuschrieb, hatte dies einen intellektuellen und historischen Hintergrund. Die vitalistische Theorie ist zwar ein wichtiger Ausgangspunkt für Hahnemanns therapeutische Arbeit, doch sie ist oft überbewertet oder aber als vage mystische Vorstellung und nebulöse Glaubensangelegenheit abgetan worden. Am Vitalismus ist aber nichts Wissenschaftsfeindliches. Als Hahnemann schließlich eine vitalistische Erklärung für das Entstehen von Krankheiten akzeptierte, folgte er unmittelbar einer starken Strömung im wissenschaftlichen Denken seiner Zeit. Wie viele seiner Zeitgenossen glaubte er, daß der Organismus mehr sei als die Summe seiner Teile und daß er von einer vitalen Kraft belebt sei. Dieses Lebensprinzip sei nicht Gott, aber auch nicht Materie.

Alle diese vitalistischen Ansätze waren Versuche, Licht in die (erst heute wissenschaftlich zu begründende) Hypothese zu bringen, daß es um die Menschen und im ganzen Universum elektrische oder energetische Felder gebe, die Vitalität, Wohlbefinden und Gesundheit aller Lebewesen beeinflussen. Auch hier, wie bei der Miasmentheorie, nahm Hahnemann die Entdeckungen der modernen Naturwissenschaft vorweg, aber er konnte sie nur in die spirituelle und religiöse Sprache seiner Zeit kleiden, die Terminologie, die ihm zur Verfügung stand. Doch die Homöopathie begriff Hahnemann ganz eigenständig als Medizin der „Energie", lange bevor dieser Begriff überhaupt bekannt war. In seinen späten Jahren, als er mit Mélanie in Paris praktizierte, konzentrierte er sich bei der Entwicklung seiner Arzneien und seiner Behandlungsweisen auf diesen Aspekt. In der fünften und der sechsten Auflage des „Organon" verwendet er ausdrücklich den Begriff „Energie"; die Lebenskraft beschreibt er als „automatische Lebens-Energie".[16] Hahnemanns Hinwendung zum Vitalismus gegen Ende seines Lebens ist nicht als unwissenschaftlich oder mystisch zu sehen; sie war eine klare wissenschaftliche Entscheidung.

Hahnemanns frühe, in seiner Methodologie formulierte Entschlossenheit, seine praktische Arbeit ausschließlich auf sorgfältige empirische Beobachtung zu gründen, war zum Teil eine Reaktion auf die Vielzahl von nicht fundierten medizinischen Theorien, die in Europa Mode waren. Es besteht kein Grund, anzunehmen, daß Hahnemann sich im höheren Alter und bei größerer Erfahrung weniger der empirischen Arbeit gewidmet hätte. Wahrscheinlicher ist, daß ihm in den Jahren seiner praktischen Arbeit das Wirken dessen, was er als „Lebensprinzip" oder „Lebenskraft" bezeichnen sollte, auffallen mußten. Außerdem veränderte sich seine Denkweise mit zunehmendem Alter ein wenig. Hahnemann war im 18. Jahrhundert, unter dem Einfluß des rationalistischen Denkens der Aufklärung, aufgewachsen; wie viele seiner Zeitgenossen stand er nun unter dem Einfluß der romantischen Denker des 19. Jahrhunderts, die ganz besonders den dogmatischen Positivismus, von dem das sogenannte „Zeitalter der Vernunft" beherrscht war, ablehnten. Vor allem Kant, Schelling, Goethe und die ganze Schule der Naturphilosophie mit ihrer Auffassung von einem energetischen Zusammenhang des Universums inspirierten ihn.[17] Das intellektuelle Klima, das Kants „Kritik der reinen Vernunft" erzeugte, brachte auch Hahnemann zu seinem abstrakten Denken. Dieses Denken, das einige seiner Anhänger mit Befremden aufnahmen, bestimmten schließlich die Entwicklung der modernen Homöopathie zu einer Medizin, die sich auf damals noch nicht ganz verstandene energetische Prozesse beruft – zum Vitalismus des 20. Jahrhunderts.

Als Praktiker trug Hahnemann zur Entwicklung der Vorstellung von der Lebenskraft durch die Verfeinerung der Methoden bei, wie diese aufzuspüren, zu identifizieren und zu benutzen sei. Er nahm an, daß man diese nicht greifbare Eigenschaft allen Lebens bei einem Patienten, wenn auch indirekt, durch sorgfältige Beobachtung der Krankheitssymptome erkennen könne. Er war überzeugt, daß der Arzt die Lebenskraft nur an ihrer „Sprache" (den Symptomen, die sie produzierte) erkenne. Wie andere immaterielle Kräfte sei sie nur durch ihre Wirkungen wahrzunehmen, so wie das Kraftfeld eines Magneten nur an der Anordnung der angezogenen Eisenspäne zu erkennen sei. Mit seiner dringenden Aufforderung, die Symptome des Patienten aufmerksam zu beobachten, sprach Hahnemann die oft wiederholte Ermahnung von Klinikern aller Zeiten aus, den Patienten anzusehen, seine Klagen anzuhören. Er glaubte, daß es nicht einzelne unterschiedliche Krankheiten gebe, sondern nur eine einzige, die ihren Ausdruck in vielerlei Symptomen, Zeichen für eine Disharmonie der Lebenskraft, finde. Es gebe also nur eine Behandlung: man müsse die Substanz finden, die bei einem Gesunden die ähnlichsten Symptome hervorruft, und mit ihr die Lebenskraft des an diesen Symptomen Leidenden neu einstimmen. In dieser Hinsicht wich Hahnemann nicht von seiner früheren empirischen Position ab, daß man die unsichtbaren Abläufe im Organismus nicht kennen könne. Auf ausführliche philosophische und theoretische Diskussionen über die Lebenskraft ließ er sich nicht ein, sondern konzentrierte sich auf die Frage, wie sie empirisch und therapeutisch zu nutzen sei. Als er 1833 das „Organon" für die fünfte Auflage überarbeitete, war er dennoch überzeugt genug von der Existenz einer steuernden Lebenskraft, um seine Auffassung öffentlich darzulegen.

Hahnemanns Hinwendung zum Vitalismus scheint Hand in Hand gegangen zu sein mit der empirischen Entdeckung dessen, was er die „Arzneikraft-Entwicklung" nannte, das heißt das Zunehmen der Potenz der Medikamente, wenn sie verdünnt und dynamisiert werden. Als er anfing, homöopathisch zu praktizieren, konzentrierte er sich auf das Ähnlichkeitsprinzip. Doch bald entdeckte er, daß die Stärke der homöopathischen Arzneimittel in der Praxis fein abgestimmt sein mußte. Wenn einem Kranken eine Substanz verabreicht wurde, die ähnliche Symptome erzeugen konnte, bestand eindeutig die Gefahr, daß eine Vielzahl weiterer Symptome auftraten. Also begann Hahnemann, die Arzneimittel in immer geringeren Dosen zu verabreichen, um die von dem Medikament verursachten Symptome so gering wie möglich zu halten.

Schließlich entdeckte er, daß die Substanz um so wirksamer zu sein schien, je kleiner die Dosis war. Deshalb versuchte er, die Arzneimittel in Wasser zu lösen, und fand heraus, daß diese verdünnten Lösungen wirksamer waren als die sehr kleinen Dosen der ungelösten Substanzen, die er zuvor verwendet hatte. Er fing auch an, die Substanzen zu verreiben und zu schütteln, und stellte dabei fest, daß die stark verdünnten Arzneien noch wirksamer waren, wenn sie geschüttelt worden waren. Hahnemann erklärte sich das damit, daß Verdünnung und Schütteln zu einer innigen Verbindung zwischen der Substanz und dem Verdünnungsmittel führten; dadurch wurde Homogenität, also sehr geringe Trennung der Teilchen erreicht. Hahnemann scheint sich darüber im klaren gewesen zu sein, daß er eine bedeutende Entdeckung gemacht hatte, als er das Verdünnen und Schütteln mit Begriffen der Alchemie beschrieb[18] und behauptete, daß die verdünnten Substanzen sich „als wahre Steigerungen ihres Arzneivermögens, als wahre Vergeistigungen der inwohnenden dynamischen Kraft, als wahre, erstaunenswerte Enthüllungen und Lebendigmachungen ihres arzneilichen Geistes sich in der Erfahrung erweisen".[19] Zweifellos hatte Hahnemann begriffen, daß durch seine Verarbeitung Materie dynamisch wurde, wußte aber nicht, wie er weiter verfahren sollte:

„Die Materie hält bloß noch der Pöbel für todte Stoffe, da sie doch dahin gebracht werden können, unglaubliche, nie geahnete Kräfte aus ihrem Innern zu entwickeln."[20]

„Arznei-Stoffe sind nicht todte Substanzen in gewöhnlichem Sinne; vielmehr ist ihr wahres Wesen bloß dynamisch geistig – ist lautere Kraft ..."[21]

„Wer sagt uns, daß bei Million- und Billion-Entwickelung die kleinen Theilchen der Arznei-Substanz schon zu ferner untheilbaren Atomen (von deren Beschaffenheit wir durchaus keinen Begriff haben) geworden sind?"[22]

Diese Entwicklung stand völlig im Einklang mit Hahnemanns veränderter Einstellung zum Begriff der Lebenskraft. Wenn im Menschen eine geistähnliche Energie vorhanden war, dann mußte sie auch in Arzneisubstanzen, also in Pflanzen und Mineralien, vorhanden sein. Die Natur war von dieser Lebenskraft durchdrungen.[23] Hahnemann war kein theoretischer Schwärmer. Er war ein empirischer Forscher, der mehr herausfand, als er in Begriffe fassen konnte, denn für den Stoff, mit dem er sich beschäftigte, wurde erst 200 Jahre später eine adäquate Sprache entwickelt. Auch heute noch leben die meisten von uns in einer Newtonschen, prä-Einsteinschen Begriffswelt, obwohl die moderne Physik deren Einseitigkeit längst bewiesen hat. Es scheint, daß wir aus Gründen der Schicklichkeit und Tradition weiterhin annehmen, nach nur einer der beiden physikalischen Gesetzmäßigkeiten zu existieren und zu funktionieren, die unser Universum steuern; wir glauben, in der relativen und nicht in der absoluten Welt zu leben. Die gleichzeitige Existenz dieser beiden Welten hat die Menschen immer bewegt, und sie haben versucht, die eine als religiös und göttlich, die andere als materiell und menschlich zu definieren. Doch beide Welten sind gleichermaßen real und irreal, beide möglicherweise materiell und immateriell.

Mit zunehmendem Alter gewann Hahnemann einen breiteren Überblick über das medizinische System, das er entworfen hatte. Er ahnte, welche weitreichenden Implikationen seine Theorie haben konnte, und war fasziniert von diesen Möglichkeiten. Zugleich war er pragmatisch genug, um seine Entdekkungen nie über die Grenzen der medizinischen Praxis hinaus zu extrapolieren. An diesem Punkt seiner eigenen Entwicklung begegnete er Mélanie, und ihrer beider Leben verbanden sich. Die beiden waren offen füreinander; jeder hatte seinen Weg von einer grundlegend klassischen Erziehung und Bildung zu einer unmittelbareren und persönlicheren Beziehung zum Leben gefunden. In vielem, was sie noch zu entdecken hatten, waren sie sich ähnlich. Beide waren leidenschaftlich, moralisch, eigensinnig, mitfühlend, intelligent und vor allem außerordentlich arbeitsam. Es ist kaum vorstellbar, daß ein anderes Zusammentreffen von Begabungen für die Homöopathie und für die Zukunft dieser beiden Menschen ähnlich bedeutsam gewesen wäre.

VII.
Die Ankunft in Paris

Diese zwei ungewöhnlichen Menschen kamen aus völlig verschiedenen Welten, doch ihre Begabungen und auch ihre Bedürfnisse ergänzten sich so, daß tiefe Freundschaft und Liebe zwischen ihnen entstehen konnte. Als sie sich begegneten, waren sie beide einsam. Samuels erste Frau war gestorben, und einige seiner Freunde begannen sich wegen seiner neuen Lehren von ihm zurückzuziehen. Mit seinen immer mehr zum Philosophischen neigenden Spekulationen hatte er sich von seinen eher praktisch ausgerichteten Kollegen entfernt und war nur noch von wenigen, zu intellektuellen Abenteuern bereiten Anhängern umgeben. Die Begegnung mit Mélanie war ein Segen für ihn. Sie war hochintelligent, gebildet und fähig, klar zu denken. Die Miasmentheorie erschreckte sie nicht; sie hatte den Grundgedanken schnell begriffen, wie sie in einem frühen Brief an Samuel erkennen läßt, in dem sie von dem „psorischen Keim" spricht, der sich in den späteren Jahren im Charakter ihrer Mutter gezeigt habe.[1] Auch die Vorstellung von einer „Lebenskraft" beunruhigte Mélanie nicht; es scheint, daß sie sie ohne weiteres akzeptieren konnte.

Mélanie war Hahnemann geistig verwandt; wie er war sie intelligent, energisch, unabhängig und eigensinnig. Sie war fasziniert von seinem Geist wie von seiner Integrität. Seit ihre Freunde gestorben waren, war sie einsam gewesen und hatte einen Mann gesucht, den sie zugleich bewundern und lieben konnte; nun hatte sie ihn gefunden. Er war gütig und von hohen Grundsätzen wie ihr Vater, und wie sie selbst war er entschlossen, diese Eigenschaften in die Praxis umzusetzen. Samuel fand bei Mélanie nicht nur Unterstützung und Hilfe, sondern auch Intelligenz, nach außen gerichtete Energie und Leidenschaftlichkeit. Beide kamen aus der intellektuellen Tradition Rousseaus und der Philosophen der Aufklärung. Sie waren ganz einfach bereit füreinander, und ihr gemeinsames Leben war außerordentlich produktiv. Sie waren beide wißbegierig und arbeitsam und stellten hohe Ansprüche an sich selbst und an andere.

Im Oktober 1834 waren sie sich begegnet, und am 7. Juni 1835 hatten sie bereits Köthen verlassen und die anstrengende Reise quer durch Europa bis nach Paris angetreten. Dort trafen sie am 21. Juni ein, in der um diese Jahreszeit für Paris typischen schwülen Wärme. Sie begaben sich gleich in Mélanies Wohnung in der Rue des Saints-Pères Nr. 26, einer Straße mitten im Quartier Latin, die vom Boulevard Saint-Germain nach Norden zum Quai Malaquais führt. Dort hatte Mélanie bis zu ihrer eiligen Abreise nach Köthen im Oktober des vorangegangenen Jahres allein gewohnt. Von den Fenstern der hochgelegenen Wohnung aus konnten Mélanie und Samuel in die Charité, das berühmte Krankenhaus, sehen, in der sich heute die medizinische Fakultät befindet. Die École des Beaux Arts, der Mittelpunkt von Mélanies früherem Leben als Malerin, an der Guillaume Lethière viele Jahre unterrichtet hatte, war nicht weit entfernt. Die Straße führte zur Seine mit dem Pont du Caroussel, der neuerbauten Brücke, die das linke Ufer mit dem Zentrum von Paris verbindet. Zu einem Abendspaziergang in die Tuilerien brauchte man nicht mehr als fünf oder zehn Minuten.

Die beiden ruhten sich einige Zeit aus; vermutlich waren sie froh, endlich allein zu sein und verspätete Flitterwochen genießen zu können. Doch bald mußten sie für sich und ihre Dienstboten eine größere Behausung suchen. Am 15. Juli waren sie bereits umgezogen in ein geräumiges Anwesen etwas weiter südlich, in der Rue Madame Nr. 7. Es war eines der sehr begehrten neuen Häuser, die mit ihrer Rückseite an den Jardin du Luxembourg angrenzten, zu dem alle Anwohner eigene Schlüssel hatten. Hahnemann schrieb begeistert darüber an Bönninghausen:

„Unsere großen Fenster gehen in einen hübschen Garten, zu unserem Gebrauche bestimmt, und mit einer Hinterthüre, die sich in [den] Luxembourg öffnet, einen eine Stunde langen öffentlichen Garten mit Bäumen bepflanzt. Da leben wir in der reinsten, freiesten Luft wie auf dem Lande, als ein paar zärtliche Täubchen, und unsre gegenseitige Liebe nahm und nimmt täglich zu.“[2]

Sie brauchten nicht lange, um sich an das angenehme Leben zu gewöhnen, das Paris um 1835 Angehörigen ihres Standes bot. Eine politische Unzufriedenheit, wie sie um 1820 geherrscht hatte, war jetzt kaum spürbar. Trotz all seiner Schwächen hielt sich Louis-Philippe in einer politisch stabilen Zeit, wie Frankreich sie lange nicht erlebt hatte, und ignorierte tapfer (oder auch aus Dummheit) die verschiedenen Attentatsversuche, bis seine Gegner den Mut verloren. Die Kräfte der Opposition sollten sich später wieder zusammenschließen und auch ihr Ziel erreichen, doch vorläufig war der Bürgerkönig noch sicher in seinem bürgerlichen Königreich, nicht ahnend, wie er 1848 enden würde. Er verfügte über eine starke, ihm ergebene Regierung und über genügend Geld, um einige der von Napoleon unvollendet hinterlassenen Bauvorhaben weiterzuführen.

Mélanie führte Samuel sehr bald in die Vergnügungen ihrer geliebten Stadt ein. Zusammen mit Mélanies Vater, der in Samuels Alter war, gingen sie oft in die Oper und ins Theater. In dieser ersten Zeit sahen sie vermutlich die beliebten Klassiker wie Molière und neoklassische Dramen von Mélanies Freunden Andrieux und Lemercier. Sie werden auch die leichteren, gefälligeren Stücke von Eugène Scribe und Ernest Legouvé gesehen haben; die Autoren lernten sie später kennen. Die großen klassischen Dramen wurden noch immer vor ausverkauften Häusern gespielt; bejubelte Schauspieler wie François-Joseph Talma und Rachel erhielten sie dem Publikum der damaligen Zeit lebendig.[3]

Doch die Klassik verlor dennoch an Beliebtheit. In den Jahren nach 1830 brach die romantische Bewegung in Kunst, Musik und Literatur über Paris herein, später als im übrigen Europa. Wegen der Kriege und Revolutionen und durch die politische Isolation waren die Entwicklungen in der Kunst nicht früher nach Frankreich gedrungen. Die gewaltige Kraft des neuen romantischen Dramas fegte die klassischen Stücke von der Bühne. Zu den ersten Aufführungen, die Hahnemanns in Paris sahen (am zweiten Abend nach ihrer Ankunft) gehörte Meyerbeers Oper „*Robert le Diable*“. Solche romantischen Werke sprachen ein breiteres Spektrum der Gesellschaft an als das Theater der früheren Zeit. Die Stücke von Victor Hugo, Alexandre Dumas, Alfred de Vigny, Félix Pyat und Auguste Luchet prägten das Leben in Paris mit einem neuen Stil. Es waren eigentlich Volksdramen, sozialkritische Dramen, die auf die Nöte der Armen aufmerksam machten.

Paris war die Stadt der Eleganz, des Reichtums und der Vergnügungen, doch es war auch die Stadt von „*Les Misérables*", voll sozialer und finanzieller Ungerechtigkeit und dauernder Unruhen. Für jemanden von Mélanies Herkunft und Erziehung konnte das nicht gleichgültig sein, auch wenn sie es vielleicht lieber ignoriert und sich darauf beschränkt hätte, mit dem für sie neuen Mittel der Homöopathie zu tun, was sie konnte. Legouvé schrieb um das Jahr 1841:

„Es herrschte allgemeine Besorgnis und tätiges Mitgefühl für die Lebensbedingungen, Gewohnheiten und Nöte der Arbeiterklasse; diese Menschen wurden von allen bewundert."[4]

Die bekanntesten Schriftsteller jener Zeit waren Eugène Sue und Alexandre Dumas, deren Romane in konkurrierenden Morgenzeitungen in Fortsetzungen abgedruckt wurden. Sues Roman „*Les Mystères de Paris*", der in den Armenvierteln von Paris spielt, wirkte tief anrührend, und die Armen verehrten den Autor als ihren Verteidiger. Seine Rolle als Chronist ihrer Not brachte ihn schließlich zu politischer Tätigkeit; nach der Revolution von 1848 zog er als Mitglied des linken Flügels ins Parlament ein. Sehr berühmt war außerdem sein Roman „*Le Juif errant*". Alexandre Dumas' mehr unterhaltender historischer Roman „*Le comte de Monte Cristo*" war das andere Kultbuch jener Zeit. Es hat sich über die Zeiten hinweg eher behauptet als die Werke von Sue.

Wie auf dem Theater, so hatte auch in der Musik eine Revolution stattgefunden. Hier dürfte Hahnemann sich nicht allzu fremd gefühlt haben, denn meistens wurden Werke von Beethoven, Haydn, Mozart, Weber und Mendelssohn gespielt. Während in den Konzertsälen deutsche Komponisten Vorrang hatten, beherrschten die romantischen Klänge von Rossini und Verdi das Théâtre Italien. Donizettis „*Lucia di Lammermoor*" wurde im Winter 1837 zum ersten Mal in Paris aufgeführt, und der stürmische junge Hector Berlioz begann auf sich aufmerksam zu machen. Der Geiger Niccolò Paganini gehörte zu den vielen ausländischen Künstlern, die das Pariser Publikum entzückten. Franz Liszt lebte in Paris, und Fréderic Chopin war kürzlich aus Polen angekommen. Auch das Wunderkind Jacques

Offenbach, damals 14 Jahre alt, war im November 1833 eingetroffen, doch es sollte noch einige Zeit dauern, bis er in der Musikszene bekannt wurde.[5]

Auch viel Unterhaltungsmusik war zu hören. Wenn die Hahnemanns Cafés besuchten oder an langen Sommerabenden in der Stadt spazierengingen, dürften sie die gerade in Mode gekommenen Kaffeehausorchester gehört haben, unter denen sich die Ensembles von Philippe Musard und den Brüdern Tolbècque Konkurrenz machten.[6] Diese Orchester spielten vor allem bekannte Melodien aus klassischen Stücken, Ausschnitte und populäre Arien aus Opern, sowie Ouvertüren und Tanzmelodien, die durch sie berühmt wurden. Hahnemanns speisten im heute noch berühmten *Tour d'argent* am Quai Malaquais und bei Cerutti an der Ecke von Rue Lafitte und Boulevard des Italiens.[7] Am 29. Juli 1836 nahmen sie an der feierlichen Einweihung des Arc de Triomphe teil, und ein paar Wochen später waren sie unter den Tausenden, die den Obelisken bewunderten, der gerade aus Luxor eingetroffen war und beleuchtet auf der Place de la Concorde stand.[8]

Doch ihr Leben in Paris war kein ungetrübtes Vergnügen. Die Hahnemanns waren erst drei Wochen in der Stadt, als einige kampfbereite französische Homöopathen sie aufsuchten. Zu jener Zeit war die Homöopathie in Frankreich schon etabliert, und es gab bereits zwei homöopathische Gesellschaften, die beide eine Zeitschrift herausgaben, um Mitglieder und Unterstützung warben und die neue Heilkunst bekannt machen wollten. Die *Société Homéopathique Gallicane* mit Sitz in Lyon war 1832 mit dem Ziel gegründet worden, alle französischsprachigen Homöopathen zu vereinigen. Die *Société Homéopathique de Paris* hatte sich 1834 gebildet. Die beiden Gesellschaften waren zwar nicht uneinig, doch bestanden gewisse Rivalitäten und Spannungen zwischen ihnen, die sie sich in jener Zeit der Krise der Homöopathie in Frankreich eigentlich nicht leisten konnten.

Beide Gesellschaften hatten sich schon an Hahnemann gewandt, lange bevor von seiner Übersiedlung nach Paris die Rede war. Die Gallikanische Gesellschaft hatte, wie wir gesehen haben, ihr „*Diplôme de Membre d'honneur*" ausschließlich für Hahnemann geschaffen, und die Pariser Gesellschaft hatte ihn zu ihrem Ehrenvorsitzenden gemacht. Als Hahnemann Bönninghausen in einem Brief seine Absicht mitteilte, nach Paris zu gehen, schien er die Pariser Gesellschaft der Gallikanischen vorzuziehen, da die ihr angehörenden Homöopathen „auf Reinheit stärker dringen als die große Zahl der durch ganz Frankreich verbreiteten *soc. hom. gallicane*".[9]

Doch die Gallikanische Gesellschaft war es, die ihn als erste aufsuchte, ihn zu ihrem Vorsitzenden machte und ihn einlud, auf ihrer Jahrestagung vom 15. bis 17. September 1835 zu sprechen. Hahnemann scheint seine Meinung über die jeweiligen Verdienste der beiden Gesellschaften bald geändert zu haben, und in seiner Begrüßungsansprache äußerte er sich düster über gewisse Elemente der Pariser Homöopathischen Gesellschaft:

„Ich erkenne nur diejenigen für meine Schüler an, welche die Homöopathie rein ausüben und deren Heilverfahren von aller Vermischung mit Mitteln frei ist, welche die alte medizinische Schule bisher anwendete. Im Namen meiner vieljährigen Erfahrung fordere ich das Publikum auf, nur den eifrigen Nachfolgern meiner Lehre Zutrauen zu schenken, welche gänzlich jener menschenmörderischen Kurart entsagt haben."[10]

Tatsächlich spielten die Unterschiede zwischen diesen beiden Gruppen französischer Homöopathie nur für sie selbst eine Rolle. Hingegen war die Aufmerksamkeit (und folglich auch die Kritik) der Behörden, die die Homöopathie in Frankreich auf sich zu ziehen begann, von einiger Bedeutung. Im März 1835 hatte die Gallikanische Gesellschaft die offizielle Genehmigung beantragt, in Paris eine Klinik und eine Ambulanz einzurichten. François Guizot, der Minister für Erziehungswesen, wußte nichts über die Homöopathie. Er veranlaßte deshalb eine amtliche Untersuchung darüber und beauftragte die medizinische Akademie, einen Bericht über das neue Heilverfahren vorzulegen.

Wie vorauszusehen war, stellte die Akademie in ihrem Bericht vom 17. März 1835 fest, die Homöopathie sei „voller gewaltiger Widersprüche" und enthalte „viele offenkundige Absurditäten". „Vernunft und Erfahrung widersetzen sich mit aller Kraft des Geistes einem derartigen Heilverfahren", beschied die Akademie.[11]

Aufgrund dieses Berichtes hatte Guizot den Homöopathen

die Genehmigung zum Bau der Klinik verweigert. Die Mitglieder der Akademie aber tadelte er wegen ihres scharfen Angriffs, vor allem wegen ihrer beleidigenden Kritik an Hahnemann, und erinnerte sie angelegentlich daran, daß sie der Wissenschaft verpflichtet seien und nicht parteilichen Interessen:

„Hahnemann ist ein Gelehrter von großem Verdienst. Die Wissenschaft muß frei sein für alle. Ist die Homöopathie eine Chimäre oder ein System ohne innern Halt, so wird sie von selbst fallen; ist sie hingegen ein Fortschritt, so wird sie sich auch ungeachtet unserer Schutzmaßregeln verbreiten, und das gerade sollte die Akademie vor allem andern wünschen, die Akademie, welche die Mission hat, die Wissenschaft zu fördern und ihre Entdeckungen zu ermutigen."[12]

Die Homöopathie war, als sie nach Frankreich kam, weder auf großen Widerstand noch auf besonderes Interesse gestoßen. In Frankreich, vor allem in Paris, war man an immer neue Sensationen in der Medizin gewöhnt. Auf eine Welle des Interesses für Phrenologie war die Begeisterung für den Mesmerismus gefolgt, und jetzt interessierte man sich möglicherweise für die Homöopathie. Dr. Franz Josef Gall, der Begründer der Phrenologie, hatte von 1807 bis zu seinem Tod im Jahr 1828 in Paris gelebt; auch Franz Mesmer hatte dort gewirkt. Nun war Hahnemann gekommen. Aus der Sicht der Allopathen war die Homöopathie ohnehin lächerlich, weil Arzneien in äußerst geringen Dosen verabreicht wurden. Sie nahmen das neue Heilverfahren noch weniger ernst als den Mesmerismus, der wenigstens noch ein interessantes Schauspiel bot. In den politischen Zeitungen erschienen ein paar satirische Kommentare und Karikaturen, und medizinische Zeitschriften brachten etwas oberflächliche Kritik. Das war alles.

Widerstand regte sich erst, als man feststellte, daß die Homöopathie in den besseren Kreisen beliebt geworden war und damit möglicherweise die Einnahmen der Schulmediziner schmälern könnte. Eine angesehene medizinische Zeitschrift schrieb verbittert: „Die Anhänger Hahnemanns sollen, obwohl sie nur wenige sind, derzeit in Paris reiche Beute machen, weil die wohlhabenden Leute gern an Wunder glauben." „Jeder beschäftigt sich jetzt mit Homöopathie."[13]

Das Interesse der Wohlhabenden an diesen „Wundern" hatten vor allem die (gesellschaftlichen und ärztlichen) Aktivitäten des englischen Arztes Frederick Hervey Foster Quin geweckt, der ein schillernder Charakter und notorischer Dandy war. Als enger Freund des Comte d'Orsay, des Bruders des französischen Botschafters in London, auch er ein berühmter Dandy, war Quin in Adels- und Diplomatenkreisen eingeführt. Er hatte bei Hahnemann selbst studiert und während seiner kurzen Tätigkeit als Homöopath in Paris (1830–1832) die Einstellung der vornehmen Kreise zur Homöopathie stark beeinflußt (nicht zuletzt, wie wir gehört haben, durch seine Erfolge bei der Bekämpfung der Cholera-Epidemie im Jahr 1832).[14]

Die Pariser Gesellschaft war auch deshalb so begierig, die Homöopathie zu erproben, weil die anderen medizinischen Verfahren sie nicht befriedigt hatten. Im frühen 19. Jahrhundert war man, wenn man in beschränkten Verhältnissen lebte, vor den Heilversuchen der Ärzte einigermaßen sicher. Die Schulmedizin stand nur denen zur Verfügung, die sie bezahlen konnten; wer nicht zahlungskräftig war, starb oder wurde durch Kräuter und Hausmittel aus der Volksmedizin wieder gesund. Also waren eher die Reichen, die nach völliger Gesundung strebten, Opfer des gesamten Repertoires der Ärzte. Wie schon beschrieben, gehörten dazu im allgemeinen massive Dosen toxischer Substanzen, mit denen Erbrechen oder Stuhlgänge ausgelöst, also die krankmachenden Stoffe ausgeschieden werden sollten. Die Literatur aus jener Zeit ist voll von grauenerregenden Beschreibungen der Wirkungen von Mischarzneien, neben denen die sogenannten „Nebenwirkungen" moderner Medikamente als harmlos erscheinen. Was Mélanie zur Homöopathie gebracht hatte, war nicht der Wunsch nach „Wundern", sondern das Bedürfnis nach Vernunft und Logik in der Medizin. Es scheint, daß um 1834 in Paris nur die Homöopathie diese Forderungen erfüllen konnte.

Möglicherweise wußte Mélanie nicht, daß die Schulmedizin um jene Zeit in Paris weiter entwickelt als im übrigen Europa und weniger gefährlich war, was die Anwendung starker Medikamente betrifft. Während der Französischen Revolution waren viele der herkömmlichen Praktiken in der Medizin untergegangen; die alten medizinischen Akademien und Schulen existierten nicht mehr. An der Neuordnung von Studium und Ausübung der Medizin unter Napoleon war das von der Revolution begünstigte Reformdenken stark beteiligt. Einige Ärzte, die von Jean-Jacques Rousseaus Gedanken zur Medizin beeinflußt waren, konnten nicht mehr zu den alten Verfahrensweisen zurückkehren. Sie mußten die medizinische Praxis, die er kritisiert hatte als „eine Kunst, die den Menschen mehr schadet als all die Übel, die sie zu heilen behauptet", einer genauen Überprüfung unterziehen.

Die besten Pariser Ärzte gingen zu einer empirischen Medizin über, die sich mehr auf die Erkenntnisse aus der Praxis in Krankenhäusern stützte als auf die Theorie aus den Hörsälen. Man legte mehr Wert auf Hygiene, Ernährung und Hydrotherapie als auf unnötige ärztliche Interventionen. Georges Cabanis, ein Zeitgenosse Hahnemanns und seinerzeit führendes Mitglied der Gruppe von Auteuil wie Mélanies Freund und Mentor Andrieux, war einer der einflußreichsten Reformer der französischen Medizin in der Folge der Revolution. Für ihn war Rousseaus Kritik an der Medizin der Ausgangspunkt für seine eigene Überprüfung der Wissenschaft: „Manche nennen die Medizin eine Geißel der Menschheit; die Ärzte selbst halten sie für Scharlatanerie. Überall hört man die Vorwürfe von Molière, Montaigne und Rousseau – das einzige sichere Mittel zur Genesung sind die Selbstheilungskräfte."[15]

Cabanis war dafür verantwortlich, daß die Hygiene in den Lehrplan der École de Santé, einer der einflußreichsten Medizinschulen in Paris, aufgenommen wurde. Da er die Selbstheilungskräfte des Organismus anerkannte, trat er auch für eine Rückkehr zu den Prinzipien des Vitalismus ein. Er warnte vor den Gefahren der modernen Arzneimittel und setzte sich entschieden für Medikamente auf pflanzlicher Grundlage ein. Immer wieder betonte er, daß nur eine sorgfältigere klinische Beobachtung der Symptome bei den Patienten zur Verbesserung der medizinischen Praxis führen könne, nicht aber das Theoretisieren über die Ursache der Krankheit. Es sei nicht notwendig, schrieb er, Krankheit theoretisch zu verstehen. „Die Natur weiß nichts von den Phantasien, die zu ihrer Erklärung herangezogen werden, und insbesondere die belebte Natur hat ihre eigenen Vorgänge, die anhand der Tatsachen untersucht werden müssen und nicht aufgrund von leeren Vermutungen oder sinnlosen Berechnungen."[16]

In Hahnemanns und Cabanis' Auffassungen gab es viele Gemeinsamkeiten; daß Cabanis' Ideen sich in Paris nicht allgemein durchgesetzt hatten, war ein Unglück für die Homöopathie.

Es waren Männer wie Cabanis, in Hahnemanns Alter und mit ähnlicher Einstellung, die auf diese Weise der Ausübung der Medizin in Paris eine neue Richtung gegeben hatten. Ihnen ging es darum, weniger mit Medikamenten einzugreifen und stattdessen, den Ideen der Aufklärung folgend, die körpereigenen Fähigkeiten zur Heilung zu unterstützen. Aber in der Praxis konnten Ärzte wie Cabanis nicht das bieten, was Hahnemann leistete. Sie verstanden zwar, warum die Schulmedizin versagen mußte, aber sie hatten nicht genügend Klarheit und Energie, um neue Methoden zur Stärkung der Lebenskraft des Organismus und der Selbstheilungskräfte des Körpers zu entwickeln. Ihre Therapie war häufig darauf beschränkt, sehr wenig Medikamente zu verordnen, frische Luft und Bewegung zu empfehlen, zu beobachten und abzuwarten. Damals – wie auch heute – waren die meisten Ärzte dieser Art der Behandlung, die eine äußerst genaue, gewissenhafte Beobachtung des einzelnen Patienten erfordert, psychologisch nicht gewachsen.

Dennoch wurden die alten, grausamen Methoden in Paris nicht so massiv angewandt wie sonst in ganz Europa. Die Ärzte verschrieben immer noch viele Medikamente, aber nicht mehr so wahllos wie früher. Man neigte mehr dazu, daneben etwa Diäten, Bewegung, Ruhe, Bäder, Massagen, Aderlässe, Brech- und Abführmittel, Klistiere und Räucherungen zu verordnen beziehungsweise anzuwenden. Medikamente wurden meist sehr gezielt eingesetzt, zum Beispiel Chinarinde gegen Malaria, Quecksilber gegen Syphilis, Digitalis gegen Herzkrankheiten, Colchicum gegen Gicht und Opiate gegen Schmerzen. Viele Ärzte verordneten weiterhin Arsenpräparate gegen alle Arten von Krankheiten, darunter Wechselfieber, Lähmungen, Epilepsie, Ödeme, Rachitis, Herzkrankheiten, Krebs, Hautgeschwüre, Parasiten, Verdauungsstörungen und Schwäche. Das im 18. Jahrhundert eingeführte Antimon war noch immer sehr beliebt. John Browns Therapien auf der Grundlage seiner Theorie von *sthenia* und *asthenia* waren ebenfalls noch weit verbreitet.

Die Abwendung der französischen Ärzte von den toxischen Medikamenten war nicht auf eine weitverbreitete Akzeptanz der Theorien von Cabanis zurückzuführen, sondern auf den Einfluß von François-Joseph-Victor Broussais (1772–1838), dem „Metzger von Paris", der sich zur Lebensaufgabe gemacht hatte, die Therapien zu vereinfachen, indem er die medizinische Theorie vereinfachte. Broussais, seit 1814 Professor am Hôpital Val-de-Grâce, vertrat die Auffassung, der Ursprung aller Krankheiten seien Entzündungen des Magen-Darm-Traktes, und jegliche Therapie müsse zum Ziel haben, diesen Entzündungen durch Diät und Aderlässe entgegenzuwirken. Die herkömmliche Methode, Blutstauungen im Darmbereich aufzulösen, war die Venenöffnung (man schnitt eine Vene auf und ließ das Blut abfließen). Broussais setzte statt dessen Blutegel an. Das führte zu einem Aufschwung der Blutegelzucht. Frankreich, das bis 1820 in großem Umfang Blutegel exportiert hatte, importierte bald mehr als vier Millionen Blutegel im Jahr; 1833 waren es bereits 41 Millionen. Broussais verdankte seinen außerordentlichen Erfolg und Einfluß zum Teil seiner kraftvollen, charismatischen Persönlichkeit und seiner leidenschaftlichen Hingabe an das Heilen, zweifellos aber auch den Gründen, die Hahnemann selbst in der letzten Auflage des „Organon" in einer Fußnote nennt: „Die Ärzte in Europa und anderwärts ließen sich diese so bequeme Behandlung aller Krankheiten über Einen Leisten gar wohl gefallen, da sie ihnen alles Nachdenken (die mühsamste Arbeit unter der Sonne!) ersparte."[17]

Doch um die Zeit von Hahnemanns Ankunft in Paris war Broussais' Methode schon nicht mehr so allgemein verbreitet, denn Pierre Louis hatte in einer der frühesten statistischen Analysen der Wirksamkeit verschiedener medizinischer Behandlungsmethoden bewiesen, daß das Ansetzen von Blutegeln mehr als nutzlos sei. Broussais' Ruhm schwand, und in seiner späten Zeit soll er sich sogar der Homöopathie zugewandt haben. Dieser Zustand der Unsicherheit und Verwirrung in der Medizin in Paris begünstigte natürlich die Homöopathie. Die Öffentlichkeit war daran gewöhnt, daß immer neue Behandlungsmethoden aufkamen. Die Homöopathie stand nicht, wie es heute zuweilen den Anschein hat, allein gegen eine einheitliche Front der Schulmediziner; man betrachtete sie als eines aus einer Reihe von alternativen Heilverfahren, die einen Versuch wert waren. Die weite Verbreitung von Broussais' Methoden hatte beim Einsatz von Medikamenten allgemein zu einer Verunsicherung geführt. Dadurch waren die Apotheker, die seinerzeit in Deutschland die Homöopathie so heftig und wirksam bekämpft hatten, in Frankreich in eine sehr schlechte Position geraten. Broussais hatte den Medikamenten als Grundlage der Medizin in Paris ihre Bedeutung entzogen.

Hahnemann griff zwar die Allopathie in Frankreich ebenso heftig an wie früher in Deutschland, aber er sah auch die Vorteile, die sie ihm bot. Über die Königliche medizinische Akademie schrieb er:

„Ihre Mitglieder sind fast ohne Ausnahme barbarische Aderlasser. Sie prakticiren, lehren und wissen nichts anderes als Ader zu lassen oder Blutegel anzusetzen. Broussais' falsche Lehre hat während der letzten 20 Jahre schamlose Mörder aus ihnen gemacht; während Broussais selbst seine eigene Lehre zu verwerfen beginnt und sich der Homöopathie zuneigt. Durch die Gründung seiner schrecklichen Aderlaß-Methode zerstörte er das ganze System der Arzneiverordnung, so daß die Apotheker hier eine klägliche Rolle spielen. Die 1300 französischen Allopathen hier geben ihren Patienten an Stelle von Arznei nichts als eine Lösung von Gummi arabicum, *eau de gomme* genannt, und verordnen denselben eine Hungerkur. Dies wird der Homöopathie schließlich sehr zum Vorteil gereichen."[18]

Das war also die Stimmung, die die Hahnemanns bei ihrer Ankunft in Paris vorfanden und die ihren Erfolg begünstigte. Die Gallikanische Homöopathische Gesellschaft bat Hahnemann, ihre Bestrebungen mit „Ermahnungen und Streitschriften" zu unterstützen, wie er an Constantin Hering schrieb, einen deutschen Homöopathen, der in Pennsylvania tätig war. Diese Rolle entsprach ihm aber nicht: „Ich beschloß vielmehr, auf andere Weise thätig zu sein. Ich heilte – was den anderen nicht möglich war – eine Anzahl vornehmer Persönlichkeiten von sehr ernsten Krankheiten, wodurch ich mir nicht nur einen großen Ruf und Berühmtheit verschaffte ..."[19]

Schon von Köthen aus hatte Hahnemann bei François Guizot um die Erlaubnis nachgesucht, in Paris zu praktizieren, doch damals war sie ihm verweigert worden. Jetzt bemühte er sich noch einmal darum, und diesmal erteilte Guizot die Genehmigung. Vielleicht hatte er inzwischen mehr über die Homöopathie erfahren und stand Hahnemanns Anliegen aufgeschlossener gegenüber. Es ist auch möglich, daß er durch Mélanies Einfluß bei König Louis-Philippe umgestimmt wurde (dies behauptete später Hahnemanns Enkel, Leopold Süß-Hahnemann). Jedenfalls war der Weg nun frei, und Samuel Hahnemann konnte in Paris die Homöopathie ausüben. Die Zeitung „*Le Temps*" brachte einen bissigen Kommentar, in dem die kleinen homöopathischen Dosen mit dem geringen Maß an Freiheit verglichen wurden, das Guizot, Führer der Partei der *Doctrinaires*, gewährte:

„Endlich haben die Homöopathen gewissermaßen ihren Prozeß gewonnen. Nachdem ihnen die Erlaubnis zum Selbstdispensieren sowohl als zur Eröffnung einer besonderen Klinik verweigert worden, haben sie ihren alten Herrn und Meister nach Paris kommen lassen, wobei ihnen die Wünsche der Madame Hahnemann selbst trefflich zustatten kamen ... Um aber seine Künste in Paris auszuüben, bedurfte Hahnemann der Erlaubnis der Regierung. Diese ist ihm jetzt durch die Vermittlung des Herrn Guizot auf eine äußerst zuvorkommende Weise zuteil geworden. Niemand darf sich darüber wundern, denn Herr Hahnemann ist so gut ein Doctrinär wie Herr Guizot. Seine Doctrin besteht darin, daß er seinen Patienten die Medikamente in ebenso kleinen Dosen verschreibt, als das doctrinäre Ministerium dem Lande die Freiheit."[20]

VIII.
Die ersten Pariser Jahre

Im August 1835, sobald François Guizot die offizielle Genehmigung erteilt hatte, begann das Ehepaar Hahnemann zu praktizieren. Samuel benachrichtigte seine Patienten in Köthen davon, daß er nicht zurückkommen werde, und emfpahl sie zur Behandlung an seinen langjährigen Assistenten Dr. Gottfried Lehmann, der in Deutschland geblieben war. Natürlich spielte Mélanie von Anfang an eine wichtige Rolle in der Praxis. Sie hatte bereits in Köthen mit dem ernsthaften Studium der Homöopathie bei Hahnemann begonnen und war darin offenbar schon sehr bewandert, als die beiden in Paris eintrafen. Als Dr. Charles Gaspard Peschier, der Genfer Homöopath und Sekretär der Gallikanischen Homöopathischen Gesellschaft, Samuel und Mélanie bald nach ihrer Ankunft besuchte, schrieb er anschließend voll Bewunderung über Mélanies Kenntnisse in der neuen Medizin:

„Sie ist hochbegabt und setzt jetzt alle ihre geistigen Fähigkeiten zum Studium der Homöopathie ein. Mit ihrem ausgezeichneten Gedächtnis kann sie ausgebildeten Ärzten die in der ‚*Materia Medica*' aufgeführten Symptome der jeweiligen Krankheit hersagen. Sie ist jetzt in der Lage, Krankheitssymptome mit großer Genauigkeit aufzuführen. So wie sie die rechte Hand Hahnemanns geworden ist, ist sie nun auch sein Kopf ... Sie verdient den Respekt aller Homöopathen.[1]

In der ersten Zeit scheint Mélanie zumeist Hahnemann assistiert und als seine Sekretärin fungiert zu haben. Doch ihr bisheriges Leben hatte sie nicht auf solche untergeordneten Tätigkeiten vorbereitet. Sie war gewohnt, eigenverantwortlich zu handeln und professionell zu arbeiten. Schon als Kind hatte sie Ärztin werden wollen, doch zu jener Zeit durften Frauen nicht Medizin studieren. Jetzt hatte sie die Möglichkeit, die homöopathische Medizin zu studieren und auszuüben, so wie sie die Malerei studiert hatte: als Schülerin eines der großen Meister seiner Kunst. Voll Begeisterung nutzte Mélanie diese Chance und eignete sich schnell ein großes Wissen an.

Im Juni 1836, ein Jahr nach ihrer Ankunft in Paris, hatte Hahnemann einem Freund geschrieben, Mélanie sei „jetzt die eifrigste Schülerin und selbst Kennerin der homöopathischen Heilkunst".[2] Am 3. Oktober desselben Jahres, nur zwei Jahre, nachdem sie sich kennengelernt hatten, schrieb er an den Homöopathen Constantin Hering in Amerika: „Sie ist schon so geschickt in unsrer göttlichen Heilkunst, und eine solch eifrige Schülerin derselben, daß es ihr bereits gelungen ist, eine Anzahl glänzender Heilungen chronischer Krankheiten bei den Armen zu vollbringen."[3] Im Dezember 1836 schrieb Hahnemann an Dr. J. Fr. Hennicke: „Sie heilt täglich eine große Anzahl armer Kranken unentgeltlich unter meiner Aufsicht, die sie jetzt fast nicht mehr nöthig hat, da sie, durch eigenes Studium unserer Kunst, täglich größere Fortschritte macht. Ihre Heilungen der schlimmsten Krankheiten ... setzen Jedermann und oft mich selbst in Erstaunen."[4]

Zwei Homöopathen arbeiteten also in dem Haus am Jardin du Luxembourg, das bald zu einem Mittelpunkt für chronisch Kranke in Paris, ja in ganz Europa wurde. Es fehlte nicht an Patienten, die weite Reisen auf sich nahmen, um den berühmten, eigenwilligen, hochbetagten deutschen Doktor und seine charmante junge französische Frau zu konsultieren. Zweifellos zog die sensationelle Geschichte von ihrer Heirat die Neugierigen ebensosehr an wie die Hoffnung auf Heilung durch die neue Medizin. Sicher hatten die beiden eine Anzahl reicher Patienten, gequälter Kranker, die durch ganz Europa von Modearzt zu Modearzt, von Kur zu Kur gereist waren in der vergeblichen Hoffnung, ihre Leiden (die häufig vor allem durch falsche Behandlungen entstanden waren) ließen sich lindern. Die tägliche Ordination der Hahnemanns hatte bald solchen Zulauf, daß ihnen nach nicht viel mehr als einem Jahr das Haus in der Rue Madame zu klein wurde und sie in ein viel größeres Haus, ein kleines sogenanntes *hôtel*, nördlich der Seine zogen.[5]

Es lag in der Rue de Milan, am Rande der Stadt. Nördlich davon erstreckte sich die freie Landschaft bis zu dem hübschen Hügeldorf Montmartre. Für moderne Begriffe war Paris bis dahin noch eine Kleinstadt gewesen, doch jetzt wuchs es so schnell, daß rund um das Haus bald umfangreiche Bauarbeiten im Gange waren, denn die Vorbereitungen für die ersten Bahnlinien wurden getroffen (1842 wurde mit dem Bau der Gare Saint Lazare, ganz in der Nähe, begonnen). Doch im Jahr 1836 hatte das neue Haus eine ebenso ruhige ländliche Umgebung wie das alte. An langen Sommerabenden schlenderten Mélanie und Samuel gern den Hügel hinunter zum Arc de Triomphe, um bei Tortoni am Boulevard des Italiens Eis zu essen, eine Neuheit, für die Hahnemann eine große Vorliebe entwickelt hatte.

Die Praxis der Hahnemanns in der Rue de Milan war prächtig und wurde bald berühmt. Sie trug dazu bei, daß die Homöopathie in Paris nicht mehr die Rolle der Außenseitermedizin und Quacksalberei spielte, in die die Königliche Akademie sie drängen wollte, sondern mehr ins Zentrum des allgemeinen Bewußtseins rückte. Der Bericht der amerikanischen Schauspielerin Anna Cora Mowatt von einem Besuch bei Hahnemanns vermittelt einen Eindruck von der Atmosphäre in der Praxis.[6] Mrs. Mowatt erzählt, sie sei um neun Uhr morgens, zu einer ihr lächerlich früh erscheinenden Zeit, mit einem Wagen aufgebrochen, um dem großen Andrang zuvorzukommen. Vor Hahnemanns Haus fand sie jedoch eine lange Reihe wartender Wagen vor. Als sie schließlich das „palastähnliche Gebäude" betreten hatte, wartete sie noch einige Zeit in einem „eleganten und splendid möblierten Salon, der mit einer Reihe von Zimmern, die weniger geräumig waren, in Verbindung stand. Der Salon war von *fashionable* gekleideten Damen und Herren besetzt, sowie auch von Kindermädchen mit ihren Kindern, und hie und da lag ein Schwerkranker auf einem sammetenen Ruhebett oder einer gestickten Ottomane." Nach einer Unterhaltung in dem Wartezimmer mit einer jungen italienischen Gräfin, „welche einen französischen Grafen geheiratet, der in der *beau monde* eine Rolle spielte", wurde sie von Hahnemanns empfangen.

„Ich stand jetzt vor Herrn und Frau Hahnemann. Das Zimmer, welches ich soeben betreten hatte, war viel einfacher ausgestattet, als alle diejenigen, durch welche ich gekommen war. In der Mitte des Zimmers stand ein langer Tisch und an dessen Ende eine etwas erhöhte Plattform mit einem einfachen Schreibtisch, der mit Büchern bedeckt war. Vor dem Schreibtische saß Madame Hahnemann mit einem offenen unbeschriebenen Buche vor sich und einer goldenen Feder in der Hand. Hahnemann selbst saß in einem comfortablen Lehnstuhl zurückgelehnt auf einer Seite des Tisches. Seine dünne und kleine Gestalt war in einen Schlafrock voller Blumen von reichem Materiale eingehüllt, der ihm so *comfortable* angepaßt schien, daß er sicher nach der neuesten Pariser Mode gemacht sein mußte. Den Scheitel seines schönen, wohl proportionirten Hauptes bedeckte ein schwarzes Sammetkäppchen, unter welchem spärliche Silberlöckchen sich hervorstahlen, die seine edle Stirne umrahmten und sein hohes Alter verriethen, welchem sonst die ihm gebliebene frische, blühende Gesichtsfarbe zu widersprechen schien. Seine Augen waren dunkel und tiefliegend, aber leuchtend und voller Leben ...

Während Hahnemann mich grüßte, entfernte er aus seinem Munde eine lange Pfeife, deren bemalter Kopf fast zu den Knien herabreichte. Aber sofort nach der Begrüßung wurde sie wieder in den Mund genommen, wie die blauen Rauchwolken bezeugten, welche bald seinen Kopf umgaben, als ob sie seine Gesichtszüge vor einer ungebührlichen Neugierde verhüllen wollten ...

Madame Hahnemann setzte sich jetzt an den Schreibtisch, während der Doktor zu ihrer Rechten und ich zu ihrer Linken saß. Ich erklärte, welches der eigentliche Zweck meines Besuches sei, indem ich es versuchte, mich mehr an Hahnemann selbst zu wenden als an seine Frau. Aber ich fand bald heraus, daß dies reglementswidrig sei, denn Madame Hahnemann antwortete allein und stellte eine Menge Fragen an mich, indem sie die unbedeutendsten Symptome des Krankheitsfalles niederschrieb, sowie ich ihre Fragen beantwortet hatte. Einige Male wollte sie das Urteil ihres Mannes hören, der aber blos erwiderte: ‚Ja, mein Kind', oder: ‚Gut, mein Kind, gut', ohne die Pfeife aus dem Mund zu thun. Das waren bis jetzt die einzigen Worte, die ich von ihm gehört hatte."[7]

Von so farbigen Berichten wie diesem abgesehen, drang wenig über Hahnemanns Art zu praktizieren, vor allem in seinen letzten Pariser Jahren, an die Öffentlichkeit. Aus seinen publizierten Schriften erfahren wir einiges darüber, wie er sich die Arbeit seiner Nachfolger vorstellte. Wissenschaftler haben seine Schriften nach „therapeutischen Hinweisen" durchsucht und Einzelheiten seiner Verordnungen sorgfältig rekonstruiert. Aus dem

„Organon", den „Chronischen Krankheiten" und den Einleitungen zu den verschiedenen Auflagen seiner „Reinen Arzneimittellehre" sowie seinen wissenschaftlichen Artikeln wurden kleinste Körnchen seiner Ratschläge entnommen. Daraus läßt sich eine Vorstellung davon gewinnen, wie Hahnemann arbeitete. Doch eine eingehende Beschreibung seiner praktischen Arbeit und seiner Behandlungsmethoden gibt es nicht.

Vor einigen Jahren sind jedoch im Institut für Geschichte der Medizin in einem eigenen Gebäude der Robert-Bosch-Stiftung in Stuttgart die überlieferten Krankenjournale Hahnemanns zugänglich gemacht worden. Es sind 54 große Lederbände; sie enthalten die Aufzeichnungen über den größten Teil der von Hahnemann behandelten Patienten seit 1801, dem Jahr, in dem er ernsthaft mit den homöopathischen Behandlungen begann. Ergänzt werden diese Bände durch mehr als 4000 Briefe Hahnemanns und seiner Patienten, die weitere Einzelheiten über Symptome und Verordnungen enthalten.[8] Die Berichte aus der Praxis der Hahnemanns in Paris füllen 17 Bände. Zwar sind diese Aufzeichnungen jetzt zugänglich, doch die große Materialfülle und die Schwierigkeit, die Handschriften zu entziffern, erschweren ihre Auswertung. Heinrich Henne hat 1964 begonnen, textgetreue Transkriptionen der frühen Bände herauszugeben, doch nach nur zwei Bänden wurde der Versuch, die ganze Serie zu veröffentlichen, zunächst aufgegeben.[9]

Doch auch eine oberflächliche Beschäftigung mit den Krankenjournalen gibt einigen Aufschluß über die Art der Pariser Praxis. Aus den Aufzeichnungen geht beispielsweise hervor, daß die zahlreichen Patienten der Hahnemanns aus allen Lebensbereichen und aus allen sozialen Schichten kamen, ganz unterschiedlichen Alters waren und aus den verschiedensten Ländern anreisten (natürlich gehörte, wie auch in der Praxis jedes anderen Arztes im 19. Jahrhundert, der größte Teil der Patienten der wohlhabenderen Schicht an).

Einige der ersten und treuesten Besucher waren Briten; viele von ihnen hielten sich während einer längeren Europareise in Paris auf. In den Krankenjournalen vermerkt Hahnemann die zahlreichen Erkrankungen, die bei ihnen an anderen Orten aufgetreten und gelegentlich dort auch erfolgreich behandelt worden waren. Manche unternahmen die Reise über den Ärmelkanal eigens, um Hahnemann aufzusuchen. Kurz vor der Ankunft der Hahnemanns hatte Dr. Frederick Hervey Foster Quin Paris verlassen und war nach England zurückgekehrt, um dort eine Praxis zu eröffnen; inzwischen hatte er die Homöopathie dort in den vornehmeren Kreisen ebenso bekannt gemacht wie zuvor in Paris. Für entschlossene Patienten war die Reise von London nach Paris nicht zu weit; selbstverständlich suchte man dort den besten Arzt auf. Dr. Quin selbst konsultierte die Hahnemanns einmal wegen seiner rheumatischen Schmerzen und wegen des Asthmas, das bei ihm gewöhnlich nach Auseinandersetzungen mit Allopathen auftrat. Andere englische Patienten lebten als Diplomaten in Frankreich oder kamen nach den Jahren der Französischen Revolution und der Herrschaft Napoleons wieder, um die französische Kultur zu genießen.

Bei weitem die meisten der britischen Patienten waren Schotten; in Schottland war man immer vertrauter mit Frankreich gewesen als in England. Auf den Seiten der Krankenjournale finden sich häufig die Namen Erskine, Patterson, Kerr, Campbell, Cunningham, Lennox, Osborne, Russell, Fitzpatrick, Stirling, MacDonald und Uruchart sowie die schottischer Adliger wie der Countess of Hopetoun und des Lord Elgin und seiner Familie. Sie nahmen Hahnemanns Hilfe zum ersten Mal 1836 in Anspruch und waren häufige Besucher der Praxis. Die Behandlung der Familie des Lord Elgin muß bei Mélanie Erinnerungen an ihr früheres Leben als Künstlerin geweckt haben, denn eben dieser Lord Elgin (Thomas Bruce, Siebter Earl of Elgin, 1766–1841) hatte am Anfang des Jahrhunderts die sogenannten Elgin Marbles, den Fries vom Parthenon, nach England gebracht. Lord Elgin war ein leidenschaftlicher Anhänger der Homöopathie, doch seine Erfahrungen damit waren für seine Freunde wenig ermutigend, denn seine Gesichtsneuralgie verschlimmerte sich häufig durch die Medikamente im Laufe der Behandlung.

Auch die Namen vieler englischer Patienten tauchen auf, darunter der des Reverend Robert Everest, der ein naher Freund der Hahnemanns wurde und in der Frühzeit der Homöopathie in England großen Einfluß hatte. Mr. Leaf ist erwähnt, der Londoner Teehändler, der unter Quins Einfluß ein überzeugter Anhänger der Homöopathie geworden war. Er richtete die *London Homoeopathic Dispensary* ein und stellte sie unter die Leitung von Dr. Paul Curie, den er veranlaßt hatte, nach London zu übersiedeln. Bei einem Besuch in Paris konsultierte Mr. Leaf die Hahnemanns wegen eines Hautleidens. Auch aus anderen europäischen Ländern kamen Patienten, wenn auch weniger als von den Britischen Inseln: aus Italien, Holland, Belgien, Portugal, Deutschland, Schweden, Irland, Rußland, Polen und sogar aus Übersee, aus Kanada und den Vereinigten Staaten. Zahllose Franzosen aus Paris, aus ganz Frankreich und den Kolonien konsultierten den großen Homöopathen. Viele gehörten dem Adel an wie Mélanie, manche dem Freundeskreis; doch zu den Patienten zählten auch Studenten, Priester, Nonnen, Anwälte, Geschäftsleute, Soldaten, Beamte, Ladenbesitzer, Arbeiter, Handwerker wie Tischler, Klavierbauer, Zimmerleute, Färber, Schneider, Hausbedienstete, Hauslehrer, Köche, Schirmmacher, Kellner, Limonadenverkäufer – Frauen und Männer also aus den unterschiedlichsten Lebensbereichen.

Viele Patienten der Hahnemanns waren schon von einem der immer zahlreicher werdenden Homöopathen in ganz Europa behandelt worden, und einige dieser homöopathischen Ärzte kamen selbst, um Hahnemann zu konsultieren. Dr. Sébastien Des Guidi, der Arzt, der als erster die Homöopathie in Frankreich praktiziert hatte, kam aus Lyon wegen seiner Verdauungsstörungen (die, wie es schien, hauptsächlich von hastigen, durch das Eintreffen leidender Patienten unterbrochenen Mahlzeiten verursacht waren). Dr. François Arles kam ebenfalls aus Lyon, Dr. Dellmar aus Genf, und Dr. Camille Croserio wohnte in Paris. Dr. Harris Dunsford reiste, begleitet von Frau und Tochter, aus Rom zu einer Konsultation an.

Viele Patienten kamen aus der Welt der Musik, der Kunst und der Literatur, einer Welt, die Mélanie noch immer vertraut war. Einige Namen sind noch heute bekannt, andere genossen zu ihrer Zeit eine gewisse Berühmtheit, die jedoch nicht von Dauer war. Der bekannteste Künstler unter ihren Patienten war Pierre-Jean David, David d'Angers genannt, zur Unterscheidung von seinem älteren Namensvetter und Lehrer, Jacques-Louis David. Er suchte die Hahnemanns 1840 wegen seiner fortschreitenden Arthritis auf. David d'Angers war einer der berühmtesten Bildhauer in Paris; am bekanntesten waren seine Bildnismedaillons von illustren Persönlichkeiten seiner Zeit wie Napoleon, Goethe und auch Hahnemann. Sein Hahnemann-Bildnis ist in mehreren Abgüssen erhalten. Er hat auch zwei lebensgroße Büsten von Hahnemann geschaffen; eine davon wurde als Geschenk an das Hering College of Homoeopathy in Philadelphia gesandt, ging aber bei einem Schiffsunglück verloren. In Hahnemanns letzter Lebenszeit schuf er eine weitere Büste von ihm, die Mélanie immer in ihrem Salon stehen hatte. Auch Davids politische Haltung mag der Mélanies entsprochen haben. Während der Französischen Revolution war er zu jung gewesen, um aktiv zu werden, doch an dem Aufstand von 1848, bei dem Louis-Philippe vom Thron vertrieben wurde, hatte er sich beteiligt und war gezwungen, ins Exil zu gehen, als Louis-Napoléon 1851 das Zweite Kaiserreich ausrief. Erst 1856, kurz vor seinem Tod, kehrte er nach Frankreich zurück. Er wurde ein enger Freund von Samuel und Mélanie und war häufig Gast bei ihren Soireen. Zu den Besuchern gehörte auch der Porträtmaler Henri Scheffer, der Samuel porträtierte; er brachte seine Tochter als Patientin zu ihm und ließ sich selbst nach Hahnemanns Tod von Mélanie behandeln.

Unter den Prominenten, die Samuel und Mélanie zunächst durch eine ärztliche Behandlung kennenlernten und die später zu engen Freunden wurden, war der Dramatiker und Schriftsteller Ernest Legouvé. Seine eleganten und unterhaltsamen Stücke wie *„Adrienne Lecouvreur"* und *„Bataille des Dames"* sind in Frankreich noch heute bekannt. Seine Ansichten über die Stellung der Frauen in der Gesellschaft waren für seine Zeit, in der an ihrer festgelegten Rolle als Ehefrauen kaum zu rütteln war, sehr fortschrittlich (Mélanie hat seine Gesellschaft sicher sehr genossen). 1836 sprach er sich in seiner *„Histoire morale des femmes"* dafür aus, daß Frauen als Ärztinnen tätig sein sollten. Außerdem schrieb er *„La femme en France au XIXe siècle"*, ein erstaunlich progressives Plädoyer für die Gleichberechtigung. 1855 wurde er in die Académie Française aufgenommen.

Legouvés Schilderung der Hahnemanns geht mehr auf ihre ärztliche Tätigkeit ein als die von Mrs. Mowatt. Seine vierjährige Tochter war so schwer krank, daß die Ärzte sie aufgegeben hatten. Die verzweifelten Eltern ließen Amaury Duval, einen Schüler und späteren Biographen von Ingres, kommen, damit er noch ein Porträt von ihr zeichne. Als er seine Arbeit beendet hatte, fragte Duval, tief bewegt, die Eltern Legouvé, ob sie schon daran gedacht hätten, die Hahnemanns zu konsultieren: „Da Ihr Arzt den Fall für hoffnungslos erklärt hat, könnten Sie doch noch bei diesem neuen Heilverfahren Hilfe suchen, von dem jetzt in Paris so viel die Rede ist. Warum lassen Sie nicht Hahnemann holen?"[10] Ein Freund, der gerade anwesend war, wohnte in Hahnemanns Nähe; er holte sie. Legouvé beschreibt seine erste Begegnung mit ihnen.

„In meiner großen Erregung und Trauer und bei quälenden Kopfschmerzen wegen mangelnden Schlafes erschien mir der Mann, der hereinkam, wie eine Figur aus ‚Hoffmanns Erzählungen'. Er war klein, aber kräftig und ging mit festem Schritt, war in einen langen Pelzmantel gehüllt und stützte sich auf einen dikken Stock mit goldenem Knauf. Damals war er an die 80 Jahre alt und hatte wundervolles seidiges Haar, das nach hinten gekämmt und im Nacken leicht gelockt war. Er hatte dunkelblaue Augen mit einem fast weißen Ring um die Pupillen, einen stolzen, beherrschenden Mund mit ausgeprägter Unterlippe und eine Adlernase. Er ging sofort zum Krankenbett, und nachdem er einen ersten Blick auf das Kind geworfen hatte, fragte er nach Einzelheiten der Krankheit, ohne die Augen auch nur einen Moment von ihm abzuwenden. Dann wurden seine Wangen rot, die Adern auf seiner Stirn traten hervor, und mit Ärger in der Stimme rief er: ‚Werfen Sie alle diese Arzneien zum Fenster hinaus, jedes Glas, jedes Fläschchen. Bringen Sie das Bettchen aus diesem Zimmer, wechseln Sie die Wäsche und die Kissen und geben Sie ihr so viel Wasser, wie sie nur trinken kann! Man hat dieses Kind zu einem brennenden Ofen gemacht. Zuallererst müssen wir das Feuer löschen. Dann werden wir sehen.' Wir wandten ein, daß die Änderung der Temperatur und das Wechseln der Wäsche sehr gefährlich sein könnte. ‚Tödlich', war die Antwort, ‚werden diese Luft hier sein und die Medikamente. Bringen Sie sie in den Salon, ich komme heute abend wieder. Und vor allem geben Sie ihr Wasser, so viel Wasser wie möglich!' Er kam am Abend wieder, kam am nächsten Morgen, und fing an, ihr seine eigenen Arzneien zu geben. Er äußerte sich nicht zu den Aussichten, sondern sagte nur jedesmal: ‚Wir haben wieder einen Tag gewonnen.' Am zehnten Tag wurde der Zustand des Kindes plötzlich äußerst gefährlich. Seine Knie waren fast steif von der

Todeskälte. Um acht Uhr abends erschien er und blieb eine Viertelstunde am Bett des Kindes, offenbar in größter Sorge. Nachdem er sich mit seiner Frau, die ihn immer begleitete, beraten hatte, gab er uns eine Arznei und sagte: ‚Geben Sie ihr das und achten Sie sorgfältig darauf, ob ihr Puls bis ein Uhr kräftiger wird.' Ich hielt den Arm meiner Tochter, und um elf Uhr kam es mir vor, als würde ich eine leichte Änderung des Pulses wahrnehmen. Ich rief meine Frau ... wir schauten auf die Uhr, zählten die Pulsschläge, wagten nicht, unsere Wahrnehmungen zu bestätigen, uns zu freuen, bevor weitere Minuten vergangen waren; dann fielen wir uns in die Arme, denn der Puls war tatsächlich rascher geworden ...

Eine Woche später war die kleine Patientin auf dem Weg der Genesung. Diese Heilung war in Paris zu einer Sensation geworden, fast möchte ich sagen, zu einem Skandal. Mein Name war nicht völlig unbekannt, und die Leute sprachen von ‚Wunder' und ‚Auferstehung'. Die ganze medizinische Fakultät zeigte tiefen Unmut ... Ein Arzt schämte sich nicht, zu sagen: ‚Ich bedaure sehr, daß das Kind nicht gestorben ist.' Die meisten Ärzte wiederholten immer wieder: ‚Nicht dieser Quacksalber hat sie geheilt, sondern die Natur; ihm ist ganz einfach die allopathische Behandlung seiner Vorgänger zu Hilfe gekommen.'"[11]

Ein weiterer Schriftsteller unter den Patienten war der Romancier Eugène Sue, wie bereits erwähnt ein Rivale von Alexandre Dumas im Bemühen um die Gunst des Publikums. Er konsultierte die Hahnemanns 1838 wegen einer Geschlechtskrankheit. Auf dem letzten Blatt eines der Krankenjournale findet sich eine Notiz von Hahnemanns Hand über eine Arznei, die Honoré de Balzac bekommen sollte, doch leider fehlen weitere Einzelheiten. Nicht ganz so bekannt waren Félix Pyat, der junge Herausgeber der *„Revue Britannique"* und Autor einiger der damaligen Mode entsprechender Theaterstücke, und der junge Escure, der mit seinen geistreichen Dramen berühmt werden sollte. Auch der Improvisator Eugène Pradel suchte die Hahnemanns auf. Er hatte die Kunst entwickelt und in einzigartiger Weise vervollkommnet, Dichtungen augenblicklich zu vertonen. Er machte zahlreiche Konzertreisen und wurde eine Zeitlang von allen bewundert und von vielen imitiert, auch von Mélanie.

Viele andere Bühnenkünstler gehörten zu den Patienten der Hahnemanns. Die junge Tragödin Rachel ließ sich von ihnen wegen ihrer Nervosität und ihres Lampenfiebers behandeln. Sie stammte aus Polen und war von so erstaunlicher schauspielerischer Begabung, daß sie die erste Schauspielerin am Théâtre Français wurde und, noch nicht 19 Jahre alt, bereits alle großen tragischen Rollen des klassischen Theaters gespielt hatte. Der Komponist und Geigenvirtuose Niccolò Paganini konsultierte die Hahnemanns wegen nervöser Erschöpfung und mangelnder Inspiration. Seine Behandlung fand ein abruptes Ende, als der Eindruck entstanden war, er sei mit Mélanie zu vertraut geworden.[12]

Viele andere Künstler aus den Pariser Theatern und Opernhäusern kamen zur Behandlung. Es muß Samuel und Mélanie Freude gemacht haben, Künstlern, die sie auf der Bühne oft bewundert hatten, helfen zu können. Die Beschwerden dieser Sänger und Schauspieler waren fast immer nervöse Erschöpfung, Halsprobleme oder Verlust der Stimme. Die in ganz Europa gefeierten Brüder Bohrer, der Geiger Anton und der Cellist Max Bohrer, waren nicht nur Patienten, sondern spielten auch auf einigen der Hahnemannschen Soireen. Samuel liebte Antons kleine Tochter; nach seinem Tod adoptierte Mélanie das Kind.[13] Auch der Pianist Friedrich Kalkbrenner kam, der Sohn von Christian Kalkbrenner, der aus Deutschland als Komponist an Napoleons Hof nach Paris geholt worden war. Einige Mitglieder des berühmtesten Orchesters jener Zeit waren unter den Patienten, vermutlich auf den Rat ihres Dirigenten Philippe Musard, der ein überzeugter Anhänger der Homöopathie wurde. Er war der Pariser Glenn Miller seiner Zeit und vermutlich damals der bekannteste Musiker in Europa. Er erfand die Quadrille und machte sie populär; aus Volksweisen und Opernmelodien komponierte er mehr als 150 Quadrillen und Walzer. Besonders bekannt war er für sein aufbrausendes Wesen und dafür, daß er oft den Taktstock ins Publikum schleuderte. Musard kam 1836 wegen Schmerzen im Brustkorb zur ersten Konsultation, und er und seine Familie ließen sich viele Jahre lang homöopathisch behandeln. Nach Samuels Tod blieben sie Mélanies Patienten.

Auch aus der eigenen weiteren Verwandtschaft kamen Patienten zu Hahnemanns. Éa und Charles Lethière, die Enkel des Malers, die Mélanie nach seinem letzten Willen in ihre Obhut genommen hatte, wurden von ihnen behandelt. Éa wurde Malerin wie ihr Vater, aber ihr jüngerer Bruder Charles wurde eher von Samuel und Mélanie beeinflußt: er studierte Pharmazie und wurde ihr unentbehrlicher Helfer. Charles wohnte nach Hahnemanns Tod noch jahrelang bei Mélanie, bereitete sämtliche Arzneimittel und gab sie aus. Später studierte er Medizin und wurde Homöopath; zunächst praktizierte er gemeinsam mit Mélanie und übernahm in späteren Jahren einen Lehrstuhl an der Universität Straßburg. Eine interessante Eintragung, die durchgestrichen ist, betrifft eine Madame Le Vicomte d'Hervilly, 49 Jahre alt, die offenbar im März 1838 kam oder erwartet wurde. Mélanies Vater war lange Zeit wegen eines grauen Stars in Behandlung, der seine Sehkraft schwer beeinträchtigte. Ein weiteres Familienmitglied, das behandelt wurde, war La Brune, das Kutschpferd. Es erhielt *Phosphorus* gegen seinen Husten. Luise Mossdorf, Hahnemanns jüngste Tochter, wurde brieflich in Köthen behandelt, und Frau Aubertin, eine Schwester Hahnemanns, kam aus Stuttgart zu einer Konsultation.

Wie sich aus den Krankenjournalen entnehmen läßt, kamen die Patienten des Ehepaars Hahnemann aus allen Ländern, allen sozialen Schichten, allen Lebensbereichen. Natürlich waren viele von ihnen sehr wohlhabend, gehörten dem Adel oder dem gutsituierten Bürgertum an. Doch in diesen Kreisen sorgte man zu dem für seine Dienstboten; deshalb finden sich auch einige Hausangestellte, zum Beispiel Madame l'Aiguillup, die Köchin von Madame Beugnot, und Hauslehrer, wie Monsieur Bourier, der Lehrer von Lord Elgins Sohn, unter den Patienten. In Paris behielt Hahnemann seine bisherige Gepflogenheit bei, unterschiedliche Honorarforderungen zu stellen: von reichen Patienten verlangte er hohe Honorare, von ärmeren geringe Gebühren. Zwar wurde er in der Presse wegen gewisser hoher Forderungen kritisiert, doch muß man annehmen, daß er seine Gebühren nach den Möglichkeiten seiner Patienten richtete, denn viele Menschen, die in sehr bescheidenen Verhältnissen lebten, ließen sich von ihm behandeln. In den Krankenjournalen sind nur gelegentlich Honorarbeträge erwähnt; 50, 100 oder 200 Francs waren die üblichen Sätze.

Ab März 1836 behandelte Mélanie zusätzlich zu den Patienten, die sie und Hahnemann gemeinsam empfingen, einzelne Fälle ganz allein. Zwei der Krankenjournale, die bis zu Samuels Tod geführt wurden, enthalten fast ausschließlich Aufzeichnungen über Mélanies Patienten.[14] Die hier vermerkten Kranken waren zumeist Dienstboten oder Arbeiter oder Kinder von Adligen, und die Behandlungen waren oft nur kurz. Vermutlich waren es Fälle, die nicht wegen vorheriger ärztlicher Behandlungen kompliziert waren, oder Menschen mit beschränkten finanziellen Möglichkeiten. Nachmittags hielt Mélanie außerdem eine kostenlose Sprechstunde für Arme ab, aus der offenbar einige Patienten in die offizielle Ordination überwechselten. Zu einer Eintragung über einen Monsieur Becker hat Hahnemann nachträglich die Notiz hinzugefügt, daß er schon zwei Jahre bei Mélanie in Behandlung gewesen sei.

Aus diesen erhalten gebliebenen Krankenberichten ist nicht ersichtlich, daß Hahnemanns bei ihren Behandlungen einen Unterschied zwischen Menschen aus gehobenen und niedrigeren Schichten gemacht hätten. Die Reicheren waren natürlich eher geneigt, regelmäßig zu kommen, während die Ärmeren meistens wegblieben, sobald ihre gesundheitlichen Probleme behoben waren. Doch die Hahnemanns haben offenbar jeden Patienten mit der gleichen Sorgfalt und Höflichkeit behandelt.

IX.
Die Arbeitsweise

Einiges über die typische Arbeitsweise der Hahnemanns in Paris erfahren wir aus ihren Briefen an Freunde.[1] Jeden Vormittag empfingen sie gemeinsam ihre Patienten; nachmittags hielt Mélanie ihre eigene kostenlose Sprechstunde ab. Gegen fünf Uhr aßen sie zu Abend, später besuchten sie Freunde oder gingen ins Theater oder in die Oper. Aus den Krankenjournalen geht hervor, daß sie annähernd ununterbrochen an fast jedem Tag des Jahres, mit Ausnahme weniger Feiertage, Patienten behandelten.

Der Schilderung von Mrs. Mowatt zufolge befragten Mélanie und Samuel ihre Patienten meist gemeinsam. Mélanie notierte die ersten Angaben auf Französisch; fast alle Notizen der Erstkonsultationen stammen von ihrer Hand. Dann stellte Hahnemann selbst, ebenfalls auf französisch, zusätzliche Fragen und machte Vermerke zwischen den Zeilen oder am Rand der Seiten. Die Handschriften der beiden sind leicht zu unterscheiden, und ihre Echtheit läßt sich anhand zahlreicher signierter Dokumente und Briefe nachweisen. Die Sprache der Pariser Krankenjournale ist fast ausschließlich Französisch; gelegentlich verwendet Hahnemann in seinen Randbemerkungen einen deutschen Ausdruck. In den ersten Jahren benutzten er und Mélanie ein deutsches Symptomenverzeichnis; später, als ein französisches vorlag, verwendeten sie dieses.

War der Fall aufgenommen, wurde im allgemeinen gleich zur Einleitung der Behandlung ein Medikament gegeben. Mit dem Patienten wurde ein weiterer Termin nach einigen Tagen, ein oder zwei Wochen oder einem Monat vereinbart (die Abstände zwischen den Terminen entsprachen dem Bedürfnis des Patienten – nicht nur nach Medikamenten, sondern auch nach seelischer Stütze. Labile Patienten wurden von den Hahnemanns häufig täglich oder jeden zweiten Tag empfangen, ohne daß die Verordnungen geändert wurden). Patienten, die weit entfernt wohnten oder für längere Zeit verreisten, berichteten in Briefen über ihre Symptome und wurden auch brieflich behandelt. Zuweilen traten Unterbrechungen ein, wenn die wohlhabenden Familien, wie zu jener Zeit üblich, im Sommer von Paris aufs Land zogen oder für längere Zeit nach England oder in andere Länder reisten. Doch viele dieser Reisenden korrespondierten mit den Hahnemanns über ihre Krankheiten und Beschwerden.

Im 19. Jahrhundert war es durchaus üblich, Ärzte brieflich zu konsultieren. Weniger üblich war Hahnemanns Gepflogenheit, alle Patienten, auch die wohlhabenden, in seine Konsultationsräume kommen zu lassen. Nach der damaligen Etikette suchte ein Arzt die vornehmeren Patienten in ihren Häusern auf, denn er war ihnen sozial untergeordnet. Die Bereitschaft dieser Patienten, zu ihm zu kommen, ist ein Beweis für das Ansehen, das Hahnemann in der vornehmen Gesellschaft genoß. Hausbesuche machten die Hahnemanns nur bei Patienten, die zu krank waren, um in die Rue de Milan zu kommen, und gelegentlich bei außerordentlich reichen und prominenten Persönlichkeiten. Zu diesen Patienten gehörte der Baron Rothschild.[2] Er war als junger Mann nach Paris geschickt worden, um dort eine Niederlassung für die zu den Familienunternehmen gehörende Bank zu gründen, und war bereits einer der wohlhabendsten und einflußreichsten Männer der Welt. Der Baron (vielmehr seine Frau) war außerdem berühmt wegen der glänzenden Soireen, die ein zusätzlicher Anlaß für Besuche der Hahnemanns gewesen sein mögen.

Die Anzahl der Medikamente, die die Hahnemanns verschrieben, war verhältnismäßig gering. Nur etwa 143 waren damals bereits geprüft; heute stehen den Homöopathen 2500 oder mehr zur Verfügung. Es hat nicht den Anschein, als sei Hahnemann begierig gewesen, mit von anderen Homöopathen neu entwikkelten Arzneien zu experimentieren; er zog es vor, mit den Mitteln zu arbeiten, die er selbst geprüft hatte und genau kannte. Dennoch verwendete er einige der erst kürzlich entwickelten Medikamente wie *Lachesis* (aus dem tödlichen Gift der Buschmeister-Schlange), das Constantin Hering in einer schmerzhaften Episode während einer botanischen Expedition nach Surinam entdeckt und geprüft hatte. Gelegentlich setzte er auch ein Mittel namens *Auto* ein, eine frühe Form der Nosode *Psorinum*, das aus eitrigem Sekret des Patienten selbst hergestellt wurde. Nosoden, aus Krankheitssubstanzen entwickelte Medikamente, verwendete Hahnemann grundsätzlich nicht. Er stellte noch immer seine Arzneien selbst her, obwohl Dr. Gottfried Lehmann, sein früherer Assistent in Köthen, ihm viele der benötigten Zubereitungen schickte. In den späteren Jahren half ihm Mélanies Mündel, Charles Lethière, nachdem er seine Ausbildung als Apotheker beendet hatte.

Eine der ersten Patientinnen der Hahnemanns in Paris war Mrs. Erskine aus Schottland. Ihre Familie war durch Heirat mit den Pattersons und den Stirlings verwandt; Angehörige dieser beiden Familien wandten sich mit allen ihren gesundheitlichen Problemen an die Hahnemanns und empfahlen sie ihren Freunden. Auf ihren zahlreichen Reisen durch Europa übermittelten sie Briefe und Botschaften über Symptome und Medikamente zwischen den beiden Hahnemanns und ihren Familien. Auch nach Hahnemanns Tod ließen sie sich noch viele Jahre lang von Mélanie behandeln.

Als Mrs. Erskine im August 1836 zum ersten Mal in die Praxis kam, war sie 45 Jahre alt und hatte verschiedene „Frauenleiden", die seit etwa 14 Jahren auf die unterschiedlichste Weise behandelt worden waren.[3] Ihr Hauptproblem waren Drüsenschwellungen an der Brust und unter dem linken Arm, die jeweils vor der Periode noch stärker und schmerzhafter wurden. Sie hatte Schmerzen, wenn sie ihren linken Arm bewegte oder aufstützte. Außerdem litt sie an Leukorrhoe (Ausfluß) und hatte alle zwei Wochen starke Blutungen und Schleimabgänge aus dem Rektum.

Die bisherige Behandlung dieser Beschwerden ist nichts für empfindsame Gemüter, doch zur damaligen Zeit war sie durchaus üblich. Zunächst war die Drüsenschwellung mit Gaben von Salzen bekämpft worden, die „einen guten Stuhlgang jeden Tag" herbeiführten. Dann waren ihr zweimal Blutegel angesetzt worden, und sie hatte schweflige und eisenhaltige Wässer getrunken. Danach hatte sie sich im ganzen besser gefühlt, und die Schmerzen hatten nachgelassen. 1830 waren die Schleimabgänge aus Vagina und Rektum durch Einläufe mit Aachener Mineralwasser in Rektum und Gebärmutter behandelt wurden. Da dies keine Besserung brachte, wurden im folgenden Jahr Quecksilber in das Rektum und Rotwein und Alaun in die Gebärmutter injiziert, worauf „beide Ausflüsse aufhörten". Doch „unglücklicherweise" wirkte sich eine „starke Reizung der Gebärmutter" ungünstig auf ihre Perioden aus.

Nun scheint eine völlig wirre Behandlung eingesetzt zu haben. Um die Reizung der Gebärmutter zu lindern, hatte man auf der Innenseite des Schenkels ein Zugpflaster angebracht. Danach trat eine Blutung auf, und Mrs. Erskine sollte alle halbe Stunde ein lauwarmes Sitzbad nehmen, um die Reizung der Gebärmutter unter Kontrolle zu halten. Die Schmerzen in Brust und Drüsen schienen nachzulassen, wenn die Gebärmutter gereizt war, doch die Ärzte waren ängstlich darum bemüht, die Reizung einzudämmen, damit sie sich nicht in den Brustkorb ausbreitete. Durch die Sitzbäder trat der Ausfluß wieder auf, der mit den Einspritzungen von Rotwein und Alaun unterdrückt worden war; zwar linderten sie die Fiebrigkeit, bewirkten aber eine „Schwere" der Gebärmutter, die mit Fingerhut (Digitalis) und Säuren sowie mit Dampfbädern bekämpft wurde. Schließlich beruhigte sich die Gebärmutter, doch die Perioden waren weiterhin äußerst stark.

Im übrigen ging es ihr gut, doch ihre Haut fühlte sich, besonders an den Händen, sehr heiß an, und nach dem Essen empfand sie Hitze im Magen. Morgens hatte sie einen fauligen Geschmack nach verdorbenem Fleisch auf der Zunge. Seit mindestens zwölf Jahren litt sie an starker Verstopfung, die mit Kopfschmerzen einherging. Davor hatte sie zu Durchfällen geneigt. Seit zwölf Jahren konnte sie keinen Wein trinken, obwohl sie ihn zuvor gut vertragen hatte. Wenn sie aufstieß, roch es nach faulen Eiern.

Bei Mrs. Erskines erstem Besuch am 24. August wurde ihr *Sulphur* verschrieben, täglich in Wasser einzunehmen. Sechs Tage danach berichtete sie, ihre Periode sei zwei Tage zu früh gekommen, zwei Tage nach dem Beginn der *Sulphur*-Einnahme, und die Blutungen seien stärker gewesen als sonst. Sie habe auch ähnliche Schmerzen im Unterleib gehabt wie damals, als sie die Injektionen mit Wein in die Gebärmutter bekam. Für die Hahnemanns war dies ein positives Zeichen der „Rückkehr alter Symptome".[4] Mrs. Erskine hatte festgestellt, daß die Drüsenbeschwerden nachließen, wenn diese Unterleibsschmerzen besonders stark waren. Hände und Magen waren kühler, der schlechte Geschmack im Mund war geringer, und die Kopfschmerzen ließen nach. Doch sie hatte immer noch starke Blähungen nach oben. Die Einnahme von *Sulphur* wurde fortgesetzt.

Als Mrs. Erskine am 5. September wiederkam, berichtete sie von starkem Hitzegefühl in den Armen und den Drüsen und von Schleim- und Blutabgängen aus dem Rektum nach ihrer Periode. Sie hatte gelegentlich Magenschmerzen, und ihre Zunge war morgens gelb. *Sulphur* wurde beibehalten, doch die Dosis sollte nur noch jeden zweiten Abend genommen werden. Am 14. September hatte Mrs. Erskine weniger Hitze in den Armen, doch die übrige Haut war immer noch heiß. Eine Woche lang hatte sie keinen Ausfluß und zwei Tage lang keine Schleimabgänge aus dem Rektum. Der Schleim war nicht mehr blutig, und sie fühlte sich im ganzen besser. Die Verordnung von *Sulphur* jeden zweiten Abend wurde beibehalten. Eine Woche später, am 21. September, berichtete sie, daß es ihr jeden Tag etwas besser gehe, doch in mancher Hinsicht auch etwas schlechter. Sie sollte die Einnahme von *Sulphur* fortsetzen.

Nach einer weiteren Woche, am 29. September, stellte sie eine allgemeine Besserung fest; ein auffallendes neues Symptom war verstärkte Speichelbildung. Hahnemann verschrieb sogleich *Mercurius solubilis*. Als die Speichelbildung zurückging, kehrte er zu *Sulphur* zurück. Mrs. Erskines unmittelbare gynäkologische Beschwerden waren auf diese Weise geheilt worden. In den folgenden Jahren kam sie regelmäßig zur weiteren Behandlung zu den Hahnemanns.

Fall für Fall wandten die Hahnemanns die gleiche Grundmethode bei den Verordnungen an. Als der Dirigent Philippe Musard am 1. April 1837 zum ersten Mal zu ihnen kam, klagte er über starke, kolikartige Leibschmerzen und Schmerzen im Brustkorb.[5] Ihm wurde als erstes *Sulphur* verordnet, und die Einnahme wurde über einige Zeit beibehalten, bis er Halsschmerzen und Steifheit in den Gliedmaßen empfand. Dann bekam er täglich *Bryonia* (ein Medikament, das speziell auf diese neuen Symptome abgestimmt war), und die Halsbeschwerden besserten sich. Danach wurde nichts mehr verordnet, bis Musard über Juckreiz an den Genitalien klagte, worauf er für einige Zeit *Ambra grisea* (ein Mittel, das dieses Symptom auslöst) erhielt, bis der Juckreiz verschwand, aber statt dessen Verstopfung eintrat. Dann wurde *Nux vomica* verschrieben. Als sich die Verstopfung gebessert hatte, kehrte Hahnemann für einige Zeit zu *Sulphur* zurück. Alle Verordnungen entsprachen genau den subtilen Schwankungen im Befinden des Patienten und spiegelten zugleich die jeweils neuesten Veränderungen seines Gesamtzustandes wider.

Mélanie hatte eine ähnliche Methode, wenn sie allein arbeitete. 1838 behandelte sie Monsieur Reti,[6] einen dreiundvierzigjährigen Mann, der an chronischer Epilepsie litt, seit er zwei harte Schläge bekommen hatte, einen auf die rechte Seite und einen zwischen die Schulterblätter. Nachts waren die Anfälle am schlimmsten. Anfangs verschrieb Mélanie *Sulphur* zur täglichen Einnahme und wiederholte diese Verordnung beim nächsten Termin. Als Monsieur Reti wieder zu ihr kam, hatte er in der Nacht zuvor einen schweren Anfall gehabt und hatte noch starke Schmerzen in der linken Seite. In dieser akuteren Phase gab ihm Mélanie *Arnica* und behielt diese Verordnung für die nächsten drei Monate bei. Als die akuten Anfälle nachließen und der Verlauf wieder chronisch wurde, verordnete sie schließlich *Calcium Carbonicum*, ein tiefer wirkendes psorisches Medikament, zu dessen Symptombild Krampfanfälle gehören. 18 Monate nach dem Beginn der Behandlung ging es Monsieur Reti viel besser; seit einem Monat hatte er keinen Anfall mehr gehabt. Mélanie folgte in ihren Verordnungen genau Hahnemanns Muster.

Wer diesem Buch bis hierher gefolgt ist und das Prinzip des Ähnlichen und der kleinsten Dosis im Gedächtnis hat, mag sich nun fragen, warum so viele Patienten Hahnemanns *Sulphur* bekamen und warum die Verordnungen so häufig wiederholt wurden. Unter den beschriebenen Fällen waren gewiß solche mit dem Symptombild von *Sulphur*, doch diese Substanz war sicherlich nicht immer das *Simillimum* nach der Definition des „Organon", also das ähnlichste Medikament, das zur Gesamtheit der Symptome paßt. Und warum wurden die Verordnungen aufgrund so geringfügiger Anzeichen, wie sie hier wiedergegeben sind, verändert? Und warum wurden sie so oft wiederholt?

Kurz bevor Hahnemann Deutschland verließ, hatte er damit begonnen, eine neue Art der Medikamentierung zu entwickeln, die auf seinem kürzlich fertiggestellten Werk über die Entstehung der chronischen Krankheiten basierte. Nach dieser neuen Methode wurde jeder chronische Fall anfangs mit *Sulphur*, dem wichtigsten „anti-psorischen" Mittel, behandelt, denn Hahnemanns Arbeit über die Miasmen hatte ihn zu dem Schluß geführt, daß annähernd jede Erkrankung in ihrem Ursprung psorisch war. Um also das zugrunde liegende psorische Miasma direkt anzugehen, begann Hahnemann seine Verordnungen fast immer mit *Sulphur* und nicht mit einem *Simillimum*, das den individuellen oder den neu entwickelten Symptomen entsprach.[7] Die einzigen Fälle, bei denen Hahnemann die Behandlung chronischer Krankheiten nicht mit *Sulphur* einleitete, waren Patienten, die in sehr aktiven und akuten Erkrankungsphasen zu ihm kamen. Dann ging er zunächst das akute Problem an und setzte *Sulphur* erst ein, wenn die akute Phase abgeklungen war.

Wenn sich Hahnemanns Verordnungen automatisch auf das psorische Miasma richteten, wartete er ab, bis sich bei dem Patienten spezifische Zeichen anderer Miasmen zeigten, bevor er Verschreibungen dafür vornahm. Erst wenn Beweise für Sykosis oder Syphilis in einem Symptomenkomplex zu finden waren, ging er mit seinen Verordnungen darauf ein. Ein Beispiel dafür ist der Fall des Reverend Everest,[8] der aufgrund verschiedener psorischer Symptome hauptsächlich mit *Sulphur* behandelt wurde. Sobald sich Zeichen einer Gonorrhoe zeigten, verordnete Hahnemann als akutes Mittel *Cannabis*; erst als die Absonderungen nachgelassen hatten, setzte er das tiefer wirkende Sykosis-Mittel *Thuja* ein. Die Verordnung von *Thuja* behielt er bei, bis die Symptome der Sykosis zumindest zeitweise verschwanden, und kehrte dann zu *Sulphur* zurück. Damals war Hahnemanns Theorie über syphilitische und sykotische Miasmen und ihre Behandlung noch nicht voll entwickelt. Es blieb späteren Homöopathen vorbehalten, diese Arbeit weiterzuführen und diese Theorie der chronischen Krankheiten über die von Hahnemann selbst entwickelten Ansätze hinaus zu erweitern.[9]

War die Behandlung mit *Sulphur* begonnen, so nutzte Hahnemann jedes deutlich auftretende neue Symptom als wichtigen Hinweis auf das als nächstes benötigte Medikament. Manchmal war dies das Symptom eines anderen Miasmas, in anderen Fällen die Rückkehr alter Symptome oder ein neues Symptom, zuweilen durch das Medikament hervorgerufen, in manchen Fällen auch eine Verschlimmerung der bereits bestehenden Symptome. Die Antwort darauf war jedoch immer die gleiche: eine auf das Symptom zielende Verordnung. Oft scheint Hahnemann seine Verordnungen aufgrund verhältnismäßig geringfügiger Anzeichen vorgenommen zu haben. Wenn das Potential des jeweils neuen Medikaments ausgeschöpft oder die ihm zugrunde liegenden Symptome „geheilt" waren, kehrte er zu *Sulphur* zurück.

Zu Hahnemanns neuer Art der Medikamentierung gehörten häufige Wechsel der Arzneimittel, denn er reagierte immer sofort auf das Auftreten neuer Symptome. Doch manchmal blieb er auch während der gesamten Dauer einer chronischen Krankheit bei einer einzigen Substanz. Diese Substanz war immer *Sulphur.* Den siebenunddreißigjährigen Gießereiarbeiter Monsieur Fehl,[10] der am 9. April 1836 zum ersten Mal zu ihm kam, behandelte Hahnemann ausschließlich mit *Sulphur.* Monsieur Fehl hatte seit 1826 Schmerzen im Hals und in der Brust und seit elf Jahren ein dauerndes Brennen in der Kehle, im Mund und beim Atmen. Das war bei seiner Tätigkeit nicht ungewöhnlich, denn er hatte zwei Jahre an einem Schmelzofen gearbeitet und Antimon und Blei eingeatmet. Danach hatte er 14 Jahre lang Ätzkalk verarbeitet. Er hatte Heilwässer eingenommen, doch das Brennen in der Brust war geblieben. Außerdem hatte er 1814 einen Schanker gehabt. In diesem Fall ist es nicht im geringsten bemerkenswert, daß *Sulphur* für die gesamte Behandlung geeignet war, denn abgesehen von dem tiefer liegenden psorischen Miasma, war das Hauptsymptom Brennen charakteristisch für *Sulphur.* So war die Behandlung auch erfolgreich, und der Patient fühlte sich schon im folgenden Februar besser.

Die häufige Wiederholung der Dosierung, die in den bisher beschriebenen Beispielen zu erkennen ist, war auch ein Ergebnis von Hahnemanns fortgesetzten Experimenten und seiner Suche nach einer homöopathischen Methodik. Nachdem er zu Beginn seiner praktischen Arbeit das *Simillimum* in weitgehend unverdünnten Dosen verschrieben hatte, entdeckte er durch empirische Beobachtung, daß seine Arzneien nach Verdünnung und Schütteln kraftvoller und dynamischer wirkten.[11] Einige Jahre lang experimentierte er mit verdünnten und unverdünnten Mitteln, und den frühesten Krankenjournalen ist zu entnehmen, daß er lange Zeit unterschiedliche Dosierungen erprobte. Er fertigte auch eine Reihe verschiedener Verdünnungen an, bei denen die Ursubstanz jeweils in einem anderen Verhältnis zur Verdünnungsflüssigkeit stand. 1810, in der ersten Auflage des „Organon", machte er keine klaren Angaben zur Dosierung, sondern wies den Arzt nur an, „seine wohlgewählte homöopathische Arznei genau nur in so kleiner Gabe zu verordnen, als zur Überstimmung und Vernichtung der gegenwärtigen Krankheit zureicht",[12] ohne in irgendeiner Weise festzulegen, was damit gemeint sein könnte.

Nach und nach fand Hahnemann zu dem, was für die meisten Homöopathen heute gebräuchlich ist: zur Centesimalverdünnung, bei der ein Tropfen Tinktur zu 99 Tropfen Wasser oder Wasser und Alkohol gegeben und das Gemisch kräftig geschüttelt wird. Dann wird ein Tropfen dieser Lösung wiederum mit 99 Tropfen Wasser und Alkohol geschüttelt, und so fort. Dilutionen verschiedener Stärke oder Potenz sprühte man auf Rohrzucker in Form von Pulver, Kügelchen oder Granulat. Nach dem Trocknen wurde die Substanz auf diesem Träger eingenommen. Bis etwa 1835 verabreichten die Hahnemanns gewöhnlich eine einzige Trockendosis eines Arzneimittels in der geeigneten Centesimalpotenz und warteten dann die vollständige Wirkung ab, bevor die Gabe wiederholt oder eine andere Dosis oder ein anderes Medikament verschrieben wurde. Nach Hahnemanns Worten sollte der Arzt von einem Arzneimittel „nur eine einzige Gabe auf einmal und zwar die kleinste auf den Kranken wirken und so auch dieselbe auswirken lassen", bevor die Gabe wiederholt wird.[13]

Dies galt lange Zeit als die klassische Vorschrift für die Verabreichung von homöopathischen Arzneimitteln. Ausgehend von Hahnemanns Anweisungen in den frühen Auflagen des „Organon", haben alle einflußreichen Homöopathen des 19. Jahrhunderts, auf deren Praxis die heutige Homöopathie basiert, diese Vorschrift weitergegeben. Wenn es eine Regel gibt, an die sich alle Homöopathen halten, so ist es die der „Minimaldosis"; damit ist im allgemeinen eine einzige Arzneigabe gemeint, die so wenig wie möglich wiederholt wird. Doch die Pariser Krankenjournale zeigen, deutlicher als frühere Aufzeichnungen, die Ergebnisse von Hahnemanns Zweifeln an der Wirksamkeit und der Verläßlichkeit dieser Methode.

Schon 1833 und 1834 hatte Hahnemann sich besorgt darüber geäußert, daß die Heilwirkung einer nach dieser Methode verabreichten Arznei zu langsam eintrete.[14] Er hatte angefangen, Versuche mit der häufigeren Wiederholung von Arzneigaben zu machen und war schließlich zu dem Ergebnis gekommen, daß es besser sei, die Mittel nicht trocken zu verabreichen, sondern die potenzierten trockenen Substanzen in Wasser oder Wasser und Alkohol zu geben und die Flüssigkeit mehrmals aufzuschütteln, bevor ein oder mehrere Löffel davon als Dosis eingenommen wurden. Hahnemann glaubte, mit dieser Verfeinerung seiner Methode zwei Ziele zu erreichen. Wenn die Arznei in flüssiger Form verabreicht wurde, würde sie im Körper auf eine größere Fläche wirken können, weil mehr Nervenenden davon erreicht und damit eine bessere Verteilung auf die Kanäle der „Lebenskraft" bewirkt würden.[15] Außerdem würde das Schütteln der Flasche nach jeder Dosis die Potenz der Arznei leicht verändern und damit verhindern, daß durch wiederholte Gaben immer derselben Potenz die Symptome verschlimmert würden.[16] Diese neue Methode, bereits potenzierte Arzneien in flüssiger Form zu verordnen, die zwischen den Einnahmen weiter geschüttelt oder verdünnt wurden, kam in der Pariser Zeit zur Anwendung.

Verordnungen dieser Art finden sich in den Krankenjournalen regelmäßig. Ein Beispiel ist die erste Verschreibung für Madame Braun:[17] ein Tropfen *Sulphur* 30, verdünnt in zehn Löffeln Wasser und Alkohol. Täglich war die Flasche zu schütteln und ein Teelöffel der Flüssigkeit einzunehmen. Die erste Verordnung für Madame Leloir[18] lautete: ein Tropfen *Sulphur* 30, verdünnt in 15 Löffeln Wasser und Alkohol, Schütteln der Flasche vor jeder Einnahme von einem Teelöffel täglich im Laufe der nächsten zwei Wochen. Danach wurde *Sulphur* 24 verordnet, in gleicher Weise zu verdünnen und einzunehmen. Später bekam sie *Hepar sulfuris* 24, verdünnt in 15 Teelöffeln Wasser und Alkohol, ein Teelöffel täglich nach dem Schütteln der Flasche. In der Folge wurden *Hepar sulfuris* 18 und 12 bei gleicher Verdünnung und Einnahme verschrieben.

Dieses Beispiel zeigt, daß Hahnemanns Anwendung der Centesimalpotenzen weit entfernt war von der Praxis moderner

Homöopathen, denn er begann die Behandlung gewöhnlich mit der höchsten (also am stärksten verdünnten) der Potenzen, die er einsetzen wollte, und ging dann zu den niedrigeren Potenzen über. Er fing mit einer hohen Verdünnung an und beendete die Behandlung mit einer geringeren, er erhöhte also die Materialisierung seiner Arznei, wenn er sich der Heilung näherte. Moderne Homöopathen fassen die Anweisung, die geringste Dosis zu geben, im allgemeinen so auf, daß mit der niedrigsten Potenz zu beginnen und allmählich zu höheren Potenzen überzugehen sei, so daß bei zunehmend stärkerer Verdünnung die beste Wirkung zu finden sei.[19]

Mélanie verordnete, wenn sie allein praktizierte, in der gleichen Weise wie Samuel. Bei dem bereits erwähnten Monsier Reti verwendete sie folgende Dosierungen:

Sulphur 30, verdünnt in 15 Teelöffeln Flüssigkeit, ein Teelöffel voll jeden zweiten Tag; dann *Sulphur* 24 in 15 Teelöffeln Flüssigkeit, täglich ein Teelöffel voll; dann *Arnica* 30 in 15 Teelöffeln, danach *Arnica* 18 in 15 Teelöffeln; dann *Calcium Carbonicum* 30 in 15 Teelöffeln, *Calcium Carbonicum* 24 in 15 Teelöffeln und *Calcium Carbonicum* 18 in 15 Teelöffeln.[20]

Die Hahnemanns gingen mit ihren Versuchen noch weiter. Sie verwendeten weit höhere Potenzen als die dreißigste. Es ist eindeutig festzustellen, daß sie vom Herbst 1838 an eine Reihe von Arzneien in Potenzen bis zu 200 im Centesimalsystem einsetzten. Um die Mitte ihrer Pariser Zeit verordneten sie außerdem hochpotenzierte Arzneien in immer häufigeren Gaben. Diese Potenzen wurden in der gleichen Weise verabreicht wie die niedrigeren, nämlich mit unterschiedlichen Mengen von Wasser und Alkohol verdünnt und vor jeder Einnahme geschüttelt. Die Dosis war je nach Bedarf alle zwei Stunden, zweimal täglich, jeden Tag oder jeden zweiten Tag einzunehmen. Hahnemann benutzte nicht ausschließlich diese neuen Dosierungen; bis zum Ende seines Lebens kombinierte er von nun an hohe und niedrige Potenzen bei ein und demselben Patienten, wobei er oft die höheren Potenzen in den chronischen Phasen des Krankheitsverlaufs und die niedrigeren in den akuten Schüben einsetzte.

So verfuhr er auch, als Rachel am 13. November 1840 zu einer Konsultation zu ihm kam.[21] Sie litt an großer Schwäche und Niedergeschlagenheit sowie an Durchfällen vor ihren Auftritten; Hahnemann behandelte zunächst das psorische Miasma und gab ihr *Sulphur* 190, in sieben Teelöffeln Flüssigkeit verdünnt, einen kleinen Teelöffel täglich. Eine Woche später wurde dies gesteigert zu *Sulphur* 191, der sechs Monate später erneut verschrieben wurde. Doch kurz darauf bekam Rachel als akutes Symptom Halsschmerzen und erhielt *Ammonium carbonicum* 30 in niedriger Potenz. In ähnlicher Weise wurde Michel, ein Schweizer Maler,[22] von Mélanie behandelt. Er klagte über Samenergüsse fünfzehn- oder zwanzigmal am Tag. Sie leitete die Behandlung im Oktober 1838 mit der psorischen Grundarznei *Sulphur* 100 zur täglichen Einnahme ein. Als er im Februar 1839 wieder zu ihr kam, verordnete sie *Graphites* 30 täglich, nachdem sie im Repertorium als dessen Spezifikum Samenergüsse festgestellt hatte. Im März blieb sie bei diesem Mittel, verringerte aber die Potenz zu 24, und am 11. Mai gab sie statt dessen *Natrium muraticum* 191, als die Samenergüsse nachgelassen hatten, aber als neues Symptom Magenschmerzen nach den Mahlzeiten auftraten.[23]

Hahnemanns Hauptmotiv für seine Versuche mit Potenzen und Dosierungen scheint die Beschleunigung des Heilungsprozesses *ohne* Verschlechterung des Zustandes gewesen zu sein. Offenbar aus dem gleichen Grund nahm er in seiner Pariser Praxis die Technik des Riechens oder Einatmens wieder auf, von der oft behauptet wird, er habe sie früher bereits aufgegeben. Gelegentlich ließ er auch den Patienten eine Verdünnung der Arznei in eine gesunde Hautpartie einreiben, damit der Wirkstoff subtiler aufgenommen werden konnte. Hahnemanns Arbeit an Verdünnungen und Potenzen hatte vor allem zum Ziel, eine Verstärkung der Symptome so gering wie möglich zu halten.

Hahnemann war inzwischen natürlich nicht mehr der einzige Homöopath, der sich für das Phänomen der Potenzierung von Arzneistoffen interessierte. Zwei bekannte Forscher auf diesem Gebiet, Graf Simeon Nicolajewitsch von Korsakoff und Caspar Julius Jenichen,[24] hatten auf Hahnemanns Erkenntnis aufgebaut, daß die Kraft der Dosis einer Arznei proportional mit der Zahl der Verdünnungen und Schüttelungen zunehme. Jeder von ihnen hatte nach verschiedenen Methoden Centesimalpotenzen bis zu C 1000 und C 1500 hergestellt. Auch Hahnemann hatte diese Potenzen erprobt, verwendete sie aber ungern, vermutlich weil er sie nicht selbst hergestellt hatte und nicht genau wußte, wie sie zubereitet worden waren. Deshalb verwendete er nur Potenzen bis zu C 200, die er selbst mit der Hand herstellen konnte. Sein Haupteinwand gegen die Verwendung sehr hoher Centesimalpotenzen war die Vermutung, sie würden bei den Patienten eine zu starke Verschlimmerung der Symptome bewirken. Bei einem Verhältnis zwischen Substanz und Lösungsflüssigkeit von mehr als 1:100 würde die hohe Verdünnung eine große Zahl von Schüttelungen erforderlich machen. Da dies nicht mehr mit der Hand auszuführen sei, müsse die Schüttelung mechanisch erfolgen und sei deshalb zu heftig. Dennoch wollte er offenbar höher verdünnte und dynamisierte Arzneimittel einsetzen als die, die er bisher verwendete.

Hahnemann suchte also nach einer ganz neuen Methode der Verdünnung und Schüttelung, mit der er sehr hoch potenzierte Arzneien zubereiten und zugleich die zu heftige Wirkung und die Symptomverschlimmerungen vermeiden konnte, die nach seiner Vermutung mit der Anwendung von hohen Centesimalpotenzen zusammenhingen. Er entwickelte schließlich ein neues System mit „Fünfzigtausenderpotenzen" (Q-Potenzen), bei dem das Verdünnungsverhältnis 1:50000 betrug. Durch ein anderes Verdünnungsverfahren verringerte er die Zahl der für den gewünschten Potenzierungsgrad erforderlichen Schüttelungen erheblich, so daß er auch hochverdünnte Arzneien mit der Hand herstellen konnte.[25] In den Krankenjournalen vermerkt er Ende 1840 zum ersten Mal die Verwendung dieser neuen Potenz, und Anfang 1841 wurde sie häufig angewandt. So wie er früher die niedrigeren Centesimalpotenzen (bis zu C 30) zusammen mit den höheren bis zu C 200 verordnet hatte, begann er nun die Q-Potenzen gleichzeitig mit Centesimalpotenzen einzusetzen. Auch jetzt verschrieb er vorzugsweise die höher verdünnten Q-Potenzen in den chronischen und die niedriger verdünnten Centesimalpotenzen in den akuten Krankheitsphasen.

Bei der Behandlung von Madame Carré[26] in den vierziger Jahren verschrieb er zunächst *Sulphur* Q 7, einen Teelöffel täglich. Das führte zu einer Verstärkung der Hauptsymptome, nämlich Schmerzen im Brustkorb; deshalb verordnete er für einige Zeit Pulver ohne Arzneisubstanz. Später, als zusammen mit

Schmerzen und Enge im Brustkorb Kopfschmerzen auftraten, gab er *Ranunculus* zum Einatmen. Auch das bewirkte eine Verschlimmerung, und Hahnemann sah in seinem Repertorium nach und verordnete *Graphites* 193, verdünnt in sieben Teelöffeln Wasser und Alkohol; täglich sollte ein kleiner Teelöffel davon wiederum nach und nach in drei Gläsern Wasser verdünnt werden. Als die Patientin später Atemnot empfand, gab er *Ignatia* 30 in der gleichen Verdünnung.

Hahnemann war stolz auf seine neue Methode der Potenzierung, die er für sanft und kraftvoll zugleich hielt, und äußerte die Überzeugung, damit werde „bewirkt, daß die, in rohem Zustande sich uns nur als Materie, zuweilen selbst als unarzneiliche Materie darstellende Arznei-Substanz, mittels solcher höhern und höhern Dynamisationen, sich endlich ganz zu geistartiger Arznei-Kraft subtilisiert und umwandelt, welche an sich zwar nun nicht mehr in unsere Sinne fällt, für welche aber das arzneilich gewordene Streukügelchen, schon trocken, weit mehr jedoch in Wasser aufgelöst, der Träger wird und in dieser Verfassung die Heilsamkeit jener unsichtbaren Kraft im kranken Körper beurkundet."[27]

In dieser späten Zeit arbeitete Hahnemann intensiv an seinen Dynamisationen in der Hoffnung, schließlich die Materie in ihr geistartiges Wesen (oder, wie wir heute sagen würden, die Masse in Energie) auflösen zu können und seinen Patienten gleichzeitig die Nebenwirkungen der Arzneien zu ersparen.

Die meisten modernen Homöopathen sind mit ihren Verordnungen weit entfernt von dem, was Hahnemann auf dem Höhepunkt seiner Forschungsarbeit entwickelt hatte. Dafür gibt es zwei Gründe: die Aufzeichnungen über die neue Methode – sowohl das Manuskript der sechsten Auflage des „Organon" als auch die Krankenjournale – waren verschwunden, und lange Zeit wußte niemand, in welcher Weise Hahnemann in seinen letzten Jahren behandelt hatte. Zudem hatte Hahnemann selbst seine Methoden geheimgehalten. Sogar Clemens von Bönninghausen, sein engster Vertrauter, wenn es um die Homöopathie ging, scheint nicht genau gewußt zu haben, wie Hahnemann arbeitete. Auf seinem Totenbett hatte er Mélanie beschworen, die persönliche Verantwortung für die Veröffentlichung des Materials zu übernehmen, aber damit zu warten, bis die Zeit reif dafür sei. Mélanie hielt sich strikt an dieses Versprechen, obwohl sie damit den Unmut der homöopathischen Kreise auf sich zog. Sie beabsichtigte, das Material selbst zu veröffentlichen, wenn die Zeit dafür geeignet war und wenn sie dazu kommen würde, es für die Publikation vorzubereiten. Doch ihr Alter und die Weltereignisse hinderten sie bis zuletzt daran; deshalb blieb es so lange der Öffentlichkeit vorenthalten.

Die Schriften wurden erst 1921 zugänglich, als Richard Haehl die sechste Auflage des „Organon" zum ersten Mal veröffentlichte. Auch dann hat man die Bedeutung der darin beschriebenen neuen Dosierungsweise zunächst nicht erkannt, weil der Text zu schwer verständlich war. Erst in den fünfziger Jahren, als Pierre Schmidt in seiner sorgfältigen Arbeit über die sechste Auflage erläutert hatte, was gemeint war, fingen Homöopathen an, mit den neuen Potenzen zu experimentieren.[28] Inzwischen gibt es in Südamerika und Indien eine ganze Reihe von Homöopathen, die mit Q-Potenzen arbeiten und jahrelange Erfahrung damit haben, und ihr Kreis wächst. Da jedoch zwischen 1843 und 1921 eine solche Menge an Literatur über die Erfahrungen von Homöopathen mit Centesimalpotenzen erschien, ziehen die meisten Ärzte es vor, weiterhin mit Potenzen zu arbeiten, die sie kennen und bei deren Anwendung sie sich auf gesicherte Erfahrungen stützen können. Aus diesem Grund haben sich die Q-Potenzen nicht allgemein durchgesetzt.

In der gleichen Zeit hat sich aber die Verwendung der Centesimalpotenzen seit Hahnemanns Versuchen erheblich weiterentwickelt, und neue Behandlungsmethoden wurden gefunden, mit denen die Symptomverstärkung, mit der Hahnemann kämpfte, vermieden werden kann. Sehr viel höhere Potenzen, als er je erträumt hat, sind hergestellt worden (bis zu CM, also 100 000, und darüber), vor allem von der Kentian School in Amerika. Wie Hahnemann vorausgesagt hatte, kann die Anwendung dieser hohen Centesimalpotenzen zu Zustandsverschlechterungen führen. Um diese Gefahr zu verringern, wiederholen Ärzte, die mit hohen Potenzen arbeiten, eine Medikamentengabe selten in der gleichen Potenz und halten sich an Hahnemanns ursprüngliche Anweisung, eine Trockendosis einer Arznei zu geben und die vollständige Wirkung abzuwarten, bevor die Gabe wiederholt oder ein anderes Mittel verordnet wird.

Das zeitweilige Verschwinden wichtiger Dokumente hatte also die merkwürdige, fast komische Folge, daß Hunderttausende von Homöopathen Hahnemannscher Richtung auf eine Art und Weise arbeiteten, die Hahnemann selbst verworfen hatte. Andererseits hat dieser Verlust zur Entwicklung einer Methode für die Anwendung der höheren Centesimalpotenzen geführt, die Hahnemanns Einwänden dagegen in anderer, aber ebenso gültiger Weise gerecht wird.

Eine Reihe von technischen Einzelheiten kann hier nicht erörtert werden.[29] Ein therapeutisches Verfahren ist jedoch erwähnenswert, weil es eine erhebliche Diskrepanz zeigt zwischen Hahnemanns Praxis und dem, was immer als seine Theorie betrachtet wurde: seine häufige Verordnung von zwei Medikamenten gleichzeitig. Es gehört zu den wichtigsten Grundprinzipien der Homöopathie, daß immer nur eine einzige Arznei angewandt werden darf. Hahnemann, so hören wir, habe nie mehr als ein Medikament gleichzeitig gegeben; oft hat er es selbst bekräftigt. In der Pariser Praxis finden sich jedoch zahlreiche Fälle, in denen Hahnemann eindeutig zwei Arzneien gleichzeitig verschrieben hat. Dies scheint aber unter ganz bestimmten Voraussetzungen geschehen zu sein. Er setzte zum Beispiel ein Medikament für ein neues, akutes Symptom ein, während die Grundbehandlung mit *Sulphur* beibehalten wurde. Oder er gab in einem akuten Fieberzustand zwei Arzneien im Wechsel. So erhielt Mrs. Erskine für einige Zeit *Mercurius solubilis*, als bei ihr Halsschmerzen auftraten, während die Gaben von *Sulphur* für ihren allgemeinen psorischen Zustand fortgesetzt wurden.[30] Madame Clouzet[31] bekam zunächst abwechselnd *Sulphur* und *Aconitum* und danach *Ipecacuanha* und *Nux vomica*, als sie eine fiebrige Erkältung mit nachfolgendem Husten hatte. Es war auch nicht ungewöhnlich, daß Hahnemann ein Medikament zum Einatmen und eines zur oralen Einnahme am selben Tag verschrieb. Am 11. November 1836 verordnete er Monsieur Uruchart *Hepar sulfuris* oral jeden Abend und gab ihm gleichzeitig eine Dosis *Mercurius solubilis* zum Einatmen.[32] Für Hahnemann standen solche Verordnungen offenbar nicht im Widerspruch zu seiner oft geäußerten Auffassung, daß nicht mehr als ein Medikament auf einmal gegeben werden dürfe. Vielleicht sollten wir daraus schließen, daß Hahnemann dieses Verbot so gemeint hat: zum selben *Zeitpunkt* dürfe nicht mehr als ein Medikament *verabreicht* werden. Für ihn stand aber außer Frage, daß unter bestimmten Voraussetzungen eine Verordnung mehr als ein Medikament enthalten müßte. Vielleicht aber hatte er, wie auch in anderen Stadien seiner jahrzehntelangen akribischen Arbeit, ganz einfach seine Meinung und damit seine Praxis geändert.

X.
Krankheiten und ihre Behandlungsweisen

Wir können uns also ein Bild davon machen, wie Samuel und Mélanie Hahnemann in Paris praktiziert haben. Ermutigt und unterstützt von seiner jungen Frau, verwandte Hahnemann noch in den letzten Jahren seines langen Lebens seine ganze Energie darauf, seine Behandlungsweisen zu verbessern und zu verfeinern; sein einziges Ziel war, einige von den Hunderten von Patienten, die in seine Praxis kamen, gänzlich zu heilen. Die Hahnemanns experimentierten fortwährend mit ihren Heilmethoden und arbeiteten Tag und Nacht daran, die neue medizinische Lehre bekannt zu machen und praktisch anzuwenden. Mélanie war neben der Unterstützung Hahnemanns unermüdlich in ihrer eigenen Praxis tätig. Die Krankenjournale vermitteln einen Einblick in die Krankheiten und Leiden der Menschen zu Beginn des 19. Jahrhunderts, wie man ihn nirgends sonst bekommt. Die objektiven, knappen Aufzeichnungen über die einzelnen Fälle sind eine ergreifende Lektüre, zumal dort auch vermerkt ist, wie manche der Kranken, immer verzweifelter, überall nach wirksamer medizinischer Hilfe suchten.

Der überwältigende Eindruck, den diese Krankenjournale hinterlassen, ist der der Hilflosigkeit – nicht nur der Patienten, sondern auch der Ärzte. Die Bände enthalten zahllose Berichte über die Krankheiten und die vielfältigen Behandlungen, denen die Patienten unterzogen worden waren, wie es scheint, mehr oder weniger auf gut Glück. Diese Menschen haben alle Krankheiten und alle Behandlungsmethoden der damaligen Zeit durchlitten. Sie hatten Gonorrhoe, Syphilis, Krätze, Epilepsie, Cholera, Wassersucht, Schwindsucht, vielerlei Verdauungsbeschwerden, neurologische Störungen, Lähmungen, Typhus, Migräne, Fehlgeburten, chronische Verstopfung, Krebs, Rheumatismus, Gicht, alle Arten von Herzkrankheiten, und entsprechend wurden sie mit Aderlässen, Ätzungen, speicheltreibenden und abführenden Methoden behandelt, mit Injektionen, Wasser,

Elektrizität, Quecksilber, Chinin und allen möglichen anderen Mitteln. Hahnemann selbst stellte natürlich keine Diagnosen im Sinne der Schulmedizin, aber seine Patienten berichteten ihm darüber, welche Diagnosen andere Ärzte bereits gestellt und welche Behandlungen sie vorgenommen hatten.

Zwar war die Medizin in Paris im 19. Jahrhundert schon weiter entwickelt,[1] doch viele Ärzte wandten noch die alten Behandlungsweisen an und waren froh, sich an die traditionellen Methoden halten zu können. Der Aderlaß war noch immer die häufigste Behandlungsform. Jahrhundertelang war er als therapeutische Maßnahme bei den unterschiedlichsten Beschwerden vorgenommen worden. Mit neuen Theorien in der Medizin änderten sich zwar die Gründe für den Aderlaß, aber der Aderlaß als Therapie blieb. Anfangs wandte man ihn an, um das Gleichgewicht der Säfte wiederherzustellen, dann, um die sogenannte *materia peccans* („schädliche Materie") aus dem Körper zu entfernen, später zur Ableitung (um das Blut von dem erkrankten Körperteil abzuziehen), unter dem Einfluß von John Brown dann zur Beruhigung oder Anregung. In der letzten Zeit (unter dem Einfluß von François Broussais) hatte man mit Aderlässen Erleichterung bei angeblichen Entzündungen im Magen-Darm-Bereich erreichen wollen. Zur lokalen Behandlung setzten die Ärzte noch immer Blutegel an, als größere Maßnahmen führten sie Arterien- oder Venenöffnungen aus. Noch immer wandte man barbarische Methoden an, um die Haut zu reizen, damit das Blut zu dieser absichtlich beschädigten Stelle ströme und von dem Ort der eigentlichen Entzündung abgeleitet werde. Viele Patienten berichteten, daß bei ihnen mit Kanthariden oder anderen stark reizenden Mitteln absichtlich Verätzungen verursacht oder Fontanellen (tiefe Einschnitte) gemacht worden seien, um das Blut von einer entzündeten Stelle abzuziehen. Anderen waren Haarseile (Nadeln mit geharzten Pferdehaaren) durch die Haut gezogen und dort belassen worden, damit sich Eiter bildete. Außerdem wurden Schröpfköpfe oder Zugpflaster angebracht, um Blut anzuziehen. Auch von Abführ- und Brechmitteln ist häufig die Rede.

Vermutlich waren die Patienten, die zu Hahnemann kamen, nicht in einem solchen Ausmaß mit Medikamenten behandelt worden wie in früheren Zeiten, doch noch immer wurden große

Mengen starker Mittel verordnet. Trotz geänderter Praktiken waren weiterhin einige sehr giftige Stoffe in Gebrauch. Quecksilber gehörte im 19. Jahrhundert zum Beispiel zu den am häufigsten verwendeten Medikamenten. Diese und davon abgeleitete Substanzen wie Kalomel wurden vor allem bei der Behandlung von Geschlechtskrankheiten angewandt. Die Hahnemanns notierten bei ihren Patienten häufig frühere Anwendungen von Quecksilber zur Einnahme und in Bädern und Salben. Zwar kannte man die toxische Wirkung von Quecksilber genau, doch hielt man sie nur für schädlich, wenn Personen bei ihrer Arbeit große Mengen der Substanz aufnahmen. Bei der therapeutischen Anwendung wurde es nur in sehr hoher Dosierung als giftig angesehen, und solche Dosen wurden nur bei der Behandlung der Syphilis gegeben, wobei man die „Nebenwirkungen" lieber in Kauf nahm als das unkontrollierte Fortschreiten der Krankheit. Zur innerlichen Anwendung wurde Quecksilber in Form von Sirup verabreicht wie „Liqueur van Swieten" oder „Sirop de Gibert". Auch in Form von Kalomel (Quecksilber-I-Chlorid) wurde es gegeben und häufig als Abführmittel verwendet. Die beobachteten Wirkungen waren Verlust der Zähne, Zittern, Lähmungen und verschiedene Schädigungen von Nervengewebe und Knochen. Als Hahnemann Paganini behandelte, waren ihm nach Quecksilberanwendungen bereits alle Zähne ausgefallen, er hatte eitrige Geschwüre im Mund und Abszesse an den Kieferknochen.[2] Viele der Krankheiten, an denen andere Patienten der Hahnemanns litten, waren eindeutig die Folgen verschiedener Formen von Quecksilbervergiftung. Häufig finden sich Randbemerkungen über das Ausmaß solcher Behandlungen. Verzweifelt notierte Mélanie neben ihren Aufzeichnungen über einen Patienten seine frühere Behandlung mit „beaucoup, beaucoup de mercure".

Weitere gebräuchliche, äußerst toxische Mittel waren Opium, Morphium und Bromide, die als Schmerzmittel oder zur Schlafförderung verwendet wurden. Chinarinde wurde allgemein bei der Behandlung von Malariafieber (Tertianfieber) eingesetzt, obwohl der berühmte Dr. Prosper M. Menière schon davor gewarnt hatte, weil zu viel Chinarinde zu Taubheit führen könne; über Taubheit klagten viele von Hahnemanns Patienten. Strychnin kam gerade in Mode. Später im 19. Jahrhundert übernahm

Kalomel die Rolle des Quecksilbers als wichtigstes Allheilmittel.

Oft wurden die Hahnemanns wegen der unmittelbaren Wirkungen solcher Medikamentenbehandlungen konsultiert, wegen Krankheiten also, die durch ärztliche Behandlung entstanden waren. Im Januar 1836 kam die Vicomtesse Beugnot als Patientin zu ihnen. Sie war 39 Jahre alt und Mutter von sieben Kindern; wie Mélanie kurz notierte, hatte sie „viel Kummer gehabt und viel gelitten wegen des Kalomel, mit dem sie in Neapel wegen Malaria behandelt wurde". Das Kalomel hatte ihre „Nerven" geschädigt; sie litt schwer unter heftigem Herzklopfen und mußte wegen ihres labilen Zustands anfangs alle zwei oder drei Tage zu Hahnemanns kommen. Sie behandelten sie über eine lange Zeit und mit einigem Erfolg.[3] Ein Mr. Campbell suchte die Hahnemanns im Februar 1840 auf wegen eines syphilitischen Schankers, an dem er seit 18 Monaten litt. Er berichtete, er habe zwar eine Quecksilberbehandlung abgelehnt, habe aber dennoch Quecksilber erhalten und Heilwässer verordnet bekommen. Nach der Behandlung hatte er Pusteln am ganzen Körper, und ein paar Wochen später fielen ihm die Haare aus. In London war Campbell bereits von Dr. Frederick Hervey Foster Quin homöopathisch behandelt und für geheilt erklärt worden, doch seine Symptome waren wiedergekommen. Die Hahnemanns behandelten ihn erfolgreich zunächst mit *Sulphur* und dann mit *Mercurius solubilis* in Centesimalpotenzen.[4]

Die Patienten der Hahnemanns waren häufig zur Ader gelassen worden, und oft mußten die unmittelbaren Folgen einer Aderöffnung oder des Ansetzens von Blutegeln behandelt werden. Madame Graundin, 25 Jahre alt, kam zuerst im September 1836 zur Behandlung; sie hatte mit zwölf Jahren nach dem Ansetzen von Blutegeln heftiges Herzklopfen gehabt. Im Lauf der letzten vier Jahre hatten wiederholte Aderlässe durch François Broussais und die gleichzeitige Anwendung von Kalomel ihre Gesundheit weiter verschlechtert. Sie klagte über große „Ermüdung beim Reiten". Seit 18 Monaten hatte sie sehr starke Monatsblutungen, häufig Blutandrang im Kopf, Kopfschmerzen und Herzklopfen; diese Beschwerden verstärkten sich beim Gehen. Hahnemann gab ihr anfangs *Sulphur* und später verschiedene andere Medikamente. In einer Notiz zu diesem Fall machte Hahnemann die für ihn ungewöhnliche Bemerkung, daß die Heilung sehr schwierig sein werde wegen der vorangegangenen Behandlungen. Er schätzte die Dauer des Heilungsprozesses auf etwa zwei Jahre. Madame Graundin kam nur einige Monate lang und gab dann auf. Ein paar Jahre später kam sie wieder, doch auch dieses Mal hielt sie nicht durch.[5] Madame Deville, die im Juli 1839 kam, litt an einer schmerzhaften Schwellung im linken Arm, verursacht durch zwölf Blutegel. Heilwässer und Bäder hatten die Beschwerden noch verschlimmert. Sie wurde zunächst mit *Sulphur*, dann mit verschiedenen anderen Substanzen behandelt; schließlich bekam sie *Ignatia*, nachdem klar geworden war, daß die Schwellung immer bei Aufregung stärker wurde. Nach einigen Gaben ging es Madame Deville erheblich besser, und Hahnemann konnte die Behandlung zu einem erfolgreichen Abschluß bringen.[6]

Nicht alle Verfahren der Schulmedizin waren so gefährlich und schädigend. Einige Behandlungsweisen, die heute als „alternative Heilmethoden" gelten, waren damals sehr populär und genossen großes Vertrauen. Wenn sie auch nicht zuverlässig wirksam waren, so konnten sie wenigstens keinen großen Schaden anrichten. Das 19. Jahrhundert war die große Zeit der Hydrotherapie. Wasseranwendungen gehörten seit Jahrhunderten zur medizinischen Praxis und waren nicht an irgendeine medizinische Schule gebunden. Es war auch die große Zeit der Badeorte, und Hahnemanns Patienten hatten sie alle besucht, im In- und Ausland. Sie hatten in Wasser mit Schwefelgehalt, mit Eisengehalt und mit vielen anderen Mineralien gebadet, aus vielerlei Quellen getrunken und Meerbäder genommen, die gerade in Mode kamen. Sie waren in Karlsbad gewesen, im schweizerischen Baden, in Enghien und Vichy in Frankreich, in Harrogate in England. Hahnemann notierte die Tatsache dieser Behandlungen fast ohne Kommentare. Manchmal hatte die Badekur geholfen, manchmal schien sie die Beschwerden verschlimmert zu haben, in anderen Fällen war keinerlei Wirkung zu erkennen gewesen. Einige Homöopathen scheinen ihren Patienten häufig Badekuren empfohlen zu haben, und auch Hahnemann hatte in seinen Anfängen dazu geraten, doch später kam er davon ab.

Andere Folgen ärztlicher Interventionen, die Hahnemann beseitigen sollte, waren die Auswirkungen von Pockenimpfungen.

Impfungen beschäftigten die Öffentlichkeit damals sehr, und über die Frage, ob man impfen solle oder nicht, waren die Meinungen geteilt. Die Patienten der Hahnemanns berichteten gelegentlich über Impfschäden, doch was sie von den Wirkungen der Impfung wahrnahmen, waren gewöhnlich lokale Reaktionen oder eine leichte Pockenerkrankung nach der Impfung. Hahnemann selbst war den Impfungen gegenüber positiv eingestellt, da sie wirksam vor Pocken zu schützen schienen, also nicht einfach abzulehnen waren. Bönninghausen war der erste Homöopath, der die möglichen Gefahren erkannte und feststellte, daß Impfungen die „Lebenskraft" ebenso schädigen konnten wie allopathische Medikamente.[7]

Madame Emile Moreau, 34 Jahre alt, kam zuerst im Juni 1841 zu Hahnemanns. Sie war nach einer veralteten Methode geimpft worden, nämlich mit Material, das direkt von den Pusteln am Arm eines Pockenkranken kam. Auf diese Weise war sie zuerst mit zwölf und noch einmal mit 24 Jahren geimpft worden. Nach der zweiten Impfung bekam sie Pusteln, die das ganze Gesicht bedeckten. Sie war mit Quecksilbersalben und mit Blutegeln behandelt worden. Eine Besserung war nicht eingetreten, doch infolge der Behandlung hatte sie mit 26 Jahren alle Zähne verloren. Als sie zu den Hahnemanns kam, dauerten ihre Perioden nur 24 Stunden. Die Pusteln wurden mit ansteigenden Dosen von *Sulphur* in Q-Potenzen zum Verschwinden gebracht, und im November 1841 war Madame Moreau vollkommen geheilt.[8]

Die Hahnemannsche Praxis wurde von vielen weiblichen Patienten aufgesucht. Die meisten von ihnen waren den unterschiedlichsten Behandlungen nach der Schulmedizin unterzogen worden, bevor sie die Homöopathie entdeckt hatten. Bei Samuel und Mélanie, bei denen sie Verständnis und Mitgefühl fanden, müssen sie sich wie in einem sicheren Hafen gefühlt haben. Die Frauen kamen in großer Zahl in die Konsultationsräume der Hahnemanns (wie sie auch heute in die Praxen der Homöopathen kommen) und erzählten schreckliche Geschichten von Behandlungen durch unvorstellbar ignorante Ärzte. In vielen Fällen zeigte sich, daß ihre gesundheitlichen Probleme bei der Geburt ihrer Kinder begonnen hatten. Sehr oft litten sie an den Folgen von Infektionen; wenn diese nicht zum Tod der Mutter führten, hinterließen sie häufig latente Herde, die im Lauf der Jahre immer wieder aufflammten. Damals verstand man noch nicht, wie solche Infektionen übertragen wurden.

Offenbar wußten die Ärzte in den meisten Fällen nicht, was sie taten. Hahnemann hat den schrecklichen Fall einer vierundvierzigjährigen Frau notiert, Madame Michelon, die im Juni 1837 zu ihm gekommen war.[9] Neun Jahre zuvor war ihr einziges Kind im Beisein „eines Mannes ohne jede Erfahrung" zur Welt gekommen. Während der Wehen, die 54 Stunden gedauert hatten, waren die Genitalien eingerissen. Zwar waren die äußeren Schäden behoben worden, doch Madame Michelon hatte danach einen Gebärmuttervorfall, ihre Perioden blieben aus, und sie litt dauernd an Juckreiz und Entzündungen im Genitalbereich und hatte Schmerzen während des Verkehrs. Sie wurde lange Zeit mit *Sulphur* in abnehmenden Dosen in Centesimalpotenzen behandelt, abschließend dann mit *Hepar sulfuris*. Es trat eine erhebliche Besserung ein.

Die „Nerven" waren häufig die Ursache der Beschwerden von Hahnemanns Patienten. Damals, in der ersten Hälfte des 19. Jahrhunderts, wußte man noch sehr wenig über psychische Krankheiten in dem Sinn, in dem wir sie heute zu verstehen glauben. Es war vor der Zeit von Jean-Marie Charcot und Sigmund Freud, und man begriff psychische Störungen meist als Folge einer physischen Erkrankung. Meist wurden solche Probleme bei Frauen festgestellt, und als Grund dafür vermutete man Zyklusstörungen. Pubertät, Geburt, Stillzeit und Wechseljahre galten als die gefährlichen Zeiten im Leben einer Frau, in denen sie dazu neigte, geisteskrank zu werden. Gewisse „Nervenstörungen" führte man auch auf ärztliche Behandlungen oder auf Geschlechtskrankheiten zurück.

Lady Belfast, 26 Jahre alt, kam im Januar 1836 zur Behandlung. Sie war bei 16 Ärzten gewesen, hatte alle Wasserkuren versucht und wegen der Durchblutungs- und Nervenstörungen, die während ihrer zweiten Schwangerschaft aufgetreten waren, 13 Aderlässe über sich ergehen lassen. Nach einer kurzen Behandlung hatte sich ihr Zustand erheblich gebessert.[10] Die berühmte junge Tragödin Rachel kam im November 1840 wegen Nervosität und Lampenfieber. Sie klagte über große Schwäche und Niedergeschlagenheit, vor allem morgens. Vor den Vorstellungen hatte sie Angstzustände und Durchfall, besonders stark, wenn sie eine große Rolle zu spielen hatte. Außerdem litt sie an Herzklopfen. Nach zwei Behandlungen mit *Sulphur* ging es ihr gut bis zum Mai 1841. Dann klagte sie über Herzschmerzen und wurde mit *Sulphur* und *Ammonium carbonicum* behandelt.[11] Obwohl sich ihr nervlicher Zustand gebessert hatte, blieb Rachel nicht bei der homöopathischen Behandlung (das ist bedauerlich, denn der Niedergang ihres Spiels begann, wie Theaterhistoriker herausfanden, gerade um diese Zeit, da sie ein Opfer ihres problematischen Temperaments wurde).

Wie einige seiner Zeitgenossen wußte auch Hahnemann um die Auswirkungen von Schock und Kummer auf das körperliche Befinden. Schon damals hatten manche Ärzte emotionale Traumata als Krankheitsursachen erkannt. In einer 1822 erschienenen Abhandlung von François Broussais über Physiologie war ein Kapitel überschrieben: „Wie das Denken, die Gefühle und Leidenschaften Krankheiten verursachen". Trauer über den Tod eines Kindes wurde bei den Patientinnen häufig notiert. Die Tatsache, daß es damals, statistisch gesehen, öfter vorkam, machte dieses Ereignis nicht weniger schmerzlich. Hahnemann scheint, obwohl er dieses Symptom oft feststellte, darauf nicht mit einem Medikament gegen die Auswirkungen von Kummer (etwa *Ignatia* oder *Lachesis*) reagiert zu haben, so wie er zum Beispiel bei einem Sturz *Arnica,* das Mittel *par excellence* für Verletzungen, verordnete.

Miss Russell, 15 Jahre alt, kam im Oktober 1837 zu den Hahnemanns. Am 26. Dezember 1837 ist ihre Klage über allgemeine Schwäche als Folge der Trauer über den Tod ihrer Tante vermerkt. Sie war häufig zur Ader gelassen worden, doch sie litt noch immer unter wöchentlich auftretenden Kopfschmerzen und zu schwachen Perioden. Zunächst übernahm Mélanie den Fall allein. Sie begann die Verordnungen mit *Hepar sulfuris* und gab dann Pulver ohne Wirkstoffe. Danach sollte die Patientin *Mercurius solubilis* einatmen. Darauf verschrieb sie orale Gaben von *Carbo animalis* und danach *Hepar sulfuris*. Der nervliche Zustand der jungen Frau besserte sich, und sie blieb lange Zeit Patientin bei den Hahnemanns, sowohl bei Mélanie als auch bei Samuel.[12]

Doch nicht nur Frauen hatten nervöse Störungen. Auch Männer litten daran, obwohl sie bei ihnen öfter hinter körperlichen Symptomen verborgen waren. Monsieur Gotard, 44 Jahre alt, kam im Februar 1836 zur Behandlung. Er litt seit neun Jahren an Nervenschwäche und hatte vor sieben Jahren sein Geschäft aufgeben müssen. Sein ganzer Organismus war geschwächt. In den letzten neun Jahren hatte er viele Ärzte konsultiert, 45 Behandlungen mit Schröpfköpfen erhalten, Meerbäder und Wasserkuren genommen und verschiedene Heilwässer getrunken. Dr. Antoine Petroz, ein anderer Homöopath in Paris, hatte ihm bereits *Anacardium, Aurum* und *Agaricus* gegeben, doch ohne Erfolg. Hahnemann gab ihm *Sulphur*, und es ging ihm besser.[13] Der Dirigent Philippe Musard klagte, als er 1837 zum erstenmal kam, über völlige Erschöpfung nach jedem Konzert.[14] Der Vicomte Beugnot klagte im Januar 1836 über eine wiederkehrende Schwäche des *„esprit"*. Er neigte zu Erbrechen und zu einem brennenden Gefühl im Kopf. Er litt an Tertianfieber und Rheumatismus und hatte „tausend Blutegel" bekommen. *Sulphur* und *Lycopodium* beseitigten seine Beschwerden zeitweise, und er ließ sich, wie andere Mitglieder seiner Familie, regelmäßig homöopathisch behandeln.[15]

Fälle von regelrechtem Wahnsinn hatten die Hahnemanns nicht oft zu behandeln. Samuel hatte viele Jahre zuvor in Georgenthal Erfahrungen bei der Behandlung seines einzigen Patienten Klockenbring gesammelt. Gelegentlich muß er mit noch ernsteren Fällen konfrontiert gewesen sein, obwohl seine Pariser Praxis nicht für solche Kranke gedacht war. Eine Fallbeschreibung, die Bönninghausen 1844 veröffentlicht hat,[16] enthält seine Behandlung eines jungen Mädchens vom Land, das wahnsinnig geworden war, nachdem es in der Sonne geschlafen hatte. Hahnemann hatte zuerst *Belladonna,* dann *Hyoscyamus* und schließlich, als die akuten Schübe nachgelassen hatten, *Sulphur* verordnet. Im Winter 1839/1840 behandelten die Hahnemanns die junge Sheila Brugmann, die Stimmen hörte und Geister sah und ununterbrochen lachte und weinte. Ihr Zustand besserte sich durch *Sulphur, Nux moschata, Hyoscyamus* und *Platina.*[17] Ein Monsieur Scipio aus Thionville wurde im November 1840 wegen manisch-depressiver Zustände zu ihnen gebracht. Nach *Sulphur* und anschließend *Hepar sulfuris* trat eine Besserung ein.[18]

Gegenüber Patienten mit „Nerven“- oder „Geisteskrankheiten“ nahmen Samuel und Mélanie Hahnemann die gleiche Haltung ein wie bei Patienten mit leichter faßbaren körperlichen Beschwerden. Sie begegneten jedem Kranken mit Höflichkeit und Achtung und versuchten, jeweils eine Substanz zu finden, die sowohl zu den physischen als auch zu den psychischen Symptomen paßte. Wie viele ihrer Zeitgenossen glaubten die Hahnemanns, daß ein großer Teil der psychischen Störungen durch unterdrückte oder nach innen gewanderte körperliche Erkrankungen verursacht seien. Dem entspricht ihre Beschreibung der Leiden von Madame de Saint Clou, die zuerst im Februar 1836 zu ihnen kam. Seit ihrer Kindheit war sie von inneren Schmerzen gequält gewesen, und seit kurzem litt sie unter Eiterungen der Brust, die mit „Pommade de Lyon“ unterdrückt worden waren. Außerdem war sie viel mit Quecksilber in Form von Abführmitteln und Bädern behandelt worden. Jetzt hatte sie Herzklopfen und Alpträume, weil ihre Nerven von dem Quecksilber angegriffen waren. Hahnemann gab ihr eine Reihe von Mitteln, unter anderem *Sulphur, Cinnabar, Thuja, Kalium carbonicum, Nux vomica, Graphites,* schließlich *Mercurius solubilis.*[19]

Sexuelle Probleme von Männern finden sich häufig in den Aufzeichnungen der Praxis. Geschlechtskrankheiten waren offenbar allgemein verbreitet. Es gab kaum einen männlichen Patienten der Hahnemanns, der sich nicht irgendwann Gonorrhoe oder Syphilis zugezogen hatte und der nicht in irgendeiner Weise an den Folgen oder an den Nebenwirkungen der Behandlung litt. Manchmal kehrten früher unterdrückte Symptome während Hahnemanns Behandlung wieder. Syphilis und Gonorrhoe waren die beiden Geschlechtskrankheiten, die man zu Hahnemanns Zeit identifiziert hatte, doch man unterschied sie damals noch nicht so klar wie heute und diskutierte ausführlich darüber, ob sie als zwei verschiedene Krankheiten anzusehen seien. John Hunter, ein Zeitgenosse Hahnemanns, wies voll Überzeugung nach, daß es sich um ein und dieselbe Krankheit handele, indem er sich selbst Gonorrhoe-Erreger injizierte und die Symptome der Syphilis bekam. Ihm war nicht bewußt gewesen, daß die Nadel, mit der er die Injektion vorgenommen hatte, sowohl mit Syphilis als auch mit Gonorrhoe infiziert war, wodurch der Versuch wertlos wurde (er starb später an Syphilis). Wieder einmal war Hahnemann seiner Zeit voraus, indem er zwischen den Schankern der Syphilis und den Feigwarzen der Gonorrhoe unterschied.

Monsieur Persin, 36 Jahre alt, kam im Juni 1839 zu den Hahnemanns. Er litt seit einer Geschlechtskrankheit an Schmerzen in der Leistengegend. Die Krankheit hatte er sich mit 17 Jahren geholt, und die Absonderungen und Schmerzen waren seitdem ein- oder zweimal im Jahr aufgetreten. Nach außerehelichen sexuellen Kontakten waren die Schmerzen stärker. Er erhielt zahlreiche Gaben von *Sulphur* und war bis August 1841 in Behandlung.[20] Herr Hoenig aus Braunschweig, ein siebenundzwanzigjähriger Musiker und Freund von Musard, konsultierte die Hahnemanns am 24. Oktober 1839 wegen venerischer Absonderungen, die er seit zwei Wochen hatte. In der akuten Phase bekam er *Cannabis* dreimal täglich, später *Thuja*.[21]

Natürlich zogen sich auch Frauen Geschlechtskrankheiten zu. In gehobenen Kreisen wurden Geschlechtskrankheiten bei Frauen selten als solche identifiziert. Man verbarg sie hinter dem allgemeinen Begriff *fleurs blanches* (weiße Blumen), dem volkstümlichen Ausdruck für Leucorrhoe, den Ausfluß, der allerdings unterschiedliche Färbungen und Ursachen hatte. Fast alle Patientinnen der Hahnemanns litten an *fleurs blanches*. Der Begriff wurde zur korrekten Bezeichnung jeglichen leichten, zwar lästigen, aber nicht infektiösen Ausflusses verwendet, aber auch zur Umschreibung der Tatsache, daß die Frau sich bei ihrem Mann mit einer Geschlechtskrankheit infiziert hatte.

Madame de Champagny lebte seit 16 Jahren von ihrem Mann getrennt; unmittelbar nach ihrer Heirat hatte sie sich bei ihm mit einer Geschlechtskrankheit angesteckt. Sie war allopathisch behandelt worden, doch sie litt immer noch an den Auswirkungen der Krankheit. 1822 hatte ihr eine Wasserkur in Saint Sauveur geholfen, aber in den letzten sechs Jahren hatte sie Anfälle von heftiger nächtlicher Unruhe gehabt; oft erwachte sie mit Schmerzen in den Gliedmaßen. 1838 hatte sie einen schweren Anfall gehabt, in dessen Folge sie sechs Wochen lang Durchfall hatte und ihre Periode nicht mehr bekam. Während dieses Durchfalls wurde sie völlig taub. Es gelang den Hahnemanns, einige dieser Symptome zu lindern.[22]

In einigen Krankenjournalen sind häufig Fälle von Lähmungen vermerkt. Oft mag es sich dabei um die Spätfolgen von Geschlechtskrankheiten oder um die Nachwirkung der dagegen vorgenommenen starken Quecksilberanwendungen handeln. Doch es gab noch andere, rätselhafte Ursachen. Der Fürst Mettchersky, 42 Jahre alt, kam im Oktober 1842 zu den Hahnemanns. Seit einem Fieber, das er zwei Jahre zuvor gehabt hatte, hatte er Lähmungen in beiden Beinen. Auch klagte er über äußerste Nervosität. Er war wiederholt mit Wasseranwendungen und mit Blutegeln behandelt worden. Ein Homöopath namens Dr. Johann Heinrich Kopp hatte ihm im Jahr zuvor *Nux vomica* gegeben; er nahm an, die Lähmung komme daher, daß das Ganglion angegriffen sei. Hahnemann behandelte den Patienten über lange Zeit mit verschiedenen Arzneien und erreichte schließlich eine gewisse Besserung.[23]

Häufig kam auch Epilepsie vor; die meisten Ärzte jener Zeit hielten sie für eine Nervenkrankheit. Monsieur Barré konsultierte die Hahnemanns im Oktober 1837, am Tag nach einem schweren Anfall, der zu einer Serie von akuten Schüben gehörte. Er war zwei Jahre lang von einem Scharlatan namens Larote behandelt worden.[24] Die Hahnemanns gaben Monsieur Barré während der akuten Anfälle alle zwei Stunden *Valeriana,* danach *Cuprum* alle zwei Stunden. Als die akuten Schübe unter dieser Behandlung nachgelassen hatten, gaben sie ihm verschiedene Potenzen von *Sulphur.* Monsieur Barré wurde völlig gesund, und als er zwei Jahre später wegen anderer Beschwerden wiederkam, hatte er keinen einzigen Anfall mehr gehabt.[25]

Weniger spektakulär waren die verschiedenen Hauterkrankungen, die die Hahnemanns zu behandeln hatten. Monsieur Collman zum Beispiel, ein Musiklehrer, hatte acht Jahe lang einen Ausschlag mit kleinen weißen Flecken unter dem Bart gehabt.[26] Einige Patienten hatten Herzbeschwerden, wie die achtzehnjährige Mademoiselle Adrienne Lyon, die über starkes Herzklopfen klagte, das sie seit drei Jahren am Gehen hinderte. Sie konsultierte Hahnemanns im April 1839.[27] Madame Rogier kam im Oktober 1837; sie hatte Schmerzen in der Herzgegend. Sie war kauterisiert und mit Digitalis, Schröpfköpfen und Morphium behandelt worden, aber sie hatte noch immer so heftiges Herzklopfen, daß sie gezwungen war, dauernd herumzulaufen.

Sie bekam zunächst *Causticum*, dann *Valeriana* und danach *Sulphur*.[28]

Auch von langanhaltenden Nachwirkungen von Seuchenerkrankungen wird berichtet. Dr. Quin selbst litt noch immer an den Folgen der Cholera, mit der er sich 1832 infiziert hatte.[29] Verschiedene Arten von Kopfschmerzen waren eine häufige Klage. Im Mai 1839 kam Monsieur Gabriel de Salavy aus Marseille zum erstenmal zu Hahnemanns und setzte die Behandlung bis zum Oktober 1840 fort, obwohl er zwischendurch immer wieder nach Marseille reiste. Er stellte seine Kopfschmerzen und mit Migräneanfällen verbundenen Sehstörungen in Zeichnungen von Zick-Zack-Linien dar. Zuvor war er häufig zur Ader gelassen worden. Durch *Sulphur* ließen die Kopfschmerzen nach, verschwanden aber nicht völlig.[30] Viele andere Patienten berichteten von ihrem jahrelangen Leiden an Migräne. Über Verdauungsstörungen wurde wohl am häufigsten geklagt, wenn sie auch selten der Hauptgrund waren, weshalb die Patienten zur Behandlung kamen. Offenbar glaubte man, daß Verdauungsbeschwerden zum täglichen Leben gehörten. Zum Glück hatten nicht alle Patienten so ernste Probleme damit wie Monsieur Aussandon, der nur sehr wenig Nahrung verdauen konnte, da ihm ein Bär Teile der Gedärme herausgerissen hatte.[31]

Auch Erkrankungen der Atmungsorgane kamen oft vor. Die Tuberkulose hatte den Höhepunkt ihrer Verbreitung noch nicht erreicht, doch die Hahnemanns hatten einige Fälle der Krankheit, die man damals Phthisis (Schwindsucht) nannte, und erzielten gewisse Heilerfolge bei Monsieur Lecomte, einem sympathischen jungen Mann, dessen Neigung zur Melancholie auf einen tuberkulösen Zustand hindeutet, zu einer Zeit, da man Melancholie noch nicht als Begleiterscheinung der Tuberkulose erkannt hatte. Bei ihm begann Hahnemann mit *Sulphur* und gab ihm dann eine Reihe anderer Medikamente, von denen offenbar keines eine nennenswerte Wirkung hatte. Schließlich griff er zu *Isopath*, das aus dem eigenen Sputum des Patienten hergestellt wurde. Daraufhin besserte sich sein Zustand erheblich.[32] Später, nach Hahnemanns Tod, hatte Mélanie in ihrer Praxis mehr Tuberkulose-Patienten, da die Krankheit sich inzwischen in der Gesellschaft weiter ausgebreitet hatte.

In diesen Jahren hatten die Hahnemanns also die unterschiedlichsten Patienten und eine große Vielfalt von Erkrankungen zu behandeln. Es ist interessant, zu vergleichen, welche Arten von Krankheiten Hahnemann im 19. Jahrhundert antraf und womit moderne Homöopathen zu tun haben. Die verbreiteten und allgegenwärtigen Leiden der Menschheit – wie Verdauungsstörungen, Bronchitis, Kopfschmerzen und nervöse Beschwerden – sind die gleichen geblieben, verändert haben sich aber die Art und die Häufigkeit der umweltbedingten Krankheiten. Heute sind die meisten Homöopathen mit verschiedenen Arten chronischer Erkrankungen konfrontiert, die sich der modernen Medizin gegenüber als weitgehend resistent erwiesen haben (zum Beispiel Allergien, Virusinfektionen und post-virale Syndrome). Im Fernen Osten und in den Ländern der Dritten Welt behandeln Homöopathen noch immer und mit Erfolg all die offenen Hauterkrankungen und Geschlechtskrankheiten sowie auch lebensgefährliche Krankheiten wie Blutvergiftung und Ruhr. In den westlichen Ländern dagegen gibt es zwar weniger eindeutige Fälle von Syphilis oder Gonorrhoe, doch die neue, weitgehend auf sexuellem Weg übertragene Krankheit Aids breitet sich rasch aus. Krebs steht weit oben auf der Liste der Krankheiten, die die Homöopathen heute beschäftigen, ist aber in der Praxis der Hahnemanns kaum erwähnt, vermutlich, weil er damals seltener diagnostiziert wurde. Andererseits können Hauterkrankungen und Verdauungsbeschwerden mit den modernen Medikamenten sehr viel wirkungsvoller bekämpft werden, so daß heute schwere Krankheitszustände dieser Art seltener sind. Auch Epilepsie und Lähmungen können von der modernen Medizin wirkungsvoller kontrolliert werden als im 19. Jahrhundert. Die logische Folge davon ist, daß die chronischen Krankheiten des 20. Jahrhunderts häufiger auf die stärkere symptomunterdrükkende Wirkung der modernen Medikamente zurückzuführen sind. So, wie Samuel und Mélanie Hahnemann feststellen konnten, welche Schäden Quecksilberbehandlungen und Aderlässe verursachten, so konstatieren heutige Homöopathen die schädlichen Folgen von Antibiotica, Beruhigungsmitteln und entzündungshemmenden Medikamenten.

XI.
Abschied

Mélanie und Samuel führten einige Jahre lang ihre große, einflußreiche Praxis im Herzen von Paris, und diese Zeit scheint für sie beide erfolgreich und glücklich gewesen zu sein. Die Heilungsquote einer homöopathischen Praxis ist schwer zu bestimmen, da das letzte Ziel der Behandlung immer die unerreichbare Vollkommenheit, nämlich absolute Gesundheit, ist; doch im allgemeinen erzielten sie bei ihren Patienten eine Besserung, obwohl Hahnemann überzeugt war, daß viele von der allopathischen Medizin verursachte chronische Leiden wahrscheinlich nicht zu heilen seien, und obwohl sehr viele, ja sogar die meisten ihrer Patienten zu den chronisch Kranken gehörten, die schon zahlreiche Ärzte aufgesucht und vielerlei Behandlungen erprobt hatten.

Manchmal trat rasch eine deutliche Besserung ein. In anderen Fällen dauerte es lange, bis sich ein positives Ergebnis zeigte, das dann aber oft eindrucksvoll war. Für einige Patienten war die Homöopathie zur Lebensweise geworden, und sie kamen im Lauf der Jahre zur feinen Abstimmung ihres Organismus immer wieder. Manche Patienten erwarteten – damals wie heute – Wunderheilungen; wenn es ihnen nach ein oder zwei Medikamentengaben nicht besser ging, blieben sie weg. Andere waren zu beschäftigt, um ihre Gesundheit ernst zu nehmen. Monsieur Guerlain zum Beispiel, ein Geschäftsmann, brachte seine ganze Familie zu den Hahnemanns. Er selbst suchte sie jedoch nur gelegentlich wegen seiner Schmerzen im Brustkorb auf, ließ sich behandeln, wenn das Problem drängte, und ging nicht mehr zu ihnen, wenn die Beschwerden nachgelassen hatten, bis der nächste Anfall auftrat. Doch er war auf seine Weise ein treuer Patient und kam zwischen 1838 und 1843 jedes Jahr.[1]

Auch Homöopathen aus anderen Ländern besuchten die Hahnemanns oder korrespondierten mit ihnen. Aus den Krankenjournalen geht hervor, daß die Ärzte Des Guidi, Quin und

Dunsford die Hahnemanns um Rat baten. Zu den Besuchern gehörte auch Dr. Henry Detwiller aus Philadelphia, ein Deutscher, der nach Pennsylvania ausgewandert war. Er hatte zusammen mit Constantin Hering die Allentown Academy, die erste homöopathische Ausbildungsstätte der Welt, gegründet. 1836 besuchte er die Hahnemanns zweimal, in der Hoffnung auf moralische und finanzielle Unterstützung für seine Schule; zu seiner Enttäuschung bekam er nur die erstere.[2] Vermutlich war die Zeit nicht günstig für eine Bitte um Geld, da die Hahnemannsche Praxis noch nicht eingeführt war und sowohl Samuel als auch Mélanie noch dabei waren, sich in ihrem neuen, kostspieligen Leben einzurichten. Detwiller berichtete später, Hahnemann habe ihm auseinandergesetzt, „daß es ihm augenblicklich nicht möglich sei, für unser Unternehmen finanzielle Hilfe zu erlangen, oder selbst ein Opfer dafür zu bringen, dagegen wolle er uns seine lebensgroße Marmorbüste schicken, die gerade damals von dem berühmten Bildhauer David in Paris angefertigt wurde. Er hielt sein Versprechen, aber leider ging die Büste bei einem Schiffbruch verloren."[3]

In der ersten Zeit genossen die Hahnemanns offenbar hohes Ansehen bei den Pariser Homöopathen. Später jedoch, als ihr Ruhm in der Öffentlichkeit und bei den ausländischen Homöopathen wuchs, scheint ihr Verhältnis zu den Kreisen der Homöopathie in Frankreich teilweise gespannt gewesen zu sein. Bald nach ihrer Ankunft in Paris hatten die Hahnemanns jeden Montag abend Seminare in ihrem Haus veranstaltet, bei denen Homöopathen sich treffen und über die Homöopathie und über ihre Fälle diskutieren konnten.[4] Diese Treffen scheinen jedoch allmählich eingeschlafen zu sein. Es war wieder einmal die alte Geschichte. Hahnemann war weiterhin unnachgiebig in seiner Haltung gegenüber Homöopathen, die die Homöopathie mit der Allopathie zu verbinden versuchten, wenn auch nur in geringfügigen Ansätzen. Er hegte ein tiefes Mißtrauen gegen diejenigen, die Namen für Krankheiten nannten. Vor seiner Abreise aus Deutschland hatte er sich mit mehreren der jüngeren Leipziger Homöopathen zerstritten, die sich einige Kenntnis der Homöopathie angeeignet hatten und glaubten, sie könnten sie sich so zurechtlegen, daß sie einfacher anzuwenden und besser mit der Allopathie zu vereinen sei. Er nannte sie „Halbhomöopathen" oder „Bastardhomöopathen" und später, unter dem Einfluß der Pariser Ausdrucksweise, *sans-culottes*.[5]

Und jetzt hatte er es wieder mit dieser Vermengung von Homöopathie und Allopathie zu tun. Der kaum verhüllte Angriff auf gewisse Pariser Homöopathen in seiner Begrüßungsrede vor der Gallikanischen Homöopathischen Gesellschaft bald nach seiner Ankunft in Frankreich ließ keinen Zweifel daran, daß er eine Verwässerung der Homöopathie durch bekehrte Allopathen, die weder die Geduld noch die Hingabe für die rechte Ausübung der neuen Wissenschaft hätten, nicht dulden werde.[6] Schon früh spalteten sich die französischen Homöopathen; Ärzte wie die Doktores Simon, Curie, Croserio und Jahr versuchten, Hahnemann zu folgen, während andere, wie Petroz und Jourdan, für wiederholte Medikamentengaben in niedrigen Potenzen und gezielte Verordnungen bei speziellen pathologischen Befunden eintraten. Zwar ist dieses Verfahren, mit niedrigen Potenzen zu arbeiten und sich bei der Auswahl des *Simillimum* auf die Pathologie bestimmter Krankheiten zu konzentrieren, nicht unbedingt anti-homöopathisch, doch es wurde gelegentlich verglichen mit der Arbeitsweise jener Homöopathen, die (modern ausgedrückt) bei Ohrenschmerzen einen Versuch mit *Belladonna* machen und, wenn das nicht hilft, ein Antibiotikum verschreiben. Solche Halbhomöopathen machten im 19. Jahrhundert gelegentlich Aderlässe und verordneten auch starke, nicht auf homöopathischer Basis ausgewählte Medikamente.

Trotz ihrer Schärfe scheinen derartige Meinungsverschiedenheiten Hahnemann nicht so stark betroffen zu haben wie seine früheren Auseinandersetzungen mit den deutschen Homöopathen. Zu den Pariser Homöopathen hatte er ein anderes Verhältnis als zu seinen Schülern in Deutschland, die er selbst unterrichtet, gefördert und ermutigt hatte; deshalb fühlte er sich von ihren abweichenden Meinungen nicht persönlich angegriffen. Zudem hatte Hahnemann wohl die persönliche Bitterkeit überwunden, mit der er sich früher bei der Darstellung seiner Lehre oft selbst geschadet hatte. Er machte sogar eine witzige Bemerkung über eines der vielen Porträts, die damals von ihm angefertigt wurden: sein Gesichtsausdruck sei darauf so griesgrämig, weil er vermutlich gerade an die Halbhomöopathen gedacht habe.[7] Legouvé schreibt in einer Schilderung seines Wesens, er habe auf liebenswürdige Art die Weisheit und Gelassenheit des Alters gewonnen und lebe „wie Marc Aurel im Schoß eines harmonischen Universums ... An einem Frühlingstag kam ich in sein Zimmer und sagte, ‚Oh, Monsieur, welch ein schöner Tag'. ‚Jeder Tag ist schön', antwortete er mit seiner ruhigen, ernsten Stimme." [8]

Das Ehepaar Hahnemann paßte sich ganz dem Pariser Lebensstil an, gab große Soireen und lud berühmte Leute in das Haus an der Rue de Milan. Hahnemanns Geburtstag am 10. April wurde jedes Jahr mit einem großen Fest begangen, ebenso der Jahrestag seiner Promotion. Ein Journalist gab die folgende Beschreibung von der besonders prächtigen Feier seines 83. Geburtstages am 10. April 1838:

„Wir kamen durch ein Hoftor und einen Hof nach einem von Gartenanlagen umgebenen Hôtel, das Hahnemann allein bewohnt, und traten im ersten Stock in einen von *beau monde* angefüllten Salon, in dessen Mitte eine mit einem goldenen Lorbeerkranze gezierte Büste [Hahnemanns] von Marmor stand ... Die Büste ist eine Schöpfung Davids, der, selbst ein eifriger Anhänger der Homöopathie, bei dieser Feier zugegen war, ... dieser ebenso anspruchslose und liebenswürdige als geniale Künstler ... Während ich mit David ... sprach ... trat Hahnemann, ein blühender Greis, dem man eher 63 als 83 Jahre geben würde, an der Hand seiner Gattin, einer Frau von geistreichem Äußern, in den Saal und bewillkommnete mit treuherzigem Lächeln und Händedruck seine Gäste. Einer der ersten homöopathischen Ärzte von Paris nahm hierauf den edlen Greis an der Hand, führte ihn vor die bekränzte Büste und verhieß ihm mit begeisterter Rede die Unsterblichkeit. Ihm folgten französische und italienische Dichter mit Festgedichten, worauf deutsche Tonkünstler, wie Kalkbrenner, Panofka u. a., die Gesellschaft mit ihrem Spiele entzückten." [9]

Am 10. August des folgenden Jahres wurde mit einem noch größeren Fest das 60. Doktorjubiläum Hahnemanns begangen:

„Vor einigen Tagen ward in Hahnemanns Hôtel in der Straße Milan der 60. Jahrestag seiner Doktorwürde gefeiert. Fast von allen Nationen Europas ward der noch blühende, obschon 84jährige Greis beglückwünscht, zum Theil schriftlich, zumeist durch Repräsentanten. Man hörte fast in allen europäischen

Zungen Gedichte deklamiren. [Der Name des Meisters] ist in aller Munde, und jedes neue Jahr, das der blühende Greis der großen Zahl der alten hinzufügt, indem er aufs neue die Wahrheit und Kraft seiner Lehre illustriert, wird als ein neuer Triumph gefeiert. Allem Anschein nach erreicht Hahnemann ein volles Hundert; er sieht noch aus wie ein grüner Sechziger, und was mehr ist, sein Geist lebt noch in voller Jugendkraft. Noch heilt, denkt und schreibt er wie vor einem halben Jahrhundert, ja vielleicht noch mehr und noch besser ... Die herrliche Klara Wieck, Landsmännin Hahnemanns, hat die Gesellschaft mit dem Schönsten und Kunstreichsten entzückt, und eine junge deutsche Dilettantin hat zum Lobe des Gefeierten eine herrliche Stimme ertönen lassen. Der berühmte Violon-Cellist, Max Bohrer, hat den Beschluß gemacht."[10]

Samuels letzte Zeit in Paris war so glücklich wie keine Zeit zuvor. Dr. Moritz Moscowich berichtet: „Herr Hofrath Hahnemann [lebt] in Paris sehr angenehm und erfreut sich einer sehr hohen Achtung bei allen Ständen."[11] Hahnemann selbst äußerte sich ähnlich in vielen Briefen an Freunde. Am 13. August 1840 schrieb er an Dr. Gustav Adolph Schreter: „Ich wüßte nicht, wann in meinem langen Leben ich mich gesünder und glücklicher befunden hätte als in Paris, in dem liebevollen Umgang mit meiner theuren Mélanie, die für nichts in der Welt mehr Sorge trägt, als für mich."[12] An den Freiherrn von Brunnow schrieb er am 22. Juli 1841:

„Nach so vieler Verkennung und Schmähung von Seiten meiner deutschen Landsleute bin ich endlich glücklich im Hafen eingelaufen, wo ich ... in nützlicher Thätigkeit ungehindert Gutes durch die wahre, einzige Heilkunst thun kann, und im Wohlstande leben, selbst zärtlich geliebt von meiner Gattin, die, ein Muster an Tugend und Kenntnissen, wie ich sie bei keinem Frauenzimmer in der Welt gefunden, alles Ersinnliche thut, um alle meine Wünsche zu befriedigen, und mein Leben in Gesundheit und Frohsinn zu verlängern ... Ich selbst bin gesund und munterer, als ich seit vielen Jahren nicht gewesen, und freue mich des Lebens."[13]

Auch in seinem letzten Lebensjahr war Hahnemann noch tätig. Am 5. Januar 1843 schrieb er an Charlotte und Luise in Köthen: „Ich befinde mich, mitten im Winter, wohl. Ich genieße, so viel es unsere Geschäfte erlauben, das Leben und werde heute, wie jeden Donnerstag, in die italienische Oper gehen, bis Mitternacht mit meiner lieben Mélanie und dem Vater d'Hervilly."[14]

Mit den Geschäften meinte Hahnemann nicht nur die Praxis. Obwohl ein großer Teil seiner Zeit in Paris der Behandlung der Patienten und den Versuchen mit neuen Verfahren zur Verdünnung und Potenzierung der Arzneien gewidmet war, fand er immer noch Muße zum Schreiben. Er brachte eine stark überarbeitete und erweiterte Auflage der „Chronischen Krankheiten" heraus, die 1839 abgeschlossen war; von 1840 bis 1842 war er mit der Überarbeitung des „Organon" für die sechste Auflage beschäftigt, in die er alle während der Pariser Zeit vorgenommenen Änderungen seiner Verordnungsweise aufnahm. Im Februar 1842 bot er das Manuskript seinem deutschen Verleger Schaub an, und auch von einer französischen Ausgabe war die Rede. Doch keine der Ausgaben erschien noch zu seinen Lebzeiten. Außerdem arbeitete er zusammen mit seinem deutschen Kollegen Dr. Georg Heinrich Gottlieb Jahr, der ihm nach Paris gefolgt war, an einem Symptomenverzeichnis.

1840 fand zu Hahnemanns 85. Geburtstag wieder ein großes Fest statt. Dieses Ereignis gefiel sogar der deutschen homöopathischen Presse, die dem Meister seine Abreise nach Frankreich noch immer nachtrug:

„Der alte Reformator der Medicin mit seiner großen Stirn und seinem freundlich lächelnden Munde war übrigens der lebendigste Beweis für sein System; denn wahrlich, es mag der 85jährigen Greise wenige geben, die rüstig und thätig wie er leben und die in seinem Alter noch in seiner Art bis spät nach Mitternacht die Honneurs in manchen überfüllten Sälen machen. Die Kunst und die Wissenschaft hatten sich vereinigt, um diesen Festtag würdig zu feiern ... Das Fest selbst begann mit musikalischen Unterhaltungen ... Nach dem musikalischen Theile des Festes wurden Gedichte vorgetragen und Reden gehalten, ... die ihren Eindruck nicht verfehlten. Genug, das Fest war vollkommen und des tüchtigen Mannes, dem es galt, ganz und gar würdig. Wenn Madame Hahnemann, als Französin, Schuld daran ist, daß der Entdecker des neuen Heilprinzips heute in Paris lebt, so hat sie schon hierdurch die letzten Tage des tapferen

Kämpfers für eine gewiß in vieler Beziehung heilige Sache unendlich verschönert, seinen Ruhm oder besser die Ernte seines Ruhmes verdoppelt und verzehnfacht. Schon die in jeder Beziehung glänzende und ausgesuchte Gesellschaft, die gestern sich um Hahnemann drängte, und die er sicher kaum irgend in Deutschland in dieser Art gefunden haben würde, ist ein Beweis für diese Ansicht. Dann aber nimmt die Zahl seiner Schüler und auch die seiner sehr ergiebigen Consultationen in Paris mit jedem Tage zu." [15]

Hahnemann scheint glücklich gewesen zu sein und so erfüllt wie nie zuvor. Er wurde von seiner Umgebung geliebt und bewundert, und Mélanie hielt alle Härten der Außenwelt von ihm fern.

Diese letzten Jahre waren reich an Arbeit wie an Vergnügungen; Hahnemann genoß die Fülle an Musik und Theater in diesem Zentrum der europäischen Kultur. Auch an Freundschaften waren diese Jahre reich. Vielleicht zum erstenmal in seinem Leben genoß Samuel Gespräche mit gebildeten, aufgeklärten Menschen wie Ernest Legouvé, Mélanies Vater, Monsieur d'Hervilly, dem begeisterungsfähigen Philippe Musard und dem Reverend Everest aus England. Paris hatte Hahnemann verändert: er war ruhiger geworden, weniger egozentrisch, toleranter. Mélanies Liebe hatte ihm Frieden und Sicherheit gegeben.

„Er war und blieb der beredteste Beweis für die Richtigkeit seiner Lehre. Nicht die geringste Krankheit, nicht die kleinste Gedächtnisschwäche. Er lebte einfach, doch ohne übertriebene Strenge. Er trank niemals pures Wasser oder puren Wein. Ein Krug Wasser mit ein paar Löffeln Champagner war sein einziges Getränk, und anstelle von Brot aß er täglich einen kleinen Bisquitkuchen. ‚Das ist weicher und besser für meine alten Zähne', sagte er. An schönen Sommerabenden ging er zu Fuß vom Arc de Triomphe nach Hause und kehrte unterwegs bei Tortoni ein, um ein Eis zu essen." [16]

Am 1. Januar 1843 schrieb er einen Neujahrsgruß an Mélanie:

„Ich brauche nicht zu wiederholen, daß ich Dich von ganzem Herzen liebe, wie ich in meinem ganzen langen Leben nie jemanden geliebt habe. Du übertriffst alles, was ich mir an Liebenswürdigkeit vorstellen kann, denn Deine Seele und Dein moralisches Empfinden entsprechen so sehr dem, was ich in mir selbst spüre, daß wir uns in aller Ewigkeit niemals trennen können." [17]

Doch seine Gesundheit war angegriffen, und er hatte ein hohes Alter erreicht. Einige Tage nach seinem 88. Geburtstag erkrankte Hahnemann; zunächst schien es nur die Bronchitis zu sein, die er seit etwa zehn Jahren jedes Frühjahr bekam und die jedesmal auf *Bryonia* angesprochen hatte. Von da an gibt es keine Eintragungen mehr von ihm in den Krankenjournalen. Eine Zeitlang setzte Mélanie die Aufzeichnungen fort und führte die Praxis weiter, bis er sich erholt haben würde, doch bald betreute sie nur noch die dringendsten Fälle und widmete sich sonst ganz der Pflege ihres Mannes, der diese Krankheit nicht mehr überwinden sollte.

Anfangs behandelte sich Hahnemann selbst, wozu Homöopathen leider neigen, doch endlich ließ er den homöopathischen Arzt Dr. Joseph Antoine Chatron kommen und wies ihn und Mélanie an, welche Mittel sie ihm verabreichen sollten. Aber es war bereits zu spät; seine Lebenskraft war zu sehr geschwächt, um noch auf Arzneien zu reagieren. In Paris verbreitete sich das Gerücht, Hahnemann sei gestorben. Seine Tochter Amalie kam mit ihrem siebzehnjährigen Sohn Leopold überstürzt aus Deutschland angereist, um ihren Vater noch einmal zu sehen, doch Mélanie wollte sie nicht zu ihm lassen, aus Angst, sie würde den Kranken in seinem schweren Kampf stören. Erst einen Tag vor seinem Tod konnte sie ihn besuchen, was bei ihr tiefe Verbitterung auslöste.

Nach zehnwöchiger Krankheit starb Samuel Hahnemann am frühen Morgen des 2. Juli 1843 friedlich in seinem Bett. Mélanie war allein mit ihm. Er bat sie noch, sein Grab mit der Inschrift *Non inutilis vixi* (Ich habe nicht umsonst gelebt) versehen zu lassen, und drängte sie, die Praxis weiterzuführen. Sie schrieb später:

„Oft hatte Hahnemann mir das Versprechen abgenommen, in der Ausübung seiner Heilkunst fortzufahren, um sein geheiligtes Gesetz zu bewahren, das man, damals schon, zu verschlechtern suchte. Einige Augenblicke, ehe er aus dem Leben schied, sagte er mir noch: ‚Halte Dein Versprechen!' Und ich antwortete ihm: ‚Aber ich bin eine Frau, die Ärzte werden mich hassen, weil ich tue, was sie tun.' ,Was kümmert Dich das?', antwortete er mir, ,tue, was ich will!'" [18]

Als Hahnemann gestorben war, brauchte Mélanie einige Zeit, bis sie sich überwinden konnte, Dr. Georg Heinrich Gottlieb Jahr holen zu lassen. Er fand sie in Tränen neben ihrem toten Gemahl. Später hat Jahr diesen Besuch geschildert:

„Ich ging gleich, und wurde auch sogleich in Hahnemanns Schlafzimmer eingelassen. Hier aber – denken Sie sich den Anblick! – anstatt Hahnemann, den alten, lieben, freundlichen Greis mir entgegenlächeln zu sehen, finde ich seine Frau ausgestreckt auf dem Bette, in Thränen zerfließend und ihn daneben – kalt, starr und seit 5 Stunden schon hinübergegangen in das Leben, wo kein Streit, keine Krankheit, kein Tod mehr ist! – Ja, liebe Freunde, unser ehrwürdiger alter Vater Hahnemann hat seinen Lauf vollendet! Eine Lungenlähmung hat, nach sechswöchigem Krankenlager, auf dem er immer schwächer wurde, seinen Geist von seiner müden Hülle befreit.

Seine geistigen Kräfte hatten ihn bis zum letzten Augenblick nicht verlassen, und obschon seine Stimme immer unverständlicher wurde, so zeugten doch seine gebrochenen Worte von der fortwährenden Klarheit seines Geistes und der Ruhe, mit der er sein Ende herannahen sah. Gleich im Anfange seiner Krankheit hat er seiner Umgebung gesagt, daß diese seine letzte sein werde, indem seine Hülle verbraucht sei. Anfangs hat er sich selbst behandelt und sogar bis nahe vor seinem Tode noch sein Gutachten über die Mittel gegeben, die seine Frau und ein gewisser Dr. Chatron ihm anrieten. Wirklich gelitten hat er eigentlich nur ganz zuletzt, als die Engbrüstigkeit immer mehr zunahm. Als ihm in einem solchen Anfalle seine Frau sagte: ,Die Vorsehung wäre Dir eigentlich einen Erlaß aller Leiden schuldig, weil Du so viele andere gelindert und in Deinem mühevollen Leben so manche Beschwerde erduldet', antwortete er: ,Mir? Warum denn mir? Jeder auf dieser Welt wirkt nach den Gaben und Kräften, die er von der Vorsehung empfangen, und findet ein Mehr oder Weniger nur vor dem Richterstuhl der Menschen, nicht aber vor dem der Vorsehung statt; die Vorsehung ist mir nichts, ich aber bin ihr viel, ja Alles schuldig' ...

Die Trauer über den großen Verlust wird hier von allen seinen Schülern ... gleich tief und stark empfunden. Alle weinen ihm aufrichtige Thränen des Dankes und der Liebe nach. Was aber die verloren haben, die das Glück hatten, den großen Mann auch als Freund zu besitzen, das können nur die beurteilen, die ihn in seinem häuslichen Glücke und besonders in den letzten Jahren gesehen. An sich selbst, und wenn er nicht durch Andere aufgehetzt wurde, war er nicht nur ein guter, sondern auch ein kindlich, herzlich wohlwollender Mann, dessen Herz sich nie wohler befand als unter Freunden, denen es sich ohne Rückhalt öffnen konnte."[19]

Mélanie brach zusammen. Der Tod ihres geliebten Hahnemann stürzte diese starke, intelligente und eigenständige Frau in tiefe Verzweiflung. Sie wollte sich nicht von ihm trennen und beantragte bei der Polizei eine Sondergenehmigung, um seinen Leichnam bis zu 14 Tagen nach seinem Tod in ihrem Haus behalten zu dürfen. Sie ließ ihn von dem berühmten Balsamierer Gannal einbalsamieren und blieb mit ihrem toten Gemahl bis zum Morgen des 11. Juli allein im Haus. Sie machte keine öffentliche Mitteilung von seinem Tod und der Beisetzung und versandte keine Einladungen zur Trauerfeier. Sie war entschlossen, mit ihrer Trauer allein zu bleiben; wie schwer dieser Abschied für sie war, können wir nur ahnen.

Am frühen Morgen des 11. Juli, bei strömendem Regen, fuhr der Leichenwagen vor dem Haus vor, um Hahnemanns Leichnam zum Friedhof von Montmartre zu bringen. Er wurde nur von Mélanie, Charles Lethière, Amalie und Leopold begleitet. Mélanie ließ ihren Gemahl in der kleinen Gruft beisetzen, in der schon zwei andere berühmte Männer ruhten, die sie von Herzen geliebt und verehrt hatte: Louis-Jérôme Gohier und Guillaume Lethière. Es war eine schlichte Bestattung ohne Trauergottesdienst. Damit wollte Mélanie wohl den Wunsch dieses klar denkenden Mannes erfüllen, der sich auf seinem Totenbett nicht einem persönlichen Gott, sondern der Vorsehung anheimgegeben hatte, der jeden Aberglauben ablehnte, der, wie viele philanthropische, aufgeklärte Männer seiner Zeit, Freidenker gewesen war und sich zur Aufgabe gemacht hatte, die Menschheit von den verworrenen Legenden und dem Aberglauben zu befreien, die die Wahrnehmung eines göttlichen Prinzips umranken.

Jahre später gab der Homöopath Dr. Gustav Puhlmann, der

nach Amerika ausgewandert war, einen einfühlsamen Bericht von dem Tag des Begräbnisses:

„Am 11. Juli früh sechs Uhr bewegte sich bei trübem und regnerischem Wetter ein stiller Leichenzug durch die Straßen von Paris nach dem Friedhof Montmartre. Nur wenige Personen bildeten zu Fuße das Gefolge der in einen schlichten Sarg gebetteten irdischen Überreste eines Mannes, der vor fünfzig Jahren begonnen hatte, die Arzneyheilkunde von Grund aus zu reformiren, eines deutschen Arztes, dessen irdische Hülle fremder Erde übergeben werden sollte, des Hofrathes Dr. med. Samuel Hahnemann ... Seine Gemahlin vermochte den schweren Verlust kaum zu fassen; sie versandte in ihrer Bestürzung nicht einmal Todes-Anzeigen."

Als schließlich Anzeigen versandt waren, war „der Zeitpunkt der Beerdigung jedoch in diesen Anzeigen nicht angegeben. Die zahlreichen Beweise der Liebe und Theilnahme, welche in dem Trauerhause in Form von Kränzen, Palmenblättern u.s.w. abgegeben wurden, mochten die trauernde Gattin in eine Stimmung versetzt haben, in welcher sie nicht mehr Herrin ihrer Entschlüsse war, und so erfolgte denn die Beisetzung der Leiche an jenem Morgen, ohne daß seine zahlreichen Verehrer hiervon verständigt worden waren. Anstatt eines imposanten Leichenzuges, wie ihn der weltberühmte Arzt verdient hätte, erblickte man nur die trauernde Gattin und seine [...] herbeigeeilte Tochter, Frau Dr. Süß-Hahnemann und deren Sohn, ferner den homöopathischen Arzt Dr. Lethière und die Dienerschaft im Gefolge." [20]

Puhlmanns Mitgefühl kam zu spät. Seinen Bericht schrieb er 1883, lange nachdem Mélanie von Hahnemanns Familie tief beleidigt worden war. Kaum war Hahnemann begraben, begannen schon die Feindseligkeiten. Sicher war die Verbitterung auch von Mélanies sonderbarem Verhalten im Zusammenhang mit der Beisetzung verursacht worden, doch sie wurde noch verstärkt durch Streitigkeiten um das Geld, das Hahnemann angeblich hinterlassen hatte. Bei seiner Heirat mit Mélanie hatte er in einem Testament sein ganzes Vermögen seinen Kindern vermacht. Als er mit ihr Deutschland verließ, überschrieb er in einer weiteren Verfügung seinen gesamten Besitz mit Ausnahme von etwas Geld, seinen Büchern und seinen persönlichen Gegenständen seiner Familie in Deutschland. Dieses Testament enthielt die klare Bedingung, daß Mélanie alles bekommen sollte, was in Paris seinem Besitz zuwuchs. Falls jemand dies in Frage stelle, so war zusätzlich in einer besonderen Klausel bestimmt, sollte dessen Erbteil verringert werden. Ursprünglich hatte Hahnemann nicht vorgehabt, in Paris zu praktizieren. Die Erlaubnis dazu war ihm zunächst ohnehin verweigert worden, so daß er keine Aussicht hatte, dort Geld zu verdienen. Er wollte offenbar von dem kleinen Geldbetrag leben, den er mitgebracht hatte, und von Mélanies nicht unbeträchtlichen Einkünften. Er war emanzipiert genug, um den Gedanken, auf Kosten seiner Frau zu leben, ertragen zu können.

Schließlich praktizierte Hahnemann doch, und zwar sehr erfolgreich. Sowohl er als auch Mélanie verdienten (und verbrauchten) in Paris viel Geld. Bei seinem Tode hatte es seine Familie, die neun Jahre zuvor nicht ungern sein ganzes Geld entgegengenommen hatte, äußerst eilig, an die vermeintlich große Hinterlassenschaft heranzukommen. Dafür gab es zwei Gründe. Ihr eigenes Geld war verloren (es war in als sicher geltenden Staatsanleihen angelegt worden, doch beim Staatsbankrott war es verfallen). Ihre Lebensumstände waren also unbefriedigend. Der zweite Grund scheint ganz einfach Neid gewesen zu sein. Gerüchten zufolge hatten Mélanie und Samuel in der Pariser Zeit märchenhafte Reichtümer angehäuft,[21] und Mélanies Wohlstand zu sehen, während sie selbst in finanziellen Schwierigkeiten war, konnte die Familie nicht ertragen.

Es scheint jedoch recht zweifelhaft, daß die Hahnemanns mit ihrer Praxis zu so großen Reichtümern gekommen sind, wie das Gerücht behauptete. Sie mögen viel verdient haben, doch das Leben in Paris war teuer, und sie hatten ein großes Haus zu unterhalten und Dienstboten zu bezahlen, sie mußten große Bankette geben und Abendgesellschaften besuchen. Auffallend ist, daß Mélanie nach Hahnemanns Tod sehr schnell in ein kleineres Haus übersiedelte. Bis zum Ende ihres Lebens zog sie häufig um, offenbar in immer bescheidenere Wohnungen, und verkaufte nach und nach ihre Bilder und Möbel.

Das Gefühl, um etwas betrogen worden zu sein, scheint die Hauptursache für die Feindseligkeit der Familie gegen Mélanie gewesen zu sein und die haßerfüllte Stimmung, die sie in ihren letzten Lebensjahren umgab, noch verstärkt zu haben. Die Korrespondenz zwischen Samuel, Mélanie und Samuels Familie aus den neun Jahren ihrer Ehe ist durchaus freundschaftlich. Doch alles, was mit Hahnemanns Tod, seiner Beisetzung und der Vollstreckung seines Testaments zu tun hat, scheint gewaltige Feindschaft gegenüber Mélanie ausgelöst zu haben. Vielleicht war das eine verständliche Reaktion darauf, daß es kein großes Leichenbegängnis gab. Man weiß ein schönes Begräbnis zu schätzen, und viele hatten sich einen prächtigen, pompösen Leichenzug für den großen alten Mann erhofft. Als es keine Möglichkeit gab, ihre Trauer zu demonstrieren und mit der Öffentlichkeit zu teilen, schlugen die Gefühle derer, die Hahnemann nahe waren, in Ärger um. Nur wenige hatten Verständnis für die Entscheidung der Witwe und erkannten, daß sie an ihrer Trauer fast zugrunde ging und unfähig war, eine solche Zeremonie zu ertragen. Es scheint, daß man Mélanie, dieser starken, beherrschenden Persönlichkeit, zwar Achtung entgegenbrachte, daß sie aber, als sie in Not war, kein Mitgefühl fand. Man könnte sich auch vorstellen, daß sie zu stolz und zu verletzt war, um sich irgend jemandem anzuvertrauen.

Die Feindseligkeiten gegen Mélanie sind zum großen Teil von Leopold Süß, Amalies Sohn, Hahnemanns Enkel, überliefert worden, der nach Hahnemanns Tod ein homöopathischer Arzt wurde und später nach England auswanderte, wo er unter dem Namen Süß-Hahnemann praktizierte. In einem kurzen, bitteren Artikel für eine deutsche homöopathische Zeitschrift schrieb er 1864:

„Die große Zuneigung, welche die Gattin vorgab zu ihrem lebenden Gatten zu besitzen, verschwand sogleich nach dessen Tode. Der unsterbliche Begründer der Homöopathie wurde wie der ärmste Schlucker früh kurz nach 5 Uhr begraben; ein ganz gewöhnlicher Leichenwagen fuhr den Leichnam fort und ihm folgten zu Fuß nur seine Frau, seine Tochter, die verwitwete Frau Dr. Süß mit ihrem Sohne und ein Dr. Lethière. Der Sarg wurde von seiner ‚getreuen' Gattin in ein altes Grabgewölbe beigesetzt, wo Madame Hahnemann bereits zwei alte ‚Freunde' aufgehoben hatte." [22]

Verständlicherweise ergriff Leopold in dem Streit Partei für seine Mutter, und er kannte die Gerüchte über Mélanies „Vergangenheit", die in der Familie kursierten. Das waren die Quellen der Mißgunst, die Mélanie immer wieder entgegenschlug, weil sie gewagt hatte, sich um andere zu kümmern, bevor sie Hahnemann begegnet war. Die Beziehung zu den beiden Freunden, die sie in diesem Grab bestattet hatte, verdiente solche Verunglimpfung nicht. Doch einige Mitglieder der Familie Hahnemann hielten unbeirrbar daran fest. 1875 beauftragen Samuels zwei noch lebende Töchter, Charlotte und Luise, die zurückgezogen in ihrem Köthener Haus lebten, Franz Albrecht, den Schulmeister und Freund der Familie, eine zweite Biographie über Samuel zu schreiben. Damit reagierten sie auf einen Artikel über Hahnemann in einer kürzlich erschienenen französischen Enzyklopädie, in dem Mélanie auf Kosten von Johanna Henriette Hahnemann, ihrer Mutter, lobend hervorgehoben wurde. Die beiden Schwestern wollten die Darstellung berichtigen. Albrecht schrieb das Buch, zog es aber aus Angst vor einer Beleidigungsklage kurz vor der Veröffentlichung zurück.

XII. Der Prozeß gegen Mélanie Hahnemann

Mélanie muß sich darüber im klaren gewesen sein, daß Samuel nicht unsterblich war und daß sie ihn um Jahre überleben würde; und doch traf sein Tod sie schwerer, als sie sich je hatte vorstellen können. Sie verfiel in tiefe Verzweiflung, die sie nicht überwinden konnte. Alles, was ihr noch übrigblieb, war, die gemeinsame Arbeit allein fortzusetzen, die Kenntnisse in der homöopathischen Medizin zu erweitern, wie Hahnemann es ihr befohlen hatte, und sein Andenken zu bewahren. Sie gönnte sich etwas freie Zeit und besuchte Sabine, eine Freundin, in Montdidier. Sabine wollte gern, daß Mélanie länger bei ihr bliebe, und sah keinen Grund für eine Rückkehr Mélanies nach Paris. In einem Brief drängte sie sie, wieder nach Montdidier zu kommen, wo sie Ruhe und Trost finden würde. Doch Mélanie mußte ihre Arbeit wiederaufnehmen und sich zudem um ihren alten Vater kümmern, dem es sehr schlecht ging.[1]

So finden sich ein paar Wochen nach Hahnemanns Tod wieder Eintragungen in den Krankenjournalen, denn Mélanie führte die Notizen weiter und betreute die Patienten, deren Behandlung sie mit Samuel zusammen begonnen hatte. Für Mélanie wurde die Ausübung der Homöopathie, wie Hahnemann sie entwickelt hatte, zu einer heiligen Pflicht, und sie bemühte sich, seine letzten Wünsche zu erfüllen. Sie ignorierte Sabines Ermahnung, sie solle ihren Kummer vergessen: „Von hier aus kann ich sehen, wie Du in Deiner Trauer versinkst."[2] Statt dessen ließ sie Visitenkarten drucken und machte mit einer diskreten Zeitungsanzeige bekannt, daß „Madame Hahnemann, *Docteur en Médecine Homéopathique*", jetzt in der Rue de Clichy Nr. 48 praktiziere. Das war ein kleineres Haus nicht weit von dem herrschaftlichen Anwesen, das sie mit Samuel bewohnt hatte. Ihre Praxis war nicht sehr umfangreich. Obwohl sie in den letzten neun Jahren Tag und Nacht mit Samuel zusammengearbeitet und er sie als den besten Homöopathen in Europa bezeichnet hatte, blieben Ruf und Ansehen mit seinem Namen verbunden, und die Patienten waren seine Patienten gewesen.

Viele, die Mélanie und Samuel gemeinsam behandelt hatten, kamen nicht mehr, doch einige, darunter Philippe Musard und die treue Mrs. Erskine, konsultierten Mélanie weiterhin, und neue kamen hinzu: der Bildhauer Antoine Etex, der Skulpturen für den Arc de Triomphe geschaffen hatte, und weniger prominente Patienten wie Madame Broggi mit ihren Herzbeschwerden und Monsieur Leroy wegen seines Rheumatismus. Mélanie scheint weiterhin in der gleichen Weise gearbeitet zu haben wie in der gemeinsamen Praxis mit Hahnemann. Bei chronischen Erkrankungen gab sie zuerst *Sulphur* und richtete ihre weiteren Verordnungen nach den neu auftretenden Symptomen, wobei sie meistens Q-Potenzen einsetzte.

In den folgenden zwei oder drei Jahren übte Mélanie in Paris ihre Heilkunst selbständig und sachkundig aus und empfing regelmäßig Patienten in der Rue de Clichy oder auf ihrem Landsitz in Versailles. Doch, wie sie es Hahnemann vorausgesagt hatte, begannen sehr bald die Anfeindungen anderer Ärzte gegen sie. Die etablierten Mediziner konnten nicht lange zusehen, wie Madame Hahnemann die Praxis ihres Mannes erfolgreich weiterführte. Was auf sie zukommen sollte, deutete sich schon in den Beleidigungen an, mit denen eine deutsche homöopathische Zeitschrift auf Mélanies Ankündigung reagierte, daß sie die Praxis fortführen werde:

„Allbekannt ist zwar, daß Niemand lieber sich in ärztliche Behandlung mischt, als das zweite Geschlecht, namentlich alte Jungfrauen und alte Weiber. Auch ist's den Ärzten durch ganz Europa nicht unbekannt, daß eine Dame in Paris ‚Doctor artis obstetriciae' ist und ihre Schriften auch als eine Autorität in der Geburtshülfe gelten. Etwas anderes ist's denn aber wohl noch für eine Dame Doctor der Geburtshülfe als Doctor der Medizin sich zu zeichnen – ersterer leistet mechanische Hülfe, letzterer kann, ohne die Medizin mit allen ihren Hülfswissenschaften genau studirt zu haben, nur Stümper sein! Entweihen wir auf diese Art die Homöopathie, der Hahnemann die große Hälfte seines Lebens widmete, nicht? Ich glaube, jetzt, wo er alles deutlicher erkennt, wird er sich an dem gewagten Unternehmen seiner Gattin nicht erbauen!" [3]

Bei solchen Verleumdungen ist kaum zu unterscheiden, ob dieses unhaltbare Vorurteil sich mehr gegen Frauen oder gegen unqualifizierte Ärzte richtete. Eine Frau zu sein, war nicht ungesetzlich, aber ohne Qualifikation als Arzt zu praktizieren, war verboten. Daher wurden am 24. Dezember 1846 die Ermittlungen aufgenommen, die zu einem förmlichen Prozeß gegen Madame Mélanie Hahnemann wegen illegaler Ausübung der Medizin führten.

Mélanie war nicht die erste, die homöopathisch praktizierte, obwohl sie nicht als Ärztin qualifiziert war. Einige von Hahnemanns Anhängern waren erfolgreiche Homöopathen, hatten aber kein Studium der Medizin absolviert. Der berühmteste unter ihnen war der Freiherr Clemens von Bönninghausen, Hahnemanns engster Vertrauter. Er besaß Ländereien und war Jurist und Botaniker. Nachdem ein befreundeter Homöopath ihn von einer Lungentuberkulose geheilt hatte, wandte er sich der Homöopathie zu. In der ersten Zeit seiner Beschäftigung mit der neuen Wissenschaft praktizierte er sie zunächst bei den Tieren auf seinem Landgut in der Nähe von Münster; später begann er auch Menschen zu behandeln. Bönninghausen war ein systematischer Denker und begabter Schriftsteller, und wir verdanken ihm einen großen Teil unserer Kenntnis über die frühe Zeit der Homöopathie. 1843 wurde ein königliches Dekret erlassen, das ihm ausdrücklich gestattete, die Homöopathie in Deutschland auszuüben. Diese Genehmigung hatte jedoch einen politischen Hintergrund. Die deutschen Behörden hielten es für klüger, seine Tätigkeit mit einem nicht ganz seriösen Dekret zu legalisieren, als einem so einflußreichen Mann Hindernisse in den Weg zu legen. Heinrich August Freiherr von Gersdorff, ein Freund Hahnemanns und Pate seines Sohnes, war ebenfalls ein bedeutender Homöopath, der kein Medizinstudium absolviert hatte. Dr. Georg Heinrich Gottlieb Jahr, der mit Hahnemann zusammen die ersten Arzneimittelverzeichnisse erarbeitet hatte, war zuvor Lehrer gewesen. Da die Homöopathie nicht an den medizinischen Fakultäten gelehrt wurde, kamen einige, die sich ihr später widmeten, ursprünglich aus anderen Berufen.

Es war Hahnemann natürlich bewußt gewesen, daß Mélanies ärztliches Praktizieren als Frau und ohne medizinische Qualifikation unzulässig war. Als eine Art Legitimation hatte er ihr deshalb ein Zertifikat der Allentown Homoeopathic Academy in Amerika verschafft. An den Gründer der Akademie, Constantin Hering, hatte er geschrieben:

„Wenn ich recht gehört habe, so ertheilt Ihre Akademie noch jetzt Diplome an gute Homöopathen. Ist das so, so würden Sie mich verbinden, wenn Sie auch meiner lieben Gattin Marie Mélanie Hahnemann, geb. d'Hervilly, ein gleiches zukommen ließen, denn sie ist der Homöopathie theoretisch und praktisch mehr mächtig als irgend einer meiner Nachfolger und lebt sozusagen für unsere Kunst." [4]

Zunächst scheint man dieses etwas ungebührliche Ansinnen ignoriert zu haben. Möglicherweise zögerte die Akademie, Mélanie ein solches Diplom zu erteilen, weil sie zur gleichen Zeit selbst mit Problemen zu kämpfen hatte (die Akademie war 1836 eröffnet worden, mußte aber 1839 wegen finanzieller Schwierigkeiten schließen). Vielleicht aber befürchtete man dort, wie auch sonst überall, sich in ein schlechtes Licht zu setzen, wenn man einer Frau, die ärztlich praktizierte, eine solche Auszeichnung verlieh. Erst 1840 erhielt Mélanie endlich das Diplom. Es wurde ausgestellt, als die Akademie bereits geschlossen war. Diese recht zweifelhafte Bestätigung einer medizinischen Qualifikation war immerhin eine der ersten, die eine Frau je erhalten hat.

In Frankreich, wie auch in anderen Ländern, war es damals für Frauen in der Regel unmöglich, sich als Ärztin zu qualifizieren. Doch in einzelnen Ländern begannen emanzipierte Frauen, sich den Zugang zum Studium zu erkämpfen. In den Vereinigten Staaten erlangte 1847 die erste Frau den medizinischen Doktorgrad, doch auch danach war der Weg noch lange nicht frei. Außerhalb Amerikas ließ erst 1862 eine medizinische Hochschule, die École de Médecine in Paris, Frauen zu und nahm so kämpferische Studentinnen wie Elizabeth Garret Anderson auf. Dennoch begnügten sich die ersten Ärztinnen mit Tätigkeiten in Krankenhäusern und mußten sich, wenn auch gegen ihren Willen, auf Arbeitsbereiche beschränken, die in der Gesellschaft als für Frauen geeignet und schicklich galten, Aufgaben, die sich die Männer gern abnehmen ließen.

Aus der Sicht emanzipierter Frauen des 20. Jahrhunderts ist kaum zu ermessen, welche Kühnheit es bedeutete, daß Mélanie sich als Ärztin bezeichnete. Elizabeth Garret Anderson etwa war gerade erst geboren, als Mélanie ihre Karte drucken ließ und eine eigene Praxis eröffnete. Daß sie ganz allein eine für jedermann offene Allgemeinpraxis führte, in der sie jederzeit mit den verschiedensten Krankheiten konfrontiert werden konnte, war auch lange Zeit später noch für eine Frau höchst ungewöhnlich. Zwar nahm sie keine körperlichen Untersuchungen und Behandlungen vor, aber zuweilen muß sie in einer für die damalige Zeit ungewöhnlichen Situation gewesen sein, wenn sie allein, ohne eine Anstandsperson, Gespräche mit männlichen Patienten führte, denn sie war noch in einem Alter, in dem es für eine Frau ihres Standes unschicklich war, ohne Begleitung mit einem Mann zu sprechen.

Doch bei ihrer Arbeit war sie nicht ganz ohne Beistand. In ihrer Praxis hatte sie die Unterstützung und den Schutz von drei Männern: Charles Lethière, der Enkel von Guillaume Lethière, der seit seinem 16. Lebensjahr bei ihr gelebt hatte, war Apotheker. Er hatte Hahnemann in seiner letzten Lebenszeit bei der Zubereitung seiner Arzneien geholfen. Bei Hahnemanns Tod war Lethière 27 Jahre alt; nun half er Mélanie. Gelegentlich wurde sie auch von zwei homöopathischen Ärzten unterstützt, die Hahnemanns Patienten und Freunde gewesen waren. Dr. Camille Croserio war einer der treuesten Anhänger Hahnemanns in Paris und Gründungsmitglied der dortigen Homöopathischen Gesellschaft. Dr. Nicolas Deleau hatte sich erst kürzlich der Homöopathie zugewandt. 1839 hatte er die Hahnemanns wegen eines Magenleidens konsultiert. Damals hatte er offenbar nicht gewagt, die verordneten Arzneien einzunehmen, doch kurz vor Hahnemanns Tod war er etwas kleinlaut wiedergekommen; nun war er bereit, die Medikamente einzunehmen, die ihm auch halfen.

Am 20. Februar 1847 wurde der Prozeß gegen Mélanie Hahnemann vor der 8. Kammer des *„Tribunal de Police Correctionnelle de la Seine"* eröffnet. Die Anklage war von Monsieur Orfila, dem Dekan der medizinischen Fakultät der Universität von Paris, erhoben worden. Jahre zuvor hatte er versucht zu verhindern, daß Hahnemann die Erlaubnis zum Praktizieren erhielt. Jetzt führte er einen Kampf gegen Ärzte, die mit unorthodoxen medizinischen Verfahren arbeiteten. Mélanie hatte ihre Praxiseröffnung also zu einem ungünstigen Zeitpunkt angekündigt.

Im Jahr zuvor hatte Orfila bereits den außerordentlich bekannten und beliebten Universalgelehrten und Heilkundigen François Vincent Raspail angeklagt und seine Verurteilung erwirkt. Raspail hatte seine größte Popularität als Politiker noch nicht erreicht; seit Jahren hatte er aber eine Medizin der Selbsthilfe mit Hausmitteln für die Armen propagiert. 1845 hatte er ein Handbuch, den „*Manuel de la santé*", veröffentlicht, der zahllose Auflagen erleben sollte. Er erklärte Kampfer zum Allheilmittel für die verschiedensten Krankheiten und verkaufte ihn in großen Mengen. Er war kein Arzt, praktizierte aber seine eigene Heilkunst, eine Mischung aus Kräutermedizin und Naturheilkunde. Jahrelang behandelte er in Paris, meist ohne Honorar, vor allem Arme, bis die politischen Verhältnisse ihn ins Exil trieben, als er 1848 bei der Wahl zur Nationalversammlung unterlag. Ein Denkmal auf dem Boulevard Raspail stellt ihn beim Verteilen von Essen und Medikamenten an Arme dar.

Mélanie wurde angeklagt, weil sie auf Visitenkarten den Titel „*Docteur en médecine*" führte. Ferner wurde sie beschuldigt, sowohl Medizin als auch Pharmazie illegal ausgeübt zu haben. Grundlage ihrer Verteidigung war, daß sie aufgrund des Diploms der Allentown Academy of Homoeopathy in Pennsylvania berechtigt sei, den Titel „*Docteur en médecine homéopathique*" zu führen. Sie übe die Medizin nicht selbst aus, sondern berate lediglich von der Universität anerkannte Ärzte. Auch die Pharmazie übe sie nicht aus, sondern benutze die Dienste des qualifizierten Pharmazeuten Monsieur Charles Lethière.

Das Gericht hielt sich mit diesen Argumenten nicht lange auf. Auch wenn das Diplom aus Pennsylvania gültig sei, könne man es als ausländische Qualifikation nur dann akzeptieren, wenn es von den französischen Behörden anerkannt sei. Mélanie räumte ein, daß sie die Anerkennung des Diploms nicht einmal beantragt habe, wies aber darauf hin, daß sie ihr in jedem Fall verweigert worden wäre, weil die Fakultät weder Frauen als Ärztinnen zulasse, noch die Homöopathie als Medizin anerkenne. Es sei daher ausgeschlossen gewesen, daß man ihr die Zulassung als homöopathische Ärztin erteilt hätte. Auf die Frage, ob sie als Ärztin praktiziert habe, antwortete sie, nicht ganz aufrichtig: „Die Homöopathie ist eine neue Wissenschaft. Ich berate Ärzte, die nicht die Kenntnisse haben, die ich habe. Ich benutze die Vermittlung von anerkannten und von der Fakultät zugelassenen Ärzten, aber ich praktiziere selbst nicht."[5]

Das glaubte man ihr nicht, und als Zeugen wurden Verwandte und Freunde von Madame Broggi vorgeführt, einer Patientin von Mélanie, die gestorben war, wobei es keinen direkten Hinweis darauf gab, daß Mélanie den Tod verursacht habe. Die Zeugin, eine Madame Meunier, wohnhaft am Boulevard des Capucines, gab an, daß Mélanie Madame Broggi verordnete Arzneien geschickt habe. Dr. Nicolas Deleau erklärte dagegen, Madame Broggi sei seine Patientin gewesen, Mélanie habe lediglich die Angaben der Kranken für ihn notiert, und er selbst habe die Arzneien verordnet. Doch damit hatte er sich selbst eine Falle gestellt, denn er mußte daraufhin zugeben, daß er, wenn dies zuträfe, die Verordnungen nach den Anweisungen einer nicht als Arzt qualifizierten Person vorgenommen habe (jedenfalls ist die Behandlung der Madame Broggi eindeutig in Mélanies eigenen Krankenjournalen verzeichnet).[6]

Auch Dr. Croserio wurde geladen, um zu bezeugen, daß die Honorare an ihn und Dr. Deleau gezahlt worden seien und daß sie selbst die Verantwortung für die Behandlungen übernommen hätten, während Madame Hahnemann sie lediglich berate. Ihren Rat nähmen sie häufig in Anspruch, „weil wir glauben, daß sie die Fähigkeiten eines Arztes hat" und weil „ihre Kenntnisse denen der übrigen homöopathischen Ärzte weit überlegen sind". Er zitierte Hahnemann, der gesagt habe, seine Gattin beherrsche die Homöopathie vollkommen und wisse ebensoviel darüber wie er selbst.[7]

Das Gericht ließ sich davon nicht beeindrucken und ging zur Frage der illegalen Ausübung der Pharmazie über. Auch wenn Madame Hahnemann die Dienste des Apothekers Lethière in Anspruch nehme, handle sie illegal, denn Monsieur Lethière könne nicht als Apotheker mit voller Qualifikation gelten. Er besitze zwar alle erforderlichen Diplome, aber weder die amtliche Zulassung noch einen geregelten Bestand an handelsüblichen Medikamenten. Das war paradox, denn ein Apotheker konnte nicht amtlich registriert werden, wenn er nicht die herkömmlichen allopathischen Medikamente auf Lager hielt und verkaufte. Vergeblich verteidigte sich Mélanie damit, daß Lethière nicht als Apotheker registriert zu sein brauche, weil er seine Medikamente nicht verkaufe, sondern umsonst abgebe.

Doch all das nützte nichts. Der Generalanwalt, Monsieur Sellard, stellte sich auf den Standpunkt, daß der Fall klar sei; es gehe dabei nicht um die Vorzüge der Homöopathie oder der Allopathie. Er bestreite nicht, daß Madame Hahnemann, die „aus den tiefsten Brunnen der Homöopathie getrunken habe", diese besser kenne als jeder andere, und gestand zu, daß sie „fähiger sei als die fähigen Männer, die in Paris praktizieren". Doch sie habe nicht die nötigen Qualifikationen, und darüber sei vor diesem Gericht zu verhandeln.[8]

Die Taktik des angesehenen Anwalts, der die Verteidigung übernommen hatte, Monsieur Chaix-d'Est-Ange, bestand im wesentlichen darin, die technischen Details der Anklage zu ignorieren und auf die Rhetorik zu vertrauen. Er versuchte, seine Zuhörer über die Frage der Legalität hinauszuführen zu einer weitergehenden Betrachtung jenseits des rechtlichen Problems. Er verließ sich ganz auf die Aufzeichnungen, die Mélanie ihm gegeben hatte, und gab eine Darstellung von dem chaotischen Zustand der Medizin in Paris vor der Ankunft Hahnemanns. In der orthodoxen Medizin habe Anarchie geherrscht, und erst Hahnemann habe Ordnung in dieses Chaos gebracht. Er berichtete kurz über Leben und Persönlichkeit Hahnemanns und ausführlicher über dessen Witwe, deren ausgezeichneten Charakter er hervorhob. Sein Ziel war, zu beweisen, daß der Grund für die Anklage nicht der Schutz von Recht und Ordnung, sondern Neid war.

Der Anwalt hob Mélanies Fleiß und Ausdauer hervor, ihre Erfahrung und die hohe Wertschätzung, die ihr viele Menschen entgegenbrachten. Er sei überwältigt gewesen von den Briefen und Besuchen vieler bedeutender Persönlichkeiten, die über die Situation empört seien und sich als Zeugen angeboten hätten. Er zitierte Lady Elgin, Henry Scheffer, die Comtesse de Rochefort, Monsieur Musard und einige andere Prominente, die sich zu ihren Gunsten geäußert hätten. Er wies darauf hin, daß das Gesetz, nach dem Mélanie angeklagt sei, gemacht worden sei, um Kranke vor unfähigen Ärzten zu schützen, aber nicht, um unfähige Ärzte vor der Konkurrenz durch erfolgreiche Heilkundige zu bewahren. Effektvoll brachte er den Gedanken ins Spiel, daß Fähigkeit und nicht amtliche Qualifikationen darüber entscheiden sollten, ob jemand praktizieren dürfe oder nicht. „Wäre Christus vor dieses Gericht gestellt worden, weil er Lazarus vom Tod auferweckt hat, ohne die medizinische Qualifikation dafür zu besitzen?" fragte er (ohne eine Antwort zu erwarten).[9]

Weiter versuchte Chaix-d'Est-Ange zu beweisen, daß die Anklage im Neid der Schulmedizin auf die neue homöopathische Medizin begründet sei, also im Neid des Irrtums auf die Wahrheit. Eindringlich schilderte er die Kämpfe, die Hahnemann auszufechten hatte, um mit Mélanies Hilfe das Licht der Homöopathie in das düstere Chaos der Schulmedizin zu bringen, und führte unzählige schriftliche Äußerungen von Ärzten und Patienten als Belege für Mélanies Können an. Sein Plädoyer, fast eine Werbeveranstaltung für die Homöopathie, war eine *tour de force,* gestützt auf Mélanies umfangreiches Material. Doch auch er konnte nichts an der Tatsache ändern, daß Mélanie, unter welchem Mantel der Legalität auch immer, selbständig praktiziert hatte. Es wäre auch äußerst merkwürdig gewesen, wenn sie es nicht getan hätte, da sie ja schon zu Hahnemanns Lebzeiten ihre eigenen Sprechstunden gehalten hatte.

Die Verhandlung wurde vertagt, und eine Woche später wurde das Urteil verkündet. Madame Hahnemann wurde entsprechend der Anklage für schuldig befunden und zu einer Geldstrafe von 100 Francs verurteilt; das Praktizieren wurde ihr untersagt.[10] Man kann sich des Eindrucks nicht erwehren, daß die Geringfügigkeit der Geldstrafe, gemessen an Mélanies finanziellen Verhältnissen, zeigt, wie das Gericht ihr „Verbrechen" einschätzte. Einen solchen Betrag hatten die Hahnemanns oft von ihren Patienten für eine erste Konsultation verlangt; die gleiche Summe kostete das Jahresabonnement einer Tageszeitung. Diese Geldstrafe und das Praxisverbot (das nur dem geltenden Gesetz entsprach) waren das einzige, was je gegen Mélanie unternommen wurde. Es gibt keinen Beweis dafür, daß Mélanie nach diesem Urteil nicht mehr praktiziert hätte, aber zahlreiche Hinweise darauf, daß sie zwei oder drei Jahre später ihre Tätigkeit wiederaufgenommen hat, wenn auch mit einiger Vorsicht.

Der Prozeß war eine Art *cause célèbre* geworden. Mélanie war eine bekannte Figur in der Pariser Gesellschaft; sie verkehrte weiterhin in den Künstlerkreisen, denen sie vor ihrer Heirat angehört hatte und aus denen viele ihrer Patienten kamen. Als man dort von ihrem Prozeß hörte, schrieben viele ihrer prominenten Freunde und Patienten Protestbriefe, und einem Pressebericht zufolge kamen viele Zuhörer aus den Kreisen der Medizin und der Kunst, um durch ihre Gegenwart ihre Hochachtung, Wertschätzung und Sympathie für Madame Hahnemann zu beweisen.[11] Zu den Patienten, die bei dem Prozeß zugegen waren, gehörten der Dirigent Philippe Musard sowie Raymond Gayrard und seine Frau Eudonie. Raymond Gayrard war ein ausgezeichneter Bildhauer und Ritter der Ehrenlegion. Er stellte seit Jahren im Salon aus, hauptsächlich Büsten berühmter Leute. Eudonie schrieb einen der Briefe zugunsten von Mélanie an das Gericht. Auch François Vincent Raspail war gekommen; sicher wollte er wissen, wie es anderen unorthodoxen Heilkundigen in Orfilas Händen erging.

Der Prozeß scheint Mélanies politisches Engagement verstärkt, sie aber auch bitter gemacht zu haben. Sie hatte von Hahnemanns Auseinandersetzungen mit deutschen Allopathen und Homöopathen gehört und in den letzten Jahren einiges von seinen Schwierigkeiten mit seinen Zeitgenossen miterlebt, doch erst jetzt wird ihr das ganze Ausmaß der Feindschaft gegen die Homöopathie, gegen sie selbst und gegen Frauen im allgemeinen klar geworden sein. Sie war bisher in ihrem Leben privilegiert gewesen, und jetzt wurde sie vielleicht zum erstenmal ernsthaft daran gehindert, ihre Ziele durchzusetzen. Bei ihrem Prozeß erkannte sie eindeutig die antifeministische Tendenz, die sich in Frankreich bemerkbar zu machen begann, geweckt durch das größere Freiheitsbedürfnis der Frauen. In dem Material, das Mélanie ihrem Anwalt für ihre Verteidigung zur Verfügung stellte, gab sie ihrer persönlichen Enttäuschung einen feministischen Klang:

„Wenn man sich sein Leben lang bemüht hat, Gutes zu tun, ist es peinlich, darüber reden zu müssen. Gott hält für ein Herz, das auf sich selbst stolz sein darf, einen so kostbaren Schatz bereit, daß ihn weder das Lob aller Welt noch der schönste Ruhm, der das Bekanntwerden guter Taten begleitet, aufwiegen könnten. Das gilt um so mehr für eine Frau, die sich fast jeden Tag daran gehindert sieht, ihre geistigen Fähigkeiten einzusetzen, weil die von Männern gemachten Gesetze sie davon ausschließen." [12]

Andere Aufzeichnungen mit weiteren Argumenten in dieser Richtung zeigen, gegen welche Angriffe sie sich innerlich zur Wehr setzte, auch wenn sie in dem Gerichtsverfahren nicht vorgekommen waren:

„Was die Schicklichkeit anbelangt, die vielleicht die Frau als Ärztin ächten möchte, so sage ich, daß die Schwestern in den Krankenhäusern, die Krankenschwestern, viel unschicklicher sind, wenn das überhaupt der Fall wäre, als die Ärztin; denn sie berät nur, jene dagegen berühren, verbinden, pflegen die Kranken direkt. Wenn die Frau gut genug ist, die kranken Männer zu reinigen und zu pflegen, so ist sie auch gut genug, vorzuschreiben, was sie heilen kann, wenn sie die Fähigkeit dazu hat.

Napoleon hat verschiedene Male das Kreuz der Ehrenlegion der Schwester Martha, Krankenschwestern, die die Armee in der Schlacht begleitet hatten, und Frauen verliehen, die sich wacker in der Armee geschlagen hatten.

Wenn ein Mensch ertrinkt, was kümmert ihn das Geschlecht, die Hand, die ihn rettet?" [13]

Mélanies Charakter war immer widersprüchlich gewesen. Ihren unbezwingbaren Mut, ihre Intelligenz und ihren Fleiß hatte sie in den Dienst des Menschen und der Sache gestellt, die sie bewunderte. Ihre Briefe an Hahnemann aus der Köthener Zeit lassen aber auch erahnen, wie verletzlich sie war, wie groß ihre Angst war, daß man sie ablehnen oder ihr mißtrauen könnte. Ihr Leben mit Hahnemann scheint ihre positiven Charakterzüge noch gestärkt zu haben. Doch jetzt wurde ihr klar, daß sie wieder auf sich selbst gestellt war, und ihre Ängste aus früherer Zeit traten wieder zutage und äußerten sich als Argwohn und Intoleranz gegenüber anderen.

XIII.
Mélanies Leben ohne Hahnemann

Nach dem Prozeß konnte Mélanie einige Zeit nicht tätig sein. Ihre Praxis mußte sie nun noch unauffälliger betreiben, und es dauerte lange, bis sie wieder Fuß fassen konnte. Ihre Trauer um Hahnemann hatte nicht nachgelassen und konnte nur durch die Beschäftigung mit der Homöopathie, ihrer gemeinsamen Liebe, gelindert werden. Doch eine Veränderung stand bevor, im politischen wie im privaten Bereich.

In den Jahren unmittelbar nach Hahnemanns Tod ging die bequeme Herrschaft der Bourgeoisie unter Louis-Philippe ihrem Ende entgegen. 18 ruhige, volksverdummende Jahre lang hatte er Frankreich wieder zu einer gewissen internationalen Vertrauenswürdigkeit geführt. Doch unter der Oberfläche hatte immer Unzufriedenheit geherrscht: bei den Republikanern, die sich verraten gefühlt hatten, als Louis-Philippe 1830 eingesetzt wurde, und bei den Arbeitern, die in der sich entwickelnden politischen Presse Solidarität und Stimme fanden. Utopische sozialistische Ideen lagen in der Luft und wurden jetzt von bedeutenden Männern wie Raspail, Proudhon und Louis Blanc lanciert.

Politische Versammlungen waren zwar streng verboten, aber die, die sich mit dem Ziel des politischen Widerstands treffen wollten, kamen auf die Idee, Bankette zu veranstalten (was bestimmt nicht verboten war). Dort konnte jeder essen, trinken und ungestraft flammende Reden gegen das Regime halten. Als solche Reden bei manchen Banketten zu provokant wurden, was nur ein Ausdruck der allgemeinen Unruhe in Paris war, machten Louis-Philippe und der Premierminister François Guizot den unklugen Versuch, sie zu verbieten. Daraufhin marschierten am 23. Februar 1848 Tausende von aufgebrachten Parisern durch die Straßen und forderten Guizots Entlassung. Louis-Philippe tat schleunigst, was sie verlangten, aber die Unruhen hielten an. Soldaten wurden eingesetzt; sie gerieten in Panik und feuerten in die Menge. Dabei kamen 50 Menschen um. Die wütenden Massen stürmten die Abgeordnetenkammer, und Louis-Philippe dankte hastig ab und floh nach England. Zum zweitenmal hatte Frankreich eine Republik; die Julimonarchie existierte nicht mehr.

Einige Wortführer unter den Republikanern und Sozialisten nutzten sofort die Situation und bildeten eine provisorische Regierung, aber sie schadeten sich mit ihrem Idealismus selbst. Eine Woche, nachdem sie die Macht übernommen hatten, riefen sie für Frankreich das allgemeine Wahlrecht aus. Damit ging ihnen die Macht verloren, denn kurz darauf entschieden sich die Wähler (von denen 97 Prozent noch nie zur Wahl gegangen waren) nicht für die radikalen Sozialisten, sondern für ein sehr gemäßigtes Parlament aus bürgerlichen Republikanern unter dem Dichter Alphonse de Lamartine. Es sollte noch schlimmer kommen. Louis Napoléon, Napoleons Neffe, ergriff die Chance, auf die er gewartet hatte, und kehrte aus England zurück (wohin er geflohen war, nachdem er nach seinem zweiten vergeblichen Versuch, sich selbst zum französischen Kaiser auszurufen, verhaftet worden war). Sehr bald wurde er Mitglied der Nationalversammlung, und im Dezember 1848 wurde er mit 75 Prozent der Stimmen zu ihrem Präsidenten gewählt. Die meisten politischen Beobachter erwarteten, daß Louis Napoléon sich wieder zum Kaiser ausrufen würde, diesmal mit Erfolg. So geschah es am 2. Dezember 1851.

Von Mélanies Standpunkt aus kann die Revolution nur positiv gewesen sein. Ihre ehemaligen Gegner hatten keine politische Macht mehr, und der neuen Regierung gehörten nicht weniger als fünf Politiker an, die als Befürworter der Homöopathie galten, darunter der einflußreiche Dichter Lamartine, dessen Werke ihr früherer Mentor Andrieux so verachtet hatte. Nach und nach nahm sie ihre Praxis wieder auf, doch noch immer war sie traurig und einsam. Wie sie später schrieb, besuchte sie 1849 an Hahnemanns Geburtstag, dem 10. April, sein Grab.[1] Mélanie ging häufig zum Friedhof, um in Hahnemanns Nähe Kraft und Trost zu finden. Sie wartete nur noch darauf, wieder mit ihm vereint zu sein, und an seinem Geburtstag hatte sie jedesmal sein Grab aufgesucht. Bei diesem Besuch wurde sie von ihrer Trauer überwältigt; laut klagte sie ihm ihre große Einsamkeit und bat ihn, ihr einen Freund zu schicken. Es schien ihr, als habe sie aus dem Grab seine Stimme gehört, die „Ja" sagte.[2]

Zehn Wochen später fand sie diesen Freund in Jean-Baptiste-Ambroise-Marcelin Jobard.[3] Niemand hätte für Mélanie an die Stelle von Hahnemann, *le grand homme,* treten können, doch Jobard konnte ihr helfen, zu einem normalen Dasein zurückzufinden. Er war dem Leben ebenso leidenschaftlich zugewandt wie Mélanie und war von unvorstellbarer Energie und Tatkraft. Er wurde am 14. Mai 1792 in Baissey (Haute Marne) geboren und gehörte zu den Opfern der verworrenen politischen Verhältnisse in Frankreich. Als glühender Anhänger Napoleons hatte er nach der Wiedereinsetzung der Monarchie 1815 Frankreich verlassen müssen. Er ließ sich in Brüssel nieder und nahm die belgische Staatsangehörigkeit an.

1817 gründete er mit Hilfe der Regierung in Brüssel ein bedeutendes Atelier für lithographische Reproduktionen und führte damit diese neue Technik in Belgien ein. Die zahlreichen Publikationen, die er produzierte, brachten ihm den Preis der *Société d'Encouragement de Paris* ein. Zu diesen Werken gehörten *„L'Histoire de Napoléon"*, *„La Description de Java"* und *„Le Voyage Pittoresque dans les Pays-Bas"*. Im ganzen brachte er über 100 Bücher heraus, deren Hauptattraktion die lithographischen Bildtafeln waren. Auch in dem in jenen Jahren entstehenden Zeitschriftenwesen war er tätig und arbeitete von 1828 bis 1830 an der *„Revue des Revues"* mit.

Nachdem sein Unternehmen während der Revolution von 1830 zusammengebrochen war, verwandte Jobard seine ungeheure Energie fast ausschließlich darauf, über die verschiedensten Themen für die Presse zu schreiben; seine Hauptgebiete waren Wirtschaft, Politik und technische Neuerungen. Auf mehreren Auslandsreisen untersuchte und beschrieb er die industrielle Entwicklung in anderen europäischen Ländern, und 1839 gründete er die Zeitung *„Le Courrier Belge"*, die er viele Jahre lang als Herausgeber leitete. Sein leidenschaftliches Interesse galt dem industriellen Fortschritt durch die Erfindung von Maschinen. Jobard hatte selbst zahlreiche Erfindungen gemacht und setzte sich dafür ein, die erfinderischen Leistungen anderer zu fördern und zu dokumentieren. Er schrieb eine Reihe von Artikeln zu Wissenschaft und Technik für Zeitungen wie *„La*

Presse" und „*L'Illustration*"; 1841 wurde er zum Direktor des Museums der belgischen Industrie in Brüssel ernannt und gründete dort sogleich das „*Bulletin de l'Industrie Belge*".

Jobard verwandte viel Zeit und Energie darauf, die Rechte von Erfindern, Schriftstellern und Malern zu sichern, damit sie einen finanziellen Gewinn aus ihren Leistungen ziehen konnten, und propagierte ein Sicherungssystem, das er „*Monautopole*" (*mono* = allein, *auto* = selbst, *polein* = verkaufen) nannte. Ein großer Teil seiner Schriften galt diesem Anliegen, dem er sich mit besonderer Hingabe widmete. Für ihn war es mehr als nur ein System zur Patentierung von Ideen; es sollte die Grundlage sein für eine utopische sozioökonomische Doktrin, ein Mittel zur Abschaffung ungerechter Privilegien und zur Neuordnung der Industrie. Viele seiner eigenen Erfindungen waren damals von praktischem Nutzen (er hatte eine Pumpe ohne Kolben und eine Methode zum Färben von Glas erfunden), doch wie alle Erfinder hatte er auch so utopisch erscheinende Entwürfe wie einen Untersee-Omnibus und einen elektrischen Zug erdacht. Seinen größten Ruhm als Erfinder brachte ihm eine neuartige Lampe ein, die sehr viel weniger Öl verbrauchte als die herkömmlichen Lampen. Eingehend beschäftigte er sich auch mit der Suche nach einer Methode, das Leben zu unterbrechen, in der Hoffnung, es zu einem späteren Zeitpunkt zurückholen zu können. Mit seinem unruhigen Geist und seiner Neugier wandte er sich den entlegensten Interessengebieten zu. Magnetismus, Phrenologie, Spiritismus und Somnambulismus faszinierten ihn. Begeistert betrieb er das Tischrücken – alles, was er nicht verstand, interessierte ihn. Er war auch ein begabter Dichter und schrieb mit leichter Hand Fabeln, Allegorien und Erzählungen.

Jobards politische Haltung ist schwer zu erkennen. Im Herzen blieb er Bonapartist, doch sein leidenschaftlicher humanitärer Einsatz für Arme und Benachteiligte führte ihn dem damals aufkommenden Sozialismus zu, den er manchmal guthieß und manchmal ablehnte und kritisierte. Mit seiner heftigen, unduldsamen Art und seiner scharfen Zunge machte er sich viele Feinde; als er starb, war er zwar in Frankreich Ritter der Ehrenlegion und in Belgien *Chevalier de l'Ordre de Léopold*, doch einen Sitz in der belgischen Académie Royale hatte er nicht erhalten. Die belgische „*Biographie Nationale*" begründet dies in ihrem Artikel über ihn aus dem Jahr 1886/1887 mit seinem schroffen Umgang mit den Mitgliedern dieses Gremiums.

Mélanie lernte Jobard am 21. Juni 1849 bei der Eröffnung der Pariser Industrieausstellung kennen. Er war einer der Hauptorganisatoren dieser Ausstellung und blieb in Paris, bis sie Ende August geschlossen wurde; Mitte Oktober wurde sie in London wiedereröffnet. Vom 10. Juni an veröffentlichte er mit seinem Kollegen François-Napoléon-Marie Moigno in der Zeitung „*La Presse*" eine Serie von Artikeln über die Ausstellung und die Industrie im allgemeinen. Gegen Ende August war er von dem Konkurrenzblatt „*La Liberté*" abgeworben worden, das während des Sommers bewundernde Kommentare über ihn gebracht hatte. Dort war man begeistert gewesen, als er zum Präsidenten des *Institut de l'Industrie* ernannt wurde, und bezeichnete ihn als einen hervorragenden Bürger, als Freund und Förderer der Erfindungen und unermüdlichen Verteidiger des geistigen Eigentums.

Mélanie und Jobard verbrachten etwa zwei Monate zusammen, aßen allein und mit Freunden, diskutierten über Literatur, Politik und Erfindungen. Sie ließen sich von dem gefeierten Jacques Daguerre photographieren, und Jobard saß dem Prominentenmaler Ary Scheffer für Vorstudien zu einem Porträt.[4] Sie besuchten eine Blumenausstellung in den *Jardins d'Hiver* und bewunderten eine neue Rosenzüchtung.[5] Schließlich scheint Jobard Mélanie einen Heiratsantrag gemacht zu haben. Doch sie hatte keinesfalls vor zu heiraten. Sie hatte sich einen Freund gewünscht, nicht einen Gatten (wohl nicht einmal einen Liebhaber), wenn sie auch zugab, daß sie Jobard geheiratet hätte, „wenn nicht die Sehnsucht nach dem Grab, die mich allezeit umfängt, die Liebe aus meinem traurigen Dasein verbannt hätte".[6]

Sie hielt ihn hin. Jobard habe gewisse „Schwächen", die erst beseitigt sein müßten, bevor sie an eine Heirat denken könne. Nach dieser Zurückweisung kehrte er Ende August ohne sie nach Brüssel zurück. Das nahm Mélanie ihm übel, doch sie konnte es nicht verhindern. Sie vereinbarten aber, sich täglich zu schreiben; der größte Teil von Mélanies Briefen aus den zwei Jahren, in denen sie mit Jobard dauernd in Verbindung stand, ist erhalten. Jobards Briefe sind nicht überliefert, doch glücklicherweise pflegte Mélanie in ihren Briefen stets auf den Inhalt der Briefe ihres Partners Bezug zu nehmen, so daß der Leser einen Eindruck von dem Gedankenaustausch und von Mélanies Denken gewinnt.

Wieder einmal fühlte sich Mélanie von einem Mann mit außerordentlichen Fähigkeiten, ungewöhnlichem Fleiß und schöpferischen Ideen angezogen, der praktisch und philosophisch zugleich war, und sie versuchte ihn zu lieben, wie sie Hahnemann geliebt hatte. Doch sie konnte es nicht – mit dem *grand homme* konnte er sich nicht messen. Er hatte zu viele Fehler – sie nannte ihn „*bavard*", geschwätzig –, ließ sich von seiner Freude an Worten zu boshaftem Witz hinreißen, war zu sehr mit seinen Schriften und seinen eigenen Vorhaben beschäftigt, die Mélanies lebendigen Geist zwar für eine Weile anregten, aber doch nicht als Lebensaufgabe an die Stelle der Homöopathie treten konnten. Sie schrieben sich fast täglich und stritten sich häufig dabei; Mélanie nahm ihm bestimmte Verhaltensweisen oder Äußerungen übel, versuchte ihm bei seinen beruflichen Zielen weiterzuhelfen, ermutigte ihn in seinem Bestreben, in die Ehrenlegion aufgenommen zu werden, und bemühte sich, seinen Briefstil und vor allem seinen Charakter zu verbessern. Mélanie war unermüdlich bestrebt, Charaktere zu verbessern.

In ihrer neuen Lebenszugewandtheit, die sie dieser Beziehung verdankte, begann Mélanie wieder Gedichte zu schreiben, in denen, wie auch in ihren Briefen, jener geistvolle Witz anklang, mit dem sie 20 Jahre früher geschrieben hatte. Doch sie hatte sich verändert, und es fiel ihr nicht mehr so leicht, die emotionale Distanz herzustellen, die jetzt in der Dichtung modern war. Sie verkehrte wieder in der eleganten Gesellschaft und las Gedichte und die neuesten Bücher. Die aktuelle Politik beschäftigte sie sehr; den neuen Sozialismus und die Bourgeoisie mißbilligte sie gleichermaßen, war sich ihrer eigenen aristokratischen Abstammung sehr bewußt und nahm die damit verbundene Verpflichtung, das Leid weniger begünstigter Menschen zu lindern, sehr ernst. Mit ihren Freunden diskutierte sie über neue politische Denker wie Proudhon und darüber, ob Louis Napoléon sich selbst zum Kaiser ausrufen würde. Anfangs drängte sie Jobard, nach Paris zurückzukommen, doch später, als die politische Lage dort unsicherer wurde, begann sie eine Übersiedelung nach Brüssel zu erwägen für den Fall, daß sie Paris verlassen müsse.[7]

Im September 1850 fing Mélanie wieder an, in die Oper zu gehen, froh, daß die Saison nach sechswöchiger Spielpause eröffnet wurde. Sie sah „Orpheus und Eurydike" von Gluck und Donizettis tragische Oper „Lucia di Lammermoor". Die Bekannten, die sie dort traf, lobten sie, weil sie so viel Gutes tat. Sie war unermüdlich tätig. Die Homöopathie nahm sie ernsthaft wieder auf, führte ihre Praxis in Versailles, die sie vor dem Prozeß eingerichtet hatte, weiter und praktizierte freitags in Auteuil, einem reichen Pariser Vorort, wo sie nach fünf Besuchen 18 Patienten hatte. Auteuil, ein traditioneller Erholungsort, war um die Mitte des 19. Jahrhunderts noch ein hübsches Dorf zwischen dem Bois de Boulogne und Versailles. Gegen Ende des Jahrhunderts bauten reiche Pariser dort ihre Sommerhäuser. Mélanies Freund und Patient, der Dirigent Philippe Musard, hatte dort einen Landsitz und wurde später Bürgermeister des Ortes. Mélanie selbst hatte noch immer ihr Landhaus in Versailles. Ihre Freunde fanden dieses zweite Haus zwar unnötig kostspielig, doch sie behielt es bei, wie sie schrieb, weil es ihr die Illusion verschaffte, daß sie Paris im Sommer verlassen könne, obwohl sie seit drei Jahren keine Nacht mehr dort verbracht hatte.[8]

Die Briefe an Jobard schrieb sie eilig in den Augenblicken, die sie mittags oder abends neben ihrer homöopathischen Arbeit erübrigen konnte, oder nach ihren Besuchen in der Oper oder im Theater. Leider sind aus jener Zeit nur wenige Belege ihrer praktischen Tätigkeit überliefert. Charles Lethière wohnte noch immer bei ihr, arbeitete weiterhin treu für sie und bereitete ihre Arzneien zu. Sie hatte viele Patienten und war oft bis spät in die Nacht unterwegs, um sie zu betreuen. Eines Abends schrieb sie an Jobard, daß sie drei Nächte nicht geschlafen habe, weil sie ein kleines Mädchen zu behandeln hatte, das schon aufgegeben worden war. Das Kind hatte sich dank der homöopathischen Behandlung erholt, aber Mélanie fragte sich, ob sie eine solche Arbeitslast weiterhin auf sich nehmen könne.[9] Häufig berichtete sie von entgangenem Schlaf, weil sie sich um einen Patienten mit hohem Fieber kümmern mußte. In den erhaltenen Krankenjournalen finden sich einige Eintragungen aus den Jahren 1849 und 1850, aber die Zahl der Eintragungen deckt sich nicht mit ihren brieflichen Berichten von einem Übermaß an Arbeit. Vermutlich sind weitere Aufzeichnungen aus Mélanies Praxis von dieser Zeit verlorengegangen. Nach Hahnemanns Tod arbeitete sie noch einige Zeit nach seiner Methode, also mit den neuen, höheren Q-Potenzen. Doch die erhaltenen Aufzeichnungen lassen darauf schließen, daß sie später ihre Behandlungsweise änderte und mehr zu Bönninghausens Methode überging, der regelmäßig die Potenz C 200 einsetzte. Doch dies ist nicht eindeutig festzustellen, da sie in ihren Notizen im allgemeinen die Potenz nicht erwähnte.

Sie erzählte Jobard auch von den verschiedenen Mißgeschikken, die ihr widerfuhren. Eines Abends auf dem Heimweg von Auteuil hatte sie einen schweren Unfall mit dem Wagen und lag verletzt am Straßenrand, bis Passanten ihr halfen. Sie befürchtete, ausgeraubt zu werden, während sie dort lag; dies erinnert uns daran, welch eine verlassene Gegend das heute so dicht bebaute, vornehme 16. Pariser Arrondissement damals noch gewesen sein muß. Sie hatte, wie sie schrieb, keinen guten Kutscher mehr finden können, nachdem der, den sie lange Zeit gehabt und dem sie vertraut hatte, im Zuge des Goldrauschs nach Amerika ausgewandert war. Ihre komische Beschreibung ihrer selbst, wie sie im Bett lag, voller Wunden und bedeckt mit *Arnica*-Salbe, enthüllt eine Selbstironie, die in ihren für die Öffentlichkeit bestimmten Schriften nicht zutage tritt.[10] Sie war selbst häufig krank, litt unter Migräne oder „Nervenzuständen", die auf ihre Beziehung zu Jobard zurückzuführen waren. Einmal mußte sie wegen einer Schwäche in den Beinen einige Tage das Bett hüten.

Durch die meisten Briefe von Mélanie zieht sich tiefe Verzweiflung wie ein Faden, den auch Jobard nicht entwirren konnte. Immer wieder schreibt sie von häufigen Anfällen schwerer Niedergeschlagenheit. Sie versuchte zwar, ihr Leben in die Hand zu nehmen und geistreich, interessant und unterhaltend zu sein, doch den Verlust Hahnemanns konnte sie nicht überwinden. Mit einem Bild aus der Homöopathie beschrieb sie in einem Brief den Zustand des *chagrin*, des Kummers: primär verursache er Traurigkeit; die sekundäre Wirkung sei bei Personen mit starkem Charakter Mut, bei schwächerem Charakter Mutlosigkeit.[11] An der Stärke von Mélanies Charakter ist nicht zu zweifeln, denn sie kämpfte darum, ihre Gefühle zu unterdrükken und ihr Leben weiterzuführen. Einer ihrer Versuche, zu einem normalen Leben zurückzukehren, mißfiel Jobard sehr; er protestierte heftig, als Mélanie einen harmlosen brieflichen Flirt mit Eugène de Pradel[12] begann, der improvisierte Verse zu einer Kunstform machte und mit großem Erfolg vortrug. Dem äußerst produktiven Schriftsteller werden mehr als 500 Tragikomödien und unzählige Gedichte und Lieder zugeschrieben. Jobards Sorgen waren unbegründet. Mélanies Begeisterung für Pradel war bei einer seiner Rezitationen entbrannt. Sie hatte ihm einen bewundernden Brief in Versen geschrieben, und er hatte in der gleichen Form geantwortet und sie „eine Schwester Aesculaps" genannt. Da er immer verschuldet war, fing er bald an, von Mélanie Geld zu leihen. Kurze Zeit nach seiner Begegnung mit ihr verließ Pradel Paris, weil er in der Provinz mehr zu verdienen hoffte; von dort aus schrieb er gelegentlich an Mélanie und bat sie um Geld. Der Kontakt mit ihm scheint immerhin Mélanies schlummernde dichterische Fähigkeiten zu neuem Leben erweckt zu haben, denn bald danach fing sie wieder an, Gelegenheitsgedichte und kleine Improvisationen mit Titeln wie „Acht Minuten spazierend im Park" zu schreiben.

Die Briefe an Jobard beschäftigen sich auch eingehend mit Technik und Erfindungen. Für Jobards Beruf interessierte sich Mélanie genauso intensiv wie früher für Hahnemanns Arbeit. Sie wurde eine leidenschaftliche Befürworterin seines „*Monautopole*", das sie immer „das Evangelium" nannte. Sie verbrachte viel Zeit damit, einflußreiche Freunde für die Theorie zu interessieren. Außerdem las und kritisierte sie Jobards literarische Arbeiten, versuchte seinen Stil zu verbessern und ihn von allzu scharfen politischen Äußerungen abzuhalten, damit er in die Ehrenlegion aufgenommen würde. Wieder spielte sie ihre Rolle als Geschäftsfrau, als Dame von Welt, die die Fäden in der Hand hielt und die richtigen Leute beeinflußte, wie früher zugunsten von Lethière und dann von Hahnemann. Sie wurde auch selbst in einen langwierigen Rechtsstreit wegen einer Erfindung hineingezogen. Es scheint, daß sie das Geld zur Verfügung gestellt hatte, mit dem ein Erfinder einen „Luftkompressor" bauen wollte. Doch der vermeintliche „Erfinder" baute diese Maschine nie. Dies scheint eher ein Fall von glattem Betrug als eine mißlungene Erfindung gewesen zu sein, und Mélanie war zu gerichtlichen Schritten gezwungen, um ihr Geld wieder einzutreiben, vermutlich allerdings ohne Erfolg. Dieser Vorfall trug zu ihrer angespannten Finanzlage in späteren Jahren bei.[13]

Mélanie war fortwährend besorgt um Jobards Gesundheit. Er scheint an chronischer Bronchitis gelitten zu haben, weigerte sich aber, das Rauchen aufzugeben. Sie machte ihm Vorwürfe, weil er sich selbst gegen seine Bronchitis *Aconitum* verordnet habe und die Einnahme viel zu häufig wiederhole.[14] Er dürfe sie nur wiederholen, wenn die Symptome wieder aufträten. Sie hielt es ohnehin nicht für das geeignete Medikament und schickte ihm *Bryonia*. Immer wieder erinnerte sie ihn daran, daß er auf seine Gesundheit achten müsse, wenn er sie heiraten wolle. Sie habe nicht vor, einen kranken Mann zu pflegen. Sie behandelte auch seinen Sohn, der an Schwindsucht litt, und berichtete Jobard, der junge Mann sei gut aus Brüssel angekommen. Doch kurze Zeit später erlag der Siebzehnjährige seiner Krankheit. Mélanie schrieb seine Erkrankung dem Zusammenwirken von angeborener Psora und Masturbation zu.[15]

Diese Briefe sind einerseits Zeugnis von Mélanies vielseitigen Betätigungen, doch andererseits sind sie von unendlicher Bitterkeit erfüllt. Sie vermitteln zuweilen den Eindruck von einer Persönlichkeit, die an der Last des Lebens zerbricht. Sie war von Jobards Leichtfertigkeit äußerst schnell verletzt und sehr eifersüchtig wegen seines möglichen Interesses für eine Frau in Brüssel: „In Ihrem Alter und bei Ihrem Charakter ist es eine Schande, daß Sie sich so benehmen ... Ich habe immer gewußt, daß Sie ein Klatschmaul sind, aber ich hätte mir nicht träumen lassen, daß Sie so indiskret sein könnten. Ein *roué* aus der Zeit der Régence hätte nicht schlimmer sein können."[16] Immer wieder wollte sie Jobard in Brüssel besuchen, sagte aber in letzter Minute wegen einer vermeintlichen Kränkung von ihm ab. In einem Brief zeigt sie sich geradezu pathetisch dankbar für ein paar ziemlich altmodische Komplimente von einem älteren Aristokraten, dem sie zufällig in einem Hotel begegnet war. Sie war bedauernswert abhängig von jedem Interesse, jeder Anerkennung, die die Gesellschaft ihr zukommen ließ. Als Hahnemann nicht mehr lebte, scheint sie bei niemandem mehr Bestätigung gefunden zu haben, und auf diese Bestätigung von anderen war sie immer angewiesen, um vor sich selbst bestehen zu können. Eine von Jobards bissigen Bemerkungen beantwortete sie mit der Frage: „Wenn ich nichts wert bin, warum haben dann andere Männer mich geliebt und geachtet? Und nicht etwa gewöhnliche Männer, sondern die Elite von Männern, wie es sie heute nicht mehr gibt. Durch ihre Verehrung war ich an Seelengröße gewöhnt." [17]

Jobard versuchte nach Kräften, Mélanies Trauer um Hahnemann zu lindern, sie zu trösten, wenn die Schwermut sie befiel. Er schlug sogar vor, sie solle eine der neuen Methoden anwenden, mit denen er experimentierte, um mit Hahnemann im Jenseits Kontakt aufzunehmen. In einem Gedicht lehnte Mélanie diesen Vorschlag irritiert ab. Wie konnte er annehmen, fragte sie, daß sie durch Magnetismus und Hellseherei zu trösten sei, daß man damit das Lied des Todes in ihr zum Schweigen bringen und sie auf dieser Welt zurückhalten könne, auf der ihre Seele fremd sei.[18] Jobard verstand offenbar nicht, wie stark Mélanies Bindung an Hahnemann war, und erwartete immer noch, daß Mélanie zusammen mit ihm wieder ganz ins Leben zurückkehren werde. Jobards Interesse an Magnetismus und Somnambulismus ängstigte Mélanie. Sie berichtete ihm, sie habe selbst damit experimentiert und ein junges Mädchen magnetisiert oder hypnotisiert, das wissen wollte, wo sein Vater sei. Die Probandin habe herausgefunden, daß er in Kalifornien war, und das habe sich als zutreffend erwiesen.[19] Mélanie war sich nicht sicher, was sie von diesen Dingen halten sollte, doch sie fand, Jobard würde sich schaden, wenn er sich zu offensichtlich dafür interessiere.[20]

Das Verhältnis lockerte sich nach und nach, der tägliche Briefaustausch endete, die Beziehung scheiterte an Mélanies schwierigem Charakter und an ihrer Verehrung für Hahnemann. Doch sie blieben gute Freunde, solange Jobard lebte. Jahrelang schickten sie sich heitere Gedichte, tauschten politische Standpunkte aus, teilten sich aber auch ernste persönliche Dinge mit. Die Beziehung scheint allmählich gelassener und freundschaftlicher geworden zu sein, als die Spannung aufgrund der nicht ausgelebten sexuellen Anziehung nachließ. Mélanie betrachtete Jobard immer als ihren besten Freund und schrieb ihm im Februar 1859, fast zehn Jahre nach ihrer ersten Begegnung, in einem

Gedicht, der „kostbare Schatz seiner Freundschaft" sei ihr „wertvoller als eine Krone".[21]

In diesen Briefen schreibt Mélanie nichts darüber, wie die homöopathische Welt sich ihr gegenüber verhielt, doch aus den späteren Ereignissen kann man schließen, daß nicht alles zum besten stand und daß Mélanie ihre homöopathische Praxis und ihr Leben ohne die Unterstützung derer bewältigen mußte, die ihr nur Ehre erwiesen hatten, solange sie an Hahnemanns Seite lebte. Sie sah es als ihre Aufgabe an, Hahnemanns Qualitätsmaßstäbe gegen nachlässige Verordnungspraktiken zu verteidigen, und empfand es als schwere Verantwortung, nicht nur ihre eigenen Patienten zu betreuen, sondern um der Homöopathie willen auch noch die Fehler anderer berühmter Homöopathen wie Dr. Antoine Petroz wiedergutzumachen. Es war ein Glück für Mélanie, daß sie sich Jobards Freundschaft erhalten konnte, die ihr über die beruflich schwierigen nächsten Jahre hinweghalf. Doch um wieder ins Leben zurückkehren zu können, brauchte sie etwas anderes oder jemanden anderes als Jobard. Bald sollte sie finden, was sie suchte.

XIV.
Wieder allein

1851 ergab sich eine neue Veränderung in Mélanies Leben. Ihre Beschäftigung mit dem Tod trat etwas in den Hintergrund, als sie die junge Sophie Bohrer in ihr Haus aufnahm, die Tochter der gefeierten Musiker Anton und Fanny Bohrer, der Freunde und früheren Patienten von ihr und Hahnemann.[1] Vor diesem Zeitpunkt ist Sophie in Mélanies Schriften nicht erwähnt. Vermutlich kam sie im Frühsommer 1851 zu Mélanie. Am 9. April dieses Jahres schrieb Frau Sophie Dülken aus München, die Großmutter der kleinen Sophie, einen überschwenglichen Dankbrief an Mélanie, die dem Kind das Leben gerettet habe. Die Briefe ihrer Tochter Fanny seien voll des Lobes über Mélanie; sie sei damit einverstanden, daß sie ihre Enkelin bei sich behalte, zumal das Kind ohnehin schon fünf Jahre von München entfernt lebe.[2] Ein weiterer Brief von Frau Dülken, ähnlichen Inhalts, ist vom 10. Juni 1851 datiert.[3]

Man kann also annehmen, daß die kleine Sophie seit fünf Jahren mit ihrer Mutter nicht mehr in München lebte, vielleicht in Paris, und daß Mélanie sie während eines Teils dieser Zeit behandelt hat und man glaubte, sie habe ihr das Leben gerettet. 1859, als sie versuchte, das Mädchen offiziell zu adoptieren, schrieb Mélanie einen Brief, wonach Sophie als eheliche Tochter des Komponisten Anton Joseph Bohrer und seiner Gemahlin Francesca Romana Dülken am 12. Januar 1838 in Spanien geboren sei. Demnach wäre sie 13 Jahre alt gewesen, als sie zu Mélanie kam.[4]

Hier scheint einiges unklar zu sein. Nach allen Nachschlagewerken zur Musikgeschichte wurde Sophie, die Tochter von Anton Bohrer und Francesca Dülken, 1828 in Paris geboren und war schon in jungen Jahren eine ausgezeichnete Pianistin. Sie starb mit 21 oder 22 Jahren, vermutlich in Rußland.[5] Möglicherweise war die Sophie, die von Mélanie adoptiert wurde und deren Vornamen der Reihe nach Marie Sophie Barbara lauteten, eine andere, jüngere Tochter der Bohrers. Zu jener Zeit hatten Geschwister häufig den gleichen Vornamen in verschiedenen Kombinationen, wenn ein Vorfahre besonders geehrt werden sollte (sowohl Anton Bohrer, korrekt Joseph Anton, als auch sein Bruder Max, eigentlich Max Anton, trugen zum Beispiel den Namen Anton). Vielleicht nannte auch die Familie oder Mélanie das Kind bei diesem Vornamen zum Gedächtnis seiner verstorbenen älteren Schwester oder zu Ehren der Großmutter.[6] Möglich ist auch, daß Mélanie den Namen Marie vermeiden wollte, denn er war einer ihrer eigenen Vornamen; außerdem hatte Samuel ihn zuweilen benützt.

Sophie kam also, unter welchen Voraussetzungen auch immer, 1851 zu Mélanie und lebte bei ihr wie eine Tochter. Von dieser Zeit an begann sich das Leichentuch, das so lange über Mélanies Gefühlen gelegen hatte, ein wenig zu heben. Am 6. Juli 1851 schrieb sie in Versailles das erste von vielen Gedichten an Sophie. Darin erzählt sie ihrer neuen Tochter, wie sie sich selbst während ihrer Ehe mit Hahnemann alt werden gefühlt hatte, wie sie gezwungen war, langsamer zu werden, um sich ihm anzupassen. Seit seinem Tod sei sie alt geblieben, habe nur noch den einen Wunsch gehabt, ihm so bald wie möglich zu folgen. Doch nun, da dieses junge, bezaubernde Kind ihre Hand halte und sie Mutter nenne, sei sie wieder jung geworden und freue sich auf eine lange Zukunft.[7] In einem anderen Gedicht schreibt sie, seit Samuels Tod habe sie gelebt wie ein Automat, wie eine von Vaucassons mechanischen Enten, bis Sophie in ihr Leben gekommen sei.[8] Tatsächlich änderte Mélanie vieles an ihrem Leben, als Sophie zu ihr kam. Sie fuhr immer öfter nach Versailles und schrieb dort, in der Stille fern von ihrer Praxis, eine Folge von Gedichten über das Glück der Existenz dieses Kindes und ihre Beziehung zu ihm.[9] Alle diese Gedichte haben das gleiche Thema: wie anders und wieviel glücklicher Mélanies Leben geworden ist, seit Sophie ein Teil davon ist. Eine Eintragung in ihrem Notizbuch vom 20. Mai 1853 zeigt vielleicht am deutlichsten den Stimmungsumschwung und die Leidenschaft, die ihm zugrunde liegt:

„Mein Leben war eine Wüste, in der ich umherirrte und litt, im Kampf mit dem Tod und dem Schmerz, dieser wilden Bestie. Verzweifelt und am Ende meiner Kraft, wollte ich schon den letzten Atemzug tun, als ich eine Oase fand, die mich rettete. Ohne sie wäre mein Leben erloschen, und ich wäre an Durst nach der Liebe der Engel zugrunde gegangen.

Ich hatte mich in einem Wald verirrt, aus dem ich nicht mehr herausfand. Ich war von Dornen und Felsen zerkratzt und wurde von Schlangen verfolgt. Plötzlich sah ich im Dunkel der Zweige den Weg gezeichnet, auf den ich zugehen konnte." [10]

Sophies Auftauchen in Mélanies Leben hatte sie von der Trostlosigkeit und Verzweiflung geheilt, die während der Beziehung zu Jobard nur vorübergehend und teilweise gewichen waren. Dies ist sicher Sophies persönlichem Charme zuzuschreiben, aber auch der Tatsache, daß das Kind eine Art Verbindung mit Samuel schuf. Er hatte sie noch gekannt und hatte auch, wie Mélanie behauptete, die Adoption gutgeheißen. Das Duo der Brüder Anton und Max Bohrer war um 1830 in Paris sehr bekannt, und obwohl beide in Deutschland lebten und arbeiteten, kamen sie um die Zeit, als die Hahnemanns sich in Frankreich niederließen, vermutlich häufig zu Konzerten nach Paris. Die beiden Brüder und ihre Frauen suchten die Hahnemanns mehrmals als Patienten auf, und Max war der Cellist bei der Feier von Hahnemanns 60. Doktorjubiläum im August 1839. Es ist sehr wahrscheinlich, daß sich zwischen den Auslandsdeutschen ein engerer persönlicher Kontakt entwickelt hatte, und es ist nicht auszuschließen, daß Hahnemann Sophie „auf seinen Knien tanzen ließ", wie Mélanie behauptete.[11]

Mélanie scheint also durch Sophies Ankunft viel glücklicher geworden zu sein, doch damit waren nicht alle Probleme gelöst. Sie hatte offenbar viel weniger Geld, als sie gewohnt war. Sie lebte eindeutig in „beschränkten Verhältnissen" und weitgehend von Erinnerungen an Hahnemann. Als der amerikanische Arzt Dr. Israel Tisdale Talbot sie im Winter 1854/1855 aufsuchte, fand er sie in einem halbleeren Haus. Man führte ihn in „einen großen, aber etwas kahlen, spärlich möblierten Salon, dessen wesentlicher Schmuck, abgesehen von den Spiegeln und der Uhr, der üblichen Einrichtung von Pariser Salons, eine riesige Marmorbüste Hahnemanns von David war. Sie stammte aus seinem letzten Lebensjahr und idealisierte ihn zweifellos. Nach einigen Augenblicken trat eine Dame mittleren Alters ein; sie war groß und sehr elegant, ihr grau werdendes Haar war gelockt über ihrer hohen, intellektuellen Stirn. Ihre Haltung machte auf mich den Eindruck von Kälte und Strenge, ihr Benehmen war vornehm und distanziert. Es war Madame Hahnemann. Gleich bei der Begrüßung war zu erkennen, daß sie eine außergewöhnlich gebildete Frau war, gewohnt, Fremde zu empfangen.

Als ich das Gespräch auf ihren berühmten Gemahl brachte und erwähnte, wie weit seine Lehre in Amerika verbreitet sei, verschwand ihre Kälte und Strenge augenblicklich, und sie wurde zu einer interessierten und anregenden Zuhörerin.

Sie sprach offen und voll Begeisterung von Hahnemann, dessen Geist, wie sie sagte, in seinen letzten Lebensjahren noch klarer und dessen Denkvermögen noch umfassender geworden sei.“ [12]

Es scheint, daß Mélanie bei ihrer unglücklichen Spekulation um die Erfindung der Luftkompressionsmaschine sehr viel Geld verloren hatte, und mit der Homöopathie konnte sie nicht viel verdienen. Zwar praktizierte sie fortwährend, doch nicht immer verlangte sie Geld für ihre Leistungen. Wenn sie nicht gegen Bezahlung, sondern aus Nächstenliebe tätig war, konnte sie der Verfolgung entgehen. Wieviel sie in diesen Jahren arbeitete, ist schwer festzustellen. Nach ihren Briefen an Jobard zu urteilen, hatte sie ihre Praxis stark erweitert und war sehr beschäftigt. Doch es gibt nur wenige Krankenberichte aus diesen Jahren, und es ist möglich, daß Charles Lethière im wesentlichen die Praxis aufrechterhielt. Er hatte inzwischen Medizin studiert, war als Arzt zugelassen und arbeitete als Homöopath. Er hatte einige von Hahnemanns Patienten übernommen, darunter Philippe Musard, dessen Behandlung er 1862 in einem kleinen Buch über Homöopathie beschrieb.[13]

Diesen Bericht über den Fall M. M., wie er ihn nannte, benützte Lethière, um ein Loblied auf die Homöopathie zu singen. Im September 1851 war er nach Auteuil in das Haus des gefeierten Dirigenten gerufen worden, der einen Schlaganfall erlitten hatte. Als Lethière eintraf, war es schon fast zu spät für jede Hilfe. Da er allopathische Behandlungen ablehnte, gab er Musard einige Kügelchen *Arnica* 6 in den Mund, rieb seine Füße mit einer Urtinktur der gleichen Substanz ein und ließ sowohl die oralen Gaben als auch die Einreibung der Füße mehrere

Stunden lang fortsetzen. Durch diese Behandlung wurde das Leben des Dirigenten erhalten, doch er blieb geistig verwirrt, und seine ganze rechte Seite war gelähmt. In der Folge verordnete Lethière wiederholt *Belladonna,* bis der Patient wieder gehen konnte. Doch Ende Oktober hatte Musard einen weiteren Schlaganfall. Diesmal wurde er durch eine sofortige Gabe von *Opium* körperlich wiederhergestellt, doch sein Denkvermögen war noch immer beeinträchtigt. Als der Winter kam und die Saison der Konzerte und Bälle begann, bei der Musard immer eine so bedeutende Rolle gespielt hatte, entschlossen sich Lethière und Musards Sohn, in einem riesigen Konzertsaal ein großes Orchester zu versammeln. Lethière, der einen neuen Schlaganfall befürchtete, führte Musard mit einiger Besorgnis in den Saal. Die Begrüßung des Orchesters mit dem Ruf „Viva Musard" hatte keinerlei Wirkung auf ihn, er erkannte niemanden und empfand nichts. Doch sobald die Musik begann, fing er heftig zu zittern an, seine Augen glänzten, er nahm den Taktstock, den sein Sohn ihm hinhielt, und dirigierte das Orchester mit noch größerer Kraft und Inspiration als je zuvor. Er war völlig wiederhergestellt und leitete erfolgreich alle seine Konzerte dieses Winters in Paris. „Hätte man mit Aderlässen so viel bewirken können?" fragte Lethière befriedigt.[14]

Nicht lange nach Sophies Ankunft trat eine neue Veränderung in Mélanies Leben ein. Charles (bislang offenbar ein überzeugter Junggeselle) verliebte sich, heiratete, verließ Mélanies Haus und Praxis und zog mit seiner Frau von Paris fort. Das war ein schwerer Schlag für Mélanie, denn Charles war ihr nicht nur jahrelang ein treuer Helfer und Freund gewesen, sondern er hatte ihrer Praxis durch seine Qualifikationen in Medizin und Pharmazie auch den Schutz der Legalität gegeben. Außer Charles hatte sie keinen befreundeten Arzt, der sie vor behördlichen Verfolgungen hätte bewahren können, und ebensowenig einen Apotheker. Offenbar hatte sie alle Pariser Homöopathen gegen sich; von ihnen konnte sie keine Hilfe erwarten. Sie wollte Bönninghausen dazu bewegen, nach Paris zu kommen und mit ihr zusammen zu praktizieren. Auch Constantin Hering fragte sie, ob er Interesse hätte. Beide lehnten ab.

Als Sophie ins heiratsfähige Alter kam, wollte Mélanie, wie es üblich war, ihr einen guten Ehemann suchen (man sollte annehmen, daß von einer Frau wie Mélanie anderes zu erwarten gewesen wäre). Sie hatte den Einfall, Sophie mit einem der Söhne von Bönninghausen zu verheiraten, die beide Ärzte werden wollten. Damit würden sich die beiden Dinge vereinbaren lassen, die ihr am meisten am Herzen lagen: sie würde weiterhin mit Sophie zusammensein können, und sie würde praktizieren können, ohne Angst vor Verfolgung zu haben. Diese Idee mag sie gehabt haben, als Bönninghausen 1855 einen Briefwechsel mit ihr begann. Er wollte die sechste Auflage des „Organon" erscheinen sehen und Zugang zu Hahnemanns Krankenjournalen bekommen, um Hahnemanns Verordnungsweise in den späten Jahren kennenzulernen. Seit Hahnemanns Tod waren zwölf Jahre vergangen, und Bönninghausen fand, die Zeit sei nun reif für die Veröffentlichung. Er meinte, es sei genügend Zeit verstrichen, und Hahnemanns Wunsch, daß die Veröffentlichung so lange hinausgezögert werde, bis die Streitereien zwischen einzelnen homöopathischen Schulen aufgehört hätten, sei damit erfüllt.[15] Doch Mélanie wollte nicht einmal Hahnemanns bestem Freund und vertrautestem homöopathischen Kollegen Einblick in diese Aufzeichnungen gewähren, denn sie fürchtete, er werde sie falsch verstehen, und ihre Veröffentlichung werde Hahnemanns Ruf schaden.

Es wurde eine sehr komplizierte Angelegenheit. Schon Hahnemann selbst war Verlegern und Kritikern gegenüber sehr vorsichtig und argwöhnisch gewesen, wenn es um seine Schriften ging. Um die Zeit, als er Deutschland verließ, war er in harte Auseinandersetzungen mit den deutschen Homöopathen verwickelt gewesen, wobei es vor allem um die Wahl der Potenzen und um die Kombination von allopathischem und homöopathischem Verfahren ging. Wie schon beschrieben, neigte Hahnemann dazu, diejenigen, die niedrige Potenzen verwendeten, mit denen gleichzusetzen, die ein Mischverfahren praktizierten, was nicht immer zutreffend war. Da er mit Recht vermutete, daß Anhänger der Niedrigpotenzen wie Ludwig Grießelich auf die Enthüllung, daß er selbst in letzter Zeit noch viel höhere Potenzen verwendet habe als früher, feindselig reagieren würden, hatte er keine Details veröffentlichen wollen. Außer Mélanie wußte niemand genau, was Hahnemann an Manuskripten hinterlassen hatte.

Unter den Homöopathen war bekannt, daß er eine sechste Auflage des „Organon“ abgeschlossen hatte, denn er hatte sie im Februar 1842 dem Verleger Schaub in Deutschland angeboten. Doch niemand wußte, was daraus geworden war. Bekannt war auch, daß Hahnemann seine sämtlichen Aufzeichnungen über die Behandlung seiner Patienten in die sogenannten „Krankenjournale“ eingetragen hatte, und man nahm an, daß sie noch vorhanden seien. Wegen dieser Dokumente hatte es in der Tat schon viel Ärger gegeben. Hahnemanns Tochter Luise beanspruchte sie als ihr Eigentum, denn ihr Vater habe sie bei seiner Abreise nach Paris bei ihr zurückgelassen und sie sich erst später, als er dort wieder zu praktizieren begann, kommen lassen, dabei aber versprochen, sie zurückzugeben. Doch Mélanie bestand darauf, sie zu behalten, da dies Hahnemanns letztem Willen entspreche.

Mélanie war trotz Bönninghausens Drängen keineswegs überzeugt davon, daß die Zeit für die Veröffentlichung gekommen sei. Sie hatte einiges von Hahnemanns Furcht vor den Feindseligkeiten anderer Homöopathen übernommen. Außerdem hatte sie in Paris zahlreiche Fälle homöopathischer Fehlbehandlungen erlebt.

Mélanie wollte die alleinige Verantwortung für die Vorbereitung und Veröffentlichung von Hahnemanns Schriften übernehmen, aber sie hatte keine Zeit und keine Möglichkeit gehabt, sich dieser Arbeit zu widmen. In einer Reihe von Briefen führte sie langwierige, zeitraubende Verhandlungen mit Bönninghausen und gab verschiedene Gründe an, weshalb sie ihm das Material nicht überlassen könne (zum Beispiel, weil sie diese Dokumente nicht mit der Post oder einem Boten senden wolle, denn sie könnten verlorengehen, beschädigt oder vom Zoll beschlagnahmt werden).[16]

Zugleich mit den Verhandlungen über die Übersendung von Schriften Hahnemanns an Bönninghausen betrieb Mélanie auch die Verheiratung von Sophie mit einem seiner Söhne. Im Dezember 1855 deutete sie vorsichtig an, daß Sophie gut zu einem seiner Söhne passen würde:

„Zwei Ihrer Söhne sind Mediziner und werden den Spuren ihres Vaters folgen ... Auch ich bin glücklich durch den Besitz einer Adoptivtochter, die Gott mir gesandt und die Hahnemann mir selbst ausgewählt hat, als er sie noch auf seinen Knieen tanzen ließ. Es ist das Ergebnis einer alten Familienneigung. Ihre Eltern waren die Freunde der meinigen. In meinen Träumen mütterlichen Glückes habe ich, indem ich an Ihre Söhne dachte, mir gesagt: ‚Diese jungen Leute müssen eine ausgezeichnete Erziehung genossen haben. Ihre Ritterlichkeit muß ebenso groß wie ihre Begabung sein; sie sind in heiratsfähigem Alter; wer weiß? Eine Verbindung unserer Kinder wäre vielleicht nicht unmöglich.'" [17]

Bönninghausen schien diesem Plan nicht abgeneigt zu sein. Er antwortete sofort, beschrieb seine Familie und bat um Bilder von Mélanie und ihrer Tochter. Am 12. Januar 1856 schilderte Mélanie ihre Tochter in einem weiteren Brief:

„Meine Sophie ist eine kleine, niedliche Brünette, ohne Schwächlichkeit und vollkommen gut gebaut. Ihre Taille ist schlank, obgleich sie sich niemals schnürt; ihr ganzes Äußere ist sehr wohl proportioniert und ihr ganzes Auftreten ist von vornehmer Eleganz. Ihr Gesicht ist hübsch, allerdings ohne regelmäßige Schönheit; sie gefällt ..." [18]

In einem freundlichen Antwortbrief beschrieb Bönninghausen seine Söhne und schlug vor, daß er und Mélanie sich im Sommer bei einem internationalen Kongreß der Homöopathen in Brüssel treffen könnten, um die Sache weiter zu besprechen. Dem stimmte Mélanie im April zu; sie schrieb auch, sie wolle Sophie porträtieren lassen.

Eine solche Verbindung bedeutete sowohl für Mélanie als auch für Bönninghausen einen Gewinn. Bönninghausen erhoffte für sich uneingeschränkten Zugang zu Hahnemanns Schriften und für einen seiner Söhne eine einträgliche und sichere homöopathische Praxis. Mélanie wollte einen guten Ehemann für Sophie finden, einen jungen Arzt, den sie selbst bei der Gründung seiner Praxis unterstützen würde, womit sie für die finanzielle Sicherheit ihrer Adoptivtochter sorgen konnte. Heute wäre man vermutlich entsetzt über so berechnende Geschäfte mit dem Schicksal der Kinder, doch im 19. Jahrhundert war es durchaus üblich – wie es scheint, sogar bei so modernen und emanzipierten Frauen wie Mélanie –, passende Ehepartner für ihre Kinder auszusuchen. Vielleicht befürchtete Mélanie auch, daß Sophie keine gute Partie machen könnte, da sie ihr wenig als Mitgift bieten konnte.

Im weiteren Verlauf der beiden Korrespondenzen mit Bönninghausen über die Veröffentlichung der Schriften und die Verheiratung ihrer Kinder machte Mélanie schließlich einige Zugeständnisse. Im Juni 1856 reiste sie nach Münster zu Bönninghausen. Es scheint, daß sie bei diesem Versuch endgültig zugesagt hat, die sechste Auflage des „Organon" im kommenden Herbst zu veröffentlichen und ihm einiges Material aus den Krankenjournalen zu senden. Doch alles, was sie tat, war, ihm ein paar Auszüge aus den Journalen zu schicken, die er unverzüglich mit einem erläuternden Kommentar veröffentlichte, worüber Mélanie wütend war. Sie fand ihre schlimmsten Befürchtungen bestätigt und war um so mehr überzeugt, daß nur sie selbst die Verantwortung für die Publikation des Materials übernehmen könne. Sie schrieb:

„Als ich Ihnen die No. 1 der 'Krankheiten' sandte, glaubte ich, Sie würden fühlen, wie wichtig es sei, darüber bis zur Veröffentlichung nichts zu sprechen. Ich bin daher aufs schmerzlichste betroffen gewesen, als ich in der 'Leipz. hom. Zeitg.' (28. Juli) las, daß Sie dieses Schreiben mitgeteilt haben und daß die unendlichen Verdünnungen so unsinnig weit getrieben worden seien, daß man glauben könnte, nur greisenhafte Geistesschwäche habe Hahnemann in derartige Irrtümer verfallen lassen können. Glücklicherweise seien aber diese übertriebenen Mitteilungen der Beurteilung Bönninghausens unterbreitet, und er würde entscheiden u.s.w. u.s.w. – Ist es nicht merkwürdig, daß der Geist Hahnemann's, der bis zu dem letzten Augenblick, da er das Leben verließ, so viele glänzende Äußerungen hellsten wissenschaftlichen Lichts gegeben hat, und der kurz vor seinem Ende noch klarer war als in der Mitte seiner Laufbahn, daß dieser Geist seine letzten Willensäußerungen, die er an den äußersten Grenzen seines Lebens ausgearbeitet hat, da er bald Rechenschaft ablegen sollte in der Ewigkeit, nicht ohne einen Vormund sollte abgeben können, und wäre dieser Vormund selbst ein Bönninghausen. Und gerade von da geht Müller, der alte Feind seines Meisters, aus und wühlt in der gleichen Zeitschrift (vom 11. August) von neuem und im selben Geiste, so daß die nachgelassenen Werke des großen Meisters verschrien und beschimpft werden, ehe sie erscheinen. Das ist ein sehr großes Unglück, größer, als Sie glauben können. – Wenn das

Geheimnis bewahrt worden wäre, wie ich es zwölf Jahre lang getan habe – so hätten die Werke sich selbst gezeigt und hätten sich selbst verteidigt, indem sie gesprochen hätten: Tut, was ich getan habe, aber macht's, wie ich's gemacht habe! Jetzt klagt man an, was man nicht kennt und was sich nicht verteidigen kann; man macht lächerlich, was verehrt werden sollte als der Höhepunkt der Heilwissenschaft! Noch einmal, es ist ein Unglück, das mir die Mission, die mir anvertraut worden ist, noch schwieriger machen wird. Sie sind sicherlich von guten Absichten gedrängt worden zu sagen, was geheim bleiben sollte. Lieber Freund, wenn Sie mich gefragt hätten, so hätte ich Sie gebeten, zu schweigen bis zu einem neuen Auftrag. Die Werke Hahnemanns müssen den Menschen wie das Licht der Sonne erscheinen, die man nicht kontrolliert, sondern nur genießt." [19]

Dieser wirre und in seiner Leidenschaftlichkeit fast zusammenhanglose Brief zeigt, in welche Verzweiflung diese unüberlegte Veröffentlichung Mélanie gestürzt hatte und was ihre größte Befürchtung bei der Publikation von Material aus Hahnemanns späten Jahren war: daß man vermuten könnte, seine geistigen Kräfte hätten im Alter nachgelassen. Die offizielle Veröffentlichung wurde durch Bönninghausens Aktivitäten eher noch weiter verzögert. Bönninghausen selbst scheint von Mélanies Reaktion sehr betroffen gewesen zu sein, denn er kam nie wieder auf das Thema zurück.

Die Verhandlungen über die Heirat gingen jedoch weiter. „Mein Zimmer ist voll mit Leuten", schrieb Mélanie am 15. September 1856 an Bönninghausen,[20] und am 30. Oktober: „Ich bedeute ein großes, leicht zu erwerbendes Vermögen",[21] obwohl dieses Vermögen nur potentiell vorhanden war. Mélanie erklärte Bönninghausen ganz offen, daß sie wegen ihrer leichtsinnigen Investition finanziell in einer schwierigen Lage sei und daß ihre Hoffnung für die Zukunft in ihren Möglichkeiten liege, als Sophies Mitgift ihren Ruf und ihren Einfluß zugunsten seines Sohnes Karl geltend zu machen:

„Ich habe ein Vermögen besessen, das bedeutender war als mein heutiges. Ich beteiligte mich an einer Unternehmung für Fortbewegung durch komprimirte Luft; ich steckte eine bedeutende Summe in diese Sache, welche fehlschlug, und mein

Geld war verloren ... Heute besitze ich nur noch ungefähr 150000 frcs. Was ich noch besitze und was ich besaß, war mein persönliches Eigentum ... Was mir bleibt, ist in gutem Landbesitz angelegt, und alles, was ich habe, ohne Ausnahme, wird meiner lieben Sophie gehören ... Heute dient meine Einnahme dazu, mein Erbe zu vergrößern, das, ich wiederhole es, vollständig meiner Tochter gehören wird.

Da ich so sicher bin, daß ich ein großes, leicht durch mich zu erwerbendes Vermögen bedeute, wenn mein Schwiegersohn tüchtig ist, verlange ich absolut keinen finanziellen Vorteil; es ist mir ganz gleichgültig, wenn er nichts besitzt, vorausgesetzt, daß er meine Tochter liebt, sie glücklich macht und fleißig ist mit mir, die ich fleißig bin ... Es ist möglich, daß Sophie später außerordentlich viel Vermögen besitzen wird; denn ich hoffe noch auf wichtige industrielle Unternehmungen, in die ich nichts mehr zahlen muß." [22]

Mélanie schlug außerdem vor, ihren Einfluß bei Kaiser Napoleon III. geltend zu machen, um für Karl die Genehmigung zum Praktizieren in Frankreich zu erwirken. In diesem Sinn schrieb sie zweimal an Bönninghausen:

„Wenn ich Sie zu einer Antwort dränge, so geschieht dies, weil ich die Absicht habe, den Kaiser nach seiner Rückkehr von der Jagd um eine Audienz zu bitten, um ihm über Homöopathie vorzutragen.

Dann könnte ich zugleich, wenn unsere Kinder einander heiraten würden, für Ihren Sohn um die Erlaubnis bitten, seine medizinische Praxis in Frankreich frei und ohne Prüfung ausüben zu dürfen, was ich sicher erlangen würde ... Der Arzt, der mein Schwiegersohn wird, hat sofort eine unzählige Menge von Patienten: diese Gewißheit habe ich sowohl aus der Vergangenheit wie der Gegenwart gewonnen." [23]

Schließlich einigten sich alle Beteiligten auf die Heirat, und die Hochzeit wurde im Juli 1857 gefeiert. Der Kaiser sicherte Karl die Zulassung ohne alle Prüfungen zu. Wieder einmal triumphierte Mélanies bemerkenswerte Fähigkeit, die herrschenden Kreise in Frankreich zu beeinflussen. Sie schrieb ein paar traurige Verse über den Verlust von Sophie, vermutlich während die beiden auf ihrer Hochzeitsreise waren, und sie war froh, als sie wohlbehalten zurückkehrten und sich in Paris niederließen. Nachdem die Hochzeit stattgefunden hatte und Karl von Bönninghausen als Mitglied ihrer Familie in Paris lebte, konnte Mélanie wieder offen praktizieren. Doch nur in den erhaltenen Krankenjournalen von 1859 und 1863 finden sich Aufzeichnungen von ihr; falls es Journale über ihre gemeinsame Praxis mit Karl gegeben hat, sind sie verschollen. Sicher ist aber, daß sie und Karl neben Mélanies bisheriger Praxis in den ländlichen Gebieten um Auteuil und Versailles in harter Arbeit eine große und einträgliche Praxis in Paris aufbauten.

Am 13. April 1858 schrieb sie an Bönninghausen:

„Unsere Praxis vergrößert sich langsam, aber sicher, indem die, die wir behandeln, uns andere schicken und alles zufrieden ist mit Ausnahme der alten Ladenhüter, jener unheilbar Kranken, die überall herumgezogen sind; und auch sie werden noch Linderung ihrer alten Leiden erlangen.

Als ich im Dezember mit Karl anfing, hatte ich als Kranke niemand als meine nächsten Freunde in Paris, und nach 4 Monaten Praxis haben wir allen Grund, zufrieden zu sein. In Versailles haben wir mehr Kranke als in Paris, und wir können zwei volle Tage wöchentlich auf die Arbeit dort verwenden, die Dienstage und Freitage, wo wir schon morgens hingehen. Kurz, wenn es so weitergeht, wie es angefangen hat, so werden wir in einem Jahr schon eine schöne Anzahl Kranker und in zwei Jahren eine große Kundschaft haben.“ [24]

Wieder eine große Praxis aufzubauen, war schwer, doch Mélanie ging mit Freude an die Arbeit. Die erneute Zusammenarbeit mit einem deutschsprachigen Arzt muß sie an die erste Zeit mit Hahnemann in Paris erinnert haben:

„Ich sehe also schon die Morgenröte der schönen Verwirklichung einer Klientel, von der ich Ihnen schon gesprochen habe, natürlich nur bei tüchtiger Arbeit, wie dies nötig ist. Aber ich bin sehr arbeitsam, Karl ist es auch, und wir verstehen uns vollkommen bei der Krankenbehandlung sowohl wie sonst ...

Karl kann mit den Kranken noch nicht anders als durch meine Vermittlung sprechen; dies trennt ihn vom Kranken und kann ihm nicht angenehm sein, obgleich er sich darüber nicht beklagt. Aber dies ist ein Übelstand, der sich jeden Tag vermindert; denn er fängt schon an, im Hause ein wenig zu sprechen, und er wird es sich auch so nach und nach angewöhnen, mit den Kranken zu sprechen; dann werden ihm alle Beziehungen leichter werden. Im übrigen suche ich ihm die Zeit des Stummseins angenehm zu machen, bis er sich mit allen verständigen kann.“ [25]

XV.
Das Ende der Geschichte

Es war ein Glück, daß Mélanie sich die Partnerschaft und den Schutz der Familie Bönninghausen zur rechten Zeit hatte sichern können, denn die Differenzen, die seit langem zwischen ihr und der Gemeinde der orthodoxen Homöopathen bestanden hatten, hatten sich im Sommer 1856, während sie in intensiver Korrespondenz mit dem Freiherrn von Bönninghausen stand, zu offenen Streitigkeiten ausgewachsen.

Die homöopathischen Ärzte in ganz Europa vermieden im allgemeinen eine zu enge Verbindung mit der Witwe des Begründers ihrer Lehre. Während sie selbst um die Anerkennung ihres Berufsstandes kämpften, praktizierte Mélanie ohne offizielle Qualifikation als homöopathische Ärztin. Sie stand ihrerseits diesen Ärzten und dem, was sie als unhomöopathische Praktiken ansah, sehr kritisch gegenüber. Einige Fallgeschichten, die in zeitgenössischen homöopathischen Zeitschriften veröffentlicht wurden,[1] zeigen, wie weit die Homöopathie, wie diese Ärzte sie ausübten, von den Maßstäben entfernt war, die Hahnemann zu setzen versucht hatte. Gegenüber den nachlässigen Praktikern, den Halbhomöopathen, die ihre Homöopathie mit allopathischen Methoden vermischten, wenn es gerade passend schien, war Mélanie so etwas wie die diktatorische Stimme Hahnemanns über das Grab hinaus.

Hahnemanns letzte Jahre waren zwar die glücklichsten seines Lebens gewesen, in denen er den wenigsten Anfeindungen ausgesetzt war, doch die Kontroversen hatten sich im Hintergrund fortgesetzt. Als er starb, brach der ganze aufgestaute Groll, der während seiner erfolgreichen letzten Jahre zurückgehalten worden war, gegenüber seiner Witwe hervor. Mit unvorstellbarer Gehässigkeit wurde alles, was sie tat, im schlechtesten Licht dargestellt. Wie bereits berichtet, deutete man ihre Fassungslosigkeit bei Hahnemanns Tod als vorsätzlichen Sabotageakt gegen seine deutsche Familie; und diese Familie kämpfte erbittert darum, an sein Geld heranzukommen, obwohl er dies selbst in seinem Testament verboten hatte.

Doch nicht nur die mißtrauische Familie griff Mélanie an, sondern auch der ganze Berufsstand der Homöopathen. Dr. Camille Croserio und Dr. Nicolas Deleau hatten ihr zwar unmittelbar nach Hahnemanns Tod beigestanden, doch nach dem Prozeß hörte man nichts mehr von ihnen. Offenbar wollte niemand mit ihr in Verbindung gebracht werden. Als in der Presse zu lesen war, Madame Hahnemann gedenke, den Kongreß homöopathischer Ärzte im September 1856 in Brüssel zu besuchen, entschied die Homöopathische Zentralkommission in Paris, daß niemand an der Tagung als Mitglied teilnehmen dürfe, „der nicht im Besitze eines gesetzmäßigen Diplomes, das auf Grund abgelegter Prüfungen an einer rechtsgültig errichteten Universität ausgestellt sei, sich befinde".

„Da übrigens in unserem Europa die Frauen von Gesetzes wegen in medizinischer Hinsicht mit Unfähigkeit belegt sind, so können Frau Liette und Frau Hahnemann mit keinerlei Rechtstitel Anspruch darauf erheben, an dem homöopathischen Kongreß teilzunehmen, der demnächst in Brüssel stattfinden wird. Die Satzung für den Kongreß ist klar und wird in ihrer ganzen Strenge angewandt werden. Während die Kommission so handelt, versteht sie doch das Andenken Hahnemanns zu ehren, dessen gewaltige Reform der Heilkunst ein wesentlich und einzigartig wissenschaftliches Werk ist, eine Reform, die mit Nutzen nur von denen ausgebreitet werden kann, die Titel und Autorität besitzen, um sich über die Fragen, die die Medizin betreffen, auf Grund ihrer Kenntnisse auszusprechen."[2]

Diese „namens der homöopathischen Zentralkommission" von Dr. Antoine Petroz als Vorsitzendem und Dr. Léon Simon als Schriftführer unterzeichnete Erklärung wurde auf der ersten Seite der Zeitschrift der Pariser Homöopathischen Gesellschaft veröffentlicht und erregte natürlich Mélanies Zorn. Sie hatte wohl tatsächlich die Absicht gehabt, den Kongreß zu besuchen, denn bei dieser Gelegenheit hatte sie sich ursprünglich mit Bönninghausen in Brüssel treffen wollen, doch nun erwiderte sie mit leidenschaftlichem Stolz, sie habe nie vorgehabt, an dem Kongreß teilzunehmen, sondern habe lediglich in die belgische Hauptstadt fahren wollen, um Bönninghausen zu treffen:

„Was hätte ich auch dort tun sollen, ich, Schülerin Hahnemanns, welche er sich mit so viel Eifer zu unterrichten bemühte, weil ich seine Lehre wohl begriff, ich, deren Arbeiten er unaufhörlich schätzte und rühmte und die er seinen Anhängern mit den Worten zeigte: ‚Ich habe 50 Jahre einen Mann gesucht und ich habe ihn erst in einer Frau gefunden'? Was hätte ich in einer Versammlung tun sollen, wo, außer einer ehrenwerten Minderheit, jeder – geleitet von seinem Hochmut und seiner Unwissenheit, die ihn sogar hindert, in seinen Heilungen Erfolg zu haben – glaubt, sich zum Reformator der neuen Heilwissenschaft aufwerfen zu können und dabei in Frage stellt, was durch 60jährige Triumphe geheiligt worden ist? – Was hätte ich in einer Versammlung unzusammenhängender Parteien tun sollen, die einander anbrüllen, wenn sie sich zusammenfinden, und deren aufsehenerregende Streitereien aus den homöopathischen Zeitschriften und Versammlungen den Turmbau zu Babel machen, anstatt der gebildeten Welt jene schöne Einigkeit zu zeigen, welche die echten Anhänger Hahnemanns kennzeichnet, die in ihrer Wissenschaft gelehrt genug sind, um nicht bei der alten Medizin oder in ihren eigenen Phantasien die Heilmittel zu holen?"[3]

Der Comte Edmond de la Pommerais, Doktor der Medizin und Mitglied der Gallikanischen Homöopathischen Gesellschaft, veröffentlichte ebenfalls eine Entgegnung zugunsten von Mélanie:

„Indem ich auf den ungehörigen Artikel, der sich gegen eine Frau von höchstem Verdienst richtet, antworte, glaube ich das Andenken dessen zu ehren, dem wir verdanken, was wir sind und wissen. Verdanken wir tatsächlich nicht der beispiellosen Hingebung dieser außerordentlichen Frau das ganze Ansehen, das der Aufenthalt des Gründers der Homöopathie in Paris über die französische Homöopathie ausgebreitet hat? Ist nicht sie es gewesen, die ihn den Verfolgungen entrissen hat, denen unfehlbar alle Männer von Geist in ihrem Vaterlande verfallen? Hat nicht sie ihm das behagliche, ruhige, ehrenvolle Leben verschafft, das er so wohl ausnützte, um die letzte Hand an das große Werk der Erneuerung zu legen, das wir heute die Menschheit genießen lassen? Und hat nicht endlich sie seine Arbeit mit ihm geteilt, seine Belehrungen empfangen und ist dadurch den meisten von uns, wenn nicht überlegen, so doch wenigstens ebenbürtig an Wissen geworden? Daher sagte der Meister auch noch sterbend: ‚Ich habe lange einen Mann gesucht, und ich habe ihn erst in meiner Frau gefunden.'" [4]

Mélanie selbst sah den Grund für diese Feindseligkeiten hauptsächlich in persönlichem Neid. In einem Brief an Bönninghausen vom 8. September 1856 erklärt sie ihm:

„Ich danke Ihnen, daß Sie die Güte haben wollen, meine Verteidigung zu übernehmen; es ist die Verteidigung der Ehre und der guten Sache ... Was mir den besondern Haß von Léon Simon eingetragen hat, das ist, daß ich einen Kranken geheilt habe, den er bis zum höchsten Grade seiner gefährlichen Krankheit hatte kommen lassen. Ganz Paris hallte wider von dem Erfolg. Er hat es erfahren; er ist im höchsten Maße stolz, und da der Vergleich ganz zu meinen Gunsten gegen ihn ausfiel, wird er mir nie verzeihen, daß ich ein Leben gerettet habe, das er aus Mangel an Gewissen und Wissen erlöschen ließ. Ebenso ist es mit den übrigen Pariser Ärzten. Als Hahnemann lebte, ließen sie lieber ihre Kranken sterben, als daß sie ihn zu Rate gezogen hätten. Man schaudert vor Ekel, wenn ein Lichtblitz von oben den Krater von Schmutz und Unrat enthüllt, aus dem der Charakter dieser Leute besteht, und man fühlt sich sehr stark und glücklich in dem Gedanken, immer die Lehren Gottes befolgt zu haben." [5]

Diese Krise ging vorüber, und Mélanie, Karl und Sophie führten ein glückliches, arbeitsreiches Leben in Paris. Doch auch hier ging nicht alles reibungslos. 1859, als Sophie 21 Jahre alt war, versuchte Mélanie sie offiziell zu adoptieren. Damit sollte vermutlich ihr, deren beide Eltern Deutsche waren, ein Anspruch auf die französische Staatsbürgerschaft gesichert werden. Doch Mélanie erhielt die amtliche Genehmigung zur Adoption nicht:

„Ich vermählte sie mit Dr. Charles Antoine Hubert Valburgis Baron von Bönninghausen. Wir haben uns nie getrennt und werden es auch künftig nicht tun. Wir werden weiterhin gemeinsam leben; ihr Gemahl ist für mich ein Sohn geworden.

1859 war sie 21 Jahre alt. Damals unternahm ich die ersten Schritte für ihre Adoption. Diese Adoption ist mir ein Herzensanliegen; zugleich gehört sie zu den Bedingungen, die die Familie ihres Gatten gestellt hat.

Der Friedensrichter des Ersten Arrondissements hat, wie die

anliegende Akte beweist, meinen diesbezüglichen Antrag erhalten. Der Anwalt, Monsieur Toly, unternahm die notwendigen Schritte, doch als er versuchte, die Genehmigung des Stellvertretenden Generalanwaltes, Monsieur Bouquot, zu erwirken, weigerte dieser sich, das Urteil zu genehmigen mit der Begründung, Madame von Bönninghausen sei keine Französin, und sie habe einen Deutschen geheiratet, weshalb ich sie nicht adoptieren könne."[6]

Von diesem Zwischenfall abgesehen, scheint das Leben in Paris und im häuslichen Rahmen einige Jahre recht ungestört gewesen zu sein. Die kleine Familie lebte harmonisch zusammen, Karl baute mit Mélanies Hilfe eine große und erfolgreiche Praxis auf, und der Freiherr von Bönninghausen beobachtete die junge Familie von fern, ohne sich weiter einzumischen. Bis zu seinem Tod am 26. Januar 1864 arbeitete er an seinen eigenen Forschungen und Schriften.

Nach einer Zeit der Ruhe brach ein neuer Krieg an der homöopathischen Front aus. 1865 brachte Dr. Arthur Lutze aus Köthen ohne jede Genehmigung eine eigene Bearbeitung der sechsten Auflage des „Organon" heraus.[7] Etwa zur gleichen Zeit kündigte auch Hahnemanns Enkel Leopold Süß, der Sohn von Amalie, der inzwischen selbst Homöopath geworden war, die Publikation der sechsten Auflage des „Organon" an, ebenfalls ohne Genehmigung.[8] Sofort erklärte Mélanie, beide Versionen seien nicht authentisch, nur sie besitze die von Hahnemann selbst revidierte Fassung des „Organon", und nur sie selbst sei berechtigt, sie zu veröffentlichen, und werde das auch tun.[9] Diese Erklärung hatte sie am 21. April 1865 abgegeben, doch von der Ausgabe hörte man nichts mehr.

Das Erscheinen der Ausgabe von Lutze und die Auseinandersetzungen darüber brachten Mélanie möglicherweise in große Verlegenheit. Wie wir gesehen haben, scheint sie Hahnemanns Schriften hauptsächlich deshalb zurückgehalten zu haben, weil sie befürchtete, andere Homöopathen könnten in seiner Anwendung der hochverdünnten Q-Potenzen ein Zeichen von Senilität sehen und dies ausnützen, um ihn und die Homöopathie in Mißkredit zu bringen. Nun behauptete Lutze, Hahnemann habe auch die Verordnung von mehr als einem Medikament gleichzeitig empfohlen. Zwar enthielt seine Ausgabe vielerlei Zusätze und Korrekturen, die bestimmt nicht von Hahnemann vorgesehen waren, doch die Kontroverse konzentrierte sich auf die Authentizität des einen Paragraphen 274 b, in dem Hahnemann die Auffassung vertreten haben soll, daß solche Verordnungen sinnvoll seien.

Lutze behauptete, Hahnemann habe die Absicht gehabt, den umstrittenen Paragraphen in die fünfte Auflage des „Organon" aufzunehmen, dieser sei aber dann doch weggelassen worden. Er, Lutze, tue jetzt nichts anderes, als diesen gestrichenen Paragraphen, zu veröffentlichen, der laute:

„Einzelne zusammengesetzte (complizierte) Krankheitsfälle giebt es, in welchen das Verabreichen eines Doppelmittels ganz homöopathisch und echt rationell ist; wenn nämlich jedes von zwei Arzneimitteln dem Krankheitsfalle homöopathisch angemessen erscheint, jedes jedoch von einer andern Seite; oder wenn der Krankheitsfall auf mehr, als einer der von mir aufgefundenen drei Grundursachen chronischer Leiden beruht, und außer der Psora auch Syphilis oder Sykosis mit im Spiele ist. Ebenso wie ich bei sehr rapiden akuten Krankheiten zwei oder drei der passendsten Mittel in Abwechslung eingebe, z. B. bei der Cholera *Cuprum* und *Veratrum,* oder bei der häutigen Bräune *Aconitum, Heparium sulfuris* und *Spongia,* so kann ich bei chronischen Leiden zwei von verschiednen Seiten wirkende, homöopathisch genau angezeigte Mittel, in kleinster Gabe, zusammen verabreichen.

Warnen muß ich hierbei auf das bestimmteste vor jeder gedankenlosen Mischung oder leichtsinnigen Wahl zweier Arzneien, welches der allöopathischen Vielmischerei ähnlich kommen würde. Auch muß ich noch einmal besonders hervorheben, daß dergl. homöopathisch richtig gewählte Doppelmittel nur in den höchstpotenzirten, feinsten Gaben verabreicht werden dürfen."[10]

Um die Publikation dieses Paragraphen zu rechtfertigen, zitierte Lutze einen Antwortbrief Hahnemanns aus dem Jahr 1833 an Dr. Julius Aegidi, der ihm einen Bericht über 233 Fälle von Heilungen durch Doppelarzneien geschickt hatte:

„Glauben Sie ja nicht, daß ich etwas Gutes verschmähe aus Vorurtheil, oder weil es Änderungen in meiner Lehre zuwege bringen könnte. Mir ist es bloß um Wahrheit zu thun, und ich glaube, auch Ihnen. Ich freue mich daher, daß Sie auf einen so glücklichen Gedanken gekommen sind, ihn aber in der nothwendigen Einschränkung gehalten haben: ‚daß nur in dem Falle zwei Arzneisubstanzen (in feinster Gabe, oder zum Riechen) zugleich eingegeben werden sollten, wenn beide gleich homöopathisch dem Fall angemessen scheinen, nur jede von einer anderen Seite.' Dann ist das Verfahren so vollkommen unserer Kunst gemäß, daß nichts dagegen einzuwenden ist, vielmehr, daß man der Homöopathie zu Ihrem Funde Glück wünschen muß. Ich selbst werde die erste Gelegenheit benutzen, ihn anzuwenden, und zweifle am guten Erfolg keinen Augenblick. Auch freut es mich, daß unser von Bönninghausen einstimmig mit uns hierin denkt und handelt. Ich glaube auch, daß beide Mittel zu gleicher Zeit gegeben werden sollten – sowie ich zu gleicher Zeit *Sulphur* und *Calcarea* gebe, wenn ich *Heparium sulfurium* eingebe oder riechen lasse – oder Schwefel und Quecksilber, wenn ich Zinnober eingebe oder riechen lasse. Erlauben Sie also, daß ich Ihren Fund in der nächstens erscheinenden 5ten Ausgabe des Organons der Welt gehörig mittheile." [11]

In einem weiteren Brief vom 19. Juli 1833 an Aegidi schrieb Hahnemann: „Ihrem Funde vom Geben einer Doppelarznei habe ich einen eigenen Paragraphen in der 5ten Ausgabe des Organon gewidmet." [12] Der in Lutzes Ausgabe des Organon aufgenommene Paragraph stimmt genau mit Hahnemanns Darlegungen in diesem Brief an Aegidi überein, dessen Echtheit niemand bezweifelte.

Lutze nahm jedoch an, Kollegen hätten Hahnemann davon abgebracht, diese neue Verordnungsweise im Organon zu erläutern, weil sie fürchteten, er werde schließlich noch die verhaßten herkömmlichen Mischpräparate empfehlen. Dies wurde durch einen Brief von Bönninghausen an Dr. Carroll Dunham bestätigt:

„Es ist richtig, daß ich während der Jahre 1832 und 1833 auf Veranlassung Dr. Aegidis einige Versuche mit Doppelmitteln machte und daß die Erfolge manchmal überraschend gute waren. Ebenso ist es zutreffend, daß ich mit Hahnemann über die Angelegenheit sprach, und daß derselbe, nachdem er selbst einige Versuche vornahm, eine zeitlang im Sinne hatte, die Sache in der 5ten Auflage seines Organons, die er gerade damals (im

Jahre 1833) für den Druck vorbereitete, aufzunehmen. Allein wir gewannen bald die Überzeugung, daß eine derartige Neuerung der Homöopathie zum Nachteil gereichen würde. Ich selbst war es, der Hahnemann veranlaßte, in einer Anmerkung zu § 272 in der 5ten Auflage seines Organons vor der Anwendung von Doppelmitteln zu warnen. Seit dieser Zeit haben weder Hahnemann noch ich Arzneimittel in Mischungen verordnet. Auch Dr. Aegidi hat diese Methode bald wieder aufgegeben, da sie zu sehr an die Arzneimischungen der Allopathen erinnerte und allzuleicht geeignet war, vom Wege der Einfachheit unserer Arzneimittel abzuführen. Außerdem ist die Anwendung von Doppelmitteln bei dem zunehmenden Reichtum unserer Arzneimittel mehr und mehr überflüssig geworden."[13]

Der umstrittene Paragraph betrifft ganz eindeutig eine Verordnungsweise, die Hahnemann sein Leben lang in allen seinen Veröffentlichungen abgelehnt hat, die er aber, wie seine Krankenjournale beweisen, bei seinen Patienten angewandt hat, wenn es ihm notwendig schien. Deshalb hat Lutzes Ausgabe Mélanies Zögern, das „Organon" und die Krankenjournale zu veröffentlichen, noch verstärkt, denn diese Dokumente hätten gezeigt, wie experimentell Hahnemann in seinen letzten Jahren gearbeitet hatte, oder, wie manche meinten, wie senil er geworden war. Ihre Angst vor der Behauptung, er sei senil geworden, war nicht unbegründet, denn das Gerede darüber war schon so verbreitet, daß einige Ärzte, die in Hahnemanns letzten Jahren eng mit ihm zusammengearbeitet hatten, sich veranlaßt sahen, öffentlich festzustellen, er sei im Besitz aller seiner geistigen Kräfte gewesen.

H. V. Malan zum Beispiel, der 1841/1842 etwa 18 Monate mit Hahnemann zusammengeabeitet hatte, schrieb:

„Ich möchte ausdrücklich hervorheben, daß Hahnemanns intellektuelle Kräfte keine Spur von Senilität zeigten. Im Gegenteil! Ich habe manche bemerkenswerte Heilung miterlebt, die ihm, dem hochbetagten Arzte, gelungen war. Seine Lehre pflegte er mit wunderbarer Exaktheit und großer Gelehrsamkeit vorzutragen. Bei all dem legte er jene wohltuende Bescheidenheit an den Tag, die ihm von jeher eigen war."[14]

Im Zusammenhang mit der postumen Veröffentlichung von Hahnemanns Schriften scheint jedoch Mélanies größte Sorge gewesen zu sein, daß im Eifer der Auseinandersetzungen zwischen rivalisierenden homöopathischen Schulen seine Arbeit mißverstanden werden könnte. Damals bildeten sich in homöopathischen Kreisen die heute leider wohlbekannten Fronten zwischen denen aus, die sich als treue Verfechter der reinen Hahnemannschen Lehre sahen, und denen, die experimentierten und die Homöopathie weiterentwickeln wollten, von den Puristen aber als Abweichler von dem fast göttlichen Gesetz der homöopathischen Arbeitsweise betrachtet wurden. Die Veröffentlichung von Hahnemanns Behandlungsprotokollen, die bewiesen, daß er selbst gegen fast jede seiner eigenen Regeln verstoßen hatte, um für die einzelnen Patienten den besten Behandlungsverlauf zu finden, hätte für Mélanie bedeutet, daß sie das Chaos der Fehlinformationen und die Verwirrung noch vergrößert hätte. Rückblickend kann man ihre Vorsicht verstehen. Wenn sie aber die Veröffentlichung dieser Schriften zugelassen hätte, hätten die Homöopathen Hahnemann als den erkennen können, der er wirklich war, nämlich ein experimentierfreudiger Praktiker und nicht der eherne Gesetze aufstellende Theoretiker, zu dem manche ihn machen wollten.

Nach dieser Episode wandten sich verschiedene Homöopathen an Mélanie mit der Absicht, das Manuskript der sechsten Auflage des „Organon“ oder Teile davon zu veröffentlichen. Im Sommer 1856 nahm das *Homoeopathic College of Pennsylvania,* die wiedereröffnete *Allentown Academy,* Verhandlungen über eine englische Fassung der sechsten Auflage auf.[15] In ihrer Antwort auf diesen Vorschlag erklärte Mélanie, sie sei im Prinzip damit einverstanden und würde dem College gern eine Abschrift des Manuskripts zur Übersetzung zukommen lassen, doch sie habe Schwierigkeiten, diese Abschrift herzustellen:

„Eine erste Abschrift, die doch in meinem Haus direkt nach dem Manuskript angefertigt wurde, ist so fehlerhaft und falsch, daß man sie nicht benützen konnte ... Ich mußte also eine neue Abschrift machen lassen, diesmal in meiner Gegenwart und unter meiner Aufsicht. Diese Arbeit geht voran, sofern ich Zeit habe, sie zu überwachen; deshalb wird sich ihre Fertigstellung etwas verzögern. Sobald sie fertig ist und der Druck begonnen hat, schicke ich Ihnen Abzüge davon ...“[16]

Mélanies Verhalten mag damals den Eindruck erweckt haben,

sie wolle die Publikation absichtlich verzögern, doch wenn man das Manuskript der sechsten Auflage betrachtet, kann man ermessen, wie schwierig es für jemanden gewesen wäre, es abzuschreiben, der weder mit Hahnemanns Handschrift noch mit dem Text des „Organon" selbst vollkommen vertraut war.[17] Das „Manuskript" ist nämlich ein gedrucktes Exemplar der fünften Auflage in deutscher Sprache, in die Hahnemann in winzig kleiner Handschrift seine Zusätze eingetragen hat. Die Einfügungen stehen auf den Seitenrändern, zwischen den Zeilen und auf größeren und kleineren Papierstücken, die neben oder auf dem Text eingeklebt sind. Die Aufgabe, hiervon mit den Mitteln, die das 19. Jahrhundert bot, eine korrekte Abschrift anzufertigen, muß ein wahrer Alptraum gewesen sein.

Um dieselbe Zeit verhandelte Mélanie auch mit den Berliner Verlegern Reichardt und Zander über die Herausgabe einer sechsten Auflage des „Organon". Diese kam jedoch nicht zustande, und wegen der langen Verzögerung erschien 1868 in der deutschen homöopathischen Presse ein verärgerter offener Brief:

„Leider sind bereits wieder über 2 Jahre verflossen, ohne nur eine Spur von dem angeblich vorhandenen Manuskripte Hahnemanns gewahr zu werden. Das Bedürfniß aber einer neuen Auflage des längst im Buchhandel vergriffenen Organon steigert sich täglich mehr und mehr, während die Geduld der Homöopathen sich im gleichen Maße verringert.

Es ergeht hiermit öffentlich die Mahnung an Sie, Ihr am 21. April 1865 freiwillig abgelegtes Versprechen nun endlich zu erfüllen, wollen Sie sich nicht dem Verdachte aussetzen, gar kein Manuskript von dieser 6. Auflage zu besitzen und nur aus Lieblosigkeit und Gehässigkeit eine derartige Erklärung veröffentlicht zu haben, um ein nützliches Vorhaben des Enkels Hahnemanns zu vereiteln." [18]

Mélanies Leben, das seit Hahnemanns Tod nie leicht gewesen war, wurde in diesen Jahren immer schwieriger. Schon im März 1866 hatten sich die politischen Differenzen zwischen Preußen und Österreich wegen der Schleswig-Holsteinischen Frage verschärft, und im Juni brach ein Krieg aus, der sich über die deutschsprachigen Länder hinaus auf ganz Europa auszudehnen drohte. Daß Mélanie zögerte, das Manuskript von Frankreich aus an die Verleger in Berlin zu schicken, ist verständlich. Auch die Spannungen zwischen Frankreich und Deutschland waren alles andere als günstig für die Publikation des Werkes.

Trotz all dieser Probleme und trotz ihres vorrückenden Alters führte Mélanie ihre Praxis in gewissem Umfang weiter. Zwei Amerikaner, die sich 1867 in Paris aufhielten und Karl von Bönninghausen konsultieren wollten, schrieben einen begeisterten Bericht über ihre Behandlung durch Mélanie, während Bönninghausen abwesend war. Die alte Dame habe keine Anstrengung gescheut, um sie zu betreuen, sie sei auch spät abends und bis ins oberste Stockwerk eines Hotels gekommen.[19] Als Dr. Charles Neidhard aus Philadelphia sie 1869 besuchte, scheint sie aber nicht mehr praktiziert zu haben. Er beschrieb sie folgendermaßen:

„Sie ist jetzt eine Dame von ehrwürdigem Aussehen, hat eine hohe Stirn und blasse Gesichtsfarbe. Mit den homöopathischen Ärzten von Paris scheint sie auf keinem guten Fuß zu stehen. Bei der Unterredung mit dem Verfasser des Aufsatzes sagte sie: ‚Diese Männer glauben, weil sie Doktoren seien, etwas von der ärztlichen Wissenschaft und der Heilung von Krankheiten zu verstehen. In Wirklichkeit verstehen sie gar nichts.' Als sie von Hahnemann sprach, standen ihr Tränen in den Augen."[20]

Im Juli 1870 wurde Kaiser Napoleon III. von Bismarcks unerschütterlicher Entschlossenheit, ein vereinigtes Deutsches Reich zu schaffen, in den Krieg gegen Preußen getrieben, und eine Kette von Ereignissen bereitete der recht friedlichen Zeit des Empire ein Ende. Eine Welle des Patriotismus ergriff das Land und führte Bonapartisten, Republikaner und Sozialisten unter der Kriegsflagge zusammen. An der Pariser Oper trat die Erste Sopranistin mit der Trikolore in der Hand an die Rampe und stimmte die Marseillaise an. Das Publikum sang mit und schrie anschließend: „*Vive la France!*", „*Vive l'Empereur!*". Das Volk auf den Straßen sang „*À Berlin, à Berlin!*".

Doch die Euphorie dauerte nur ein paar Wochen. Die französische Armee war den hochdisziplinierten und sorgfältig ausgebildeten preußischen Truppen nicht gewachsen. Die Schlacht bei Sedan am 2. September endete mit der Kapitulation der französischen Armee; Napoleon III. wurde gefangengenommen, die Kaiserin und ihr Sohn flohen nach England. Am 4. September erklärte Léon Gambetta Frankreich zur Republik und kündigte an, eine provisorische Regierung werde den Kampf gegen den Feind fortsetzen. Die Preußen marschierten sofort auf Paris, das der Belagerung vier Monate standhielt, bis die Regierung zu einem Friedensvertrag bereit war. Im Januar 1871 krönte sich König Wilhelm von Preußen im Spiegelsaal von Versailles selbst zum Kaiser des Großdeutschen Reiches. Der Haß gegen Deutschland saß tief in den Herzen der Franzosen. Die provisorische Regierung, die den Vertrag mit den Deutschen abgeschlossen hatte, wurde von der *Commune,* einer sozialistischen Gruppierung, heftig angegriffen. Es gab Aufruhr auf den Straßen, und die *Commune* erklärte sich selbst zur Regierung. Zehn Tage lang herrschten blutige Straßenkämpfe zwischen der *Commune* und Regierungstruppen auf den Straßen von Paris. Bis zum 28. Mai waren dabei 20000 Franzosen umgekommen. Die preußischen Besatzungssoldaten brauchten nicht einmal die Waffen zu erheben; die Pariser *Commune* war damit beendet.

Paris war damals kein guter Aufenthaltsort für Deutsche, und Freiherr Karl von Bönninghausen reiste mit seiner Frau Sophie auf den Familiensitz in Westfalen. Sie kehrten nicht mehr nach Frankreich zurück. Vermutlich bei Ausbruch des Krieges waren sämtliche Dokumente und Schriften Hahnemanns in Kisten gepackt und nach Deutschland gebracht worden. Sie trafen in Darup ein, dem Besitz der Bönninghausens in der Nähe der heutigen holländischen Grenze, und blieben dort, bis Richard Haehl sie 1920 erwarb. Mélanie verließ Paris trotz ihres deutschen Namens nicht sogleich. Doch in den folgenden Jahren hielt sie sich oft lange in Münster bei ihrer geliebten Sophie und ihrem Schwiegersohn auf.

Für Mélanie hatte der Krieg zur Folge, daß sie ihre Praxis wieder ernsthaft aufnehmen mußte. Ihre Besitzungen, aus denen sie immer ein gewisses Einkommen bezogen hatte, waren zerstört, und nun mußte sie mit der Homöopathie ihren Lebensunterhalt verdienen. Erstaunlicherweise erhielt sie 1872 aufgrund ihres amerikanischen Diploms die amtliche Zulassung als Ärztin. Also wurde Mélanie nach 40 Jahren, als Zweiundsiebzigjährige, homöopathische Ärztin mit offizieller Qualifikation.[21]

In einem Brief an den englischen Homöopathen Dr. William Bayes, der um 1870 Verhandlungen mit ihr wegen der Publikation von Hahnemanns Schriften aufgenommen hatte, enthüllte sie etwas mehr über die Schwierigkeiten ihres Lebens:

„Alle diese wertvollen Handschriften müssen vor der Veröffentlichung geordnet werden, und hier muß ich eine Erklärung beifügen.

Hahnemann ist sein ganzes Leben lang von dem Neid seiner Jünger verfolgt worden. Einige sind ihm treu geblieben, aber viele andere sind seine erklärten und persönlichen Feinde geworden und haben ihn sogar in Zeitungen, die neu gegründet wurden, um seine neue Lehre zu zerstören, verfolgt, wie z. B. Grießelich. Sie wollten die Homöopathie durch ihre alten allopathischen Vorschriften vernichten. Sie behaupteten, daß Hahnemann für seine Heilungen selbst Mittel der alten Schule anwende und auch erlaube, sie anzuwenden wie z. B. Aderlaß, Blasenziehen, Abführmittel u.s.w.

Hahnemann, den eine lange Ausübung seiner Lehre überzeugt hatte, daß sie allein in Krankheitsfällen genüge, war tief betrübt, als er entdeckte, daß man sie in den alten, allopathischen Anwendungen spurlos verschwinden lassen wollte. Um sie von diesem Untergange zu retten und aus Furcht vor der Gewissenlosigkeit der Abschreiber und der Herausgeber seines literarischen Nachlasses übertrug er mir die Pflicht, vor meinen Augen die Abschriften seiner wertvollen Werke anfertigen zu lassen. Er gab mir an, wie die Abschriften regelmäßig gemacht und gedruckt werden sollten, und verlangte wiederholt einen feierlichen Eid, den ich halten werde, unter meiner Aufsicht alle Abschriften seiner Werke machen zu lassen, damit keine bösartigen und lügenhaften Textverfälschungen möglich wären.

Da er mir empfohlen hatte, mit der Herausgabe zu warten, bis der Groll seiner Zeitgenossen sich gelegt hätte, wartete ich seinem Befehl gemäß; und als ich dann im Begriffe war, dieses große Werk anzufangen, kam plötzlich der Krieg von 1870/1871, der mir durch Zerstörung meiner Güter mein Vermögen raubte.

Gezwungen nun, meine ganze Zeit der ärztlichen Praxis zu widmen, um meinen Lebensunterhalt zu verdienen, kann ich mich nicht der wichtigen Arbeit, die diese Manuskripte zu ihrer Herausgabe erfordern, unterziehen. Um meine jetzigen Patienten aufgeben zu können, müßte ich sofort eine Summe Geldes haben, die den Ausfall ersetzen und mir die nötige Ruhe zu dieser großen Arbeit, von der jedoch gewisse Vorarbeiten schon gemacht sind, geben würde.

Um diese Summe zu erhalten, damit ich meine ganze Zeit dieser großen Sache widmen könnte, gäbe es ein Mittel, mein Herr, und das wäre, in England eine Kollekte unter den Ärzten und ihren Kranken zu veranstalten. Eine kleine Summe, die jeder dieser Ärzte und jeder ihrer Kranken geben würde, wäre für keines ein großes Opfer und würde bald die Summe erreichen, die ich brauchen würde, um den Ertrag meiner Praxis zu ersetzen.

Dr. C. Dunham von New-York hatte mir vorgeschlagen, eine solche Kollekte zu organisieren und hatte alle Vorbereitungen getroffen, als sein Tod alles abbrach.

Wenn Sie, mein Herr, Willens wären, eine ähnliche Kollekte in die Wege zu leiten, so hätten Sie, dank der persönlichen Achtung, die Sie genießen, und mit Hilfe Ihrer mächtigen Gönner sicherlich großen Erfolg; es handelt sich nur darum, ob Sie es tun wollen.

Dann könnte in wenigen Monaten die 6. Auflage des Organons dem Druck übergeben werden; denn ich würde mich sofort an die Arbeit machen, sobald ich die Gewißheit hätte, daß man mir bei diesem großen Werk, das sicherlich viel Geld einbringen wird, hilft, und Sie können über den Gewinn verfügen, wie Sie wollen.

Was den Erlös aus dem Verkauf der Bücher anbelangt, so verzichte ich darauf, ich überlasse ihn dem, der sich der Mühe unterzogen hat, eine Kollekte zu meinen Gunsten in genügender Höhe zu sammeln.

Ich habe Ihnen so lange nicht geschrieben, weil ich durch zahlreiche Kranke, die die schlechte Jahreszeit mir zuführt, sehr in Anspruch genommen bin.

Sie können versichert sein, daß es mein innigster Wunsch wäre, das Werk Hahnemanns, das so viel Schätze für die Menschheit enthält, herauszugeben und daß es für mich eine wahre Freude ist, daran zu arbeiten, obgleich diese Arbeit sehr groß ist." [22]

William Bayes scheint über diesen etwas naiven Vorschlag enttäuscht gewesen zu sein (allerdings finanzierte einige Jahre später James Tyler Kent die Veröffentlichung seines Repertoriums auf ähnliche Weise, indem er eine Subskription veranstaltete), und bemühte sich weiterhin darum, Hahnemanns Manuskripte zu bekommen und die Publikation selbst zu veranlassen. An diesem Punkt waren jedesmal die Verhandlungen mit Mélanie steckengeblieben. Auch diesmal, wie in den anderen Fällen, hatte sie ganz klar erläutert, was sie vorhatte und worum es ihr ging, doch er wollte weiterhin die Manuskripte haben. Mélanies Antworten wurden kühler:

„Ich habe den Brief, um den ich Sie bat, erhalten und sehe, daß Sie sich über den Inhalt des meinigen sehr getäuscht haben. Sie bitten, daß ich Ihnen die Schriften schicken soll; aber Sie wissen nicht, daß es eine einen Quadratmeter große Kiste erfordern würde, um Ihnen alles zu schicken. Sie würden viele große und kleine Blätter, alle in feiner, deutscher Schrift geschrieben, finden, die Sie mit Ihren Kollegen, wie tüchtig sie auch sein mögen, unmöglich in Ordnung bringen könnten. – Wenn Sie, wie Sie sagen, nach Paris kommen, werde ich sie Ihnen zeigen.

Es ist deshalb besser, wir warten, bis Sie auf die Ausstellung nach Paris kommen, ich werde Ihnen dann das Wichtigste zeigen.

Man ist augenblicklich beschäftigt, einige alte italienische, für mich wertlose Gemälde zu verkaufen, sie sind nicht mehr modern und ich habe in meiner jetzigen Wohnung keinen Platz dafür, sie hingen früher in der Wohnung Hahnemanns.“ [23]

Wieder einmal war ein Versuch, die Veröffentlichung in die Wege zu leiten, gescheitert, weil die homöopathische Welt nicht zuließ, daß Mélanie mit dem Material so verfuhr, wie sie es für richtig hielt. Es besteht kein Grund zu der Annahme, daß sie die Publikation unter irgendeinem Vorwand absichtlich verzögerte; sie befürchtete nur, daß die Schriften verfälscht dargeboten und falsch aufgenommen würden, wenn ein anderer als sie selbst sie für den Druck vorbereitete. In diesen späten Jahren scheint der einzige Hinderungsgrund ihre finanzielle Lage gewesen zu sein. Aber die Homöopathen waren ihrerseits auch mißtrauisch geworden und machten sich Gedanken über Mélanies Beweggründe. Carroll Dunham hatte ihr geschrieben, einige Homöopathen in Amerika glaubten, sie habe bereits einen Teil der Manuskripte heimlich verkauft.[24] Allerdings waren Mißtrauen und falsche Verdächtigungen in der homöopathischen Gemeinde weit verbreitet, und Mélanie tat gut daran, vorsichtig zu sein. Doch geizig und habgierig oder übermäßig auf ihr Geld bedacht, wie Haehl dauernd behauptete, war sie sicher nicht. Sie erklärte zwar ganz offen, daß sie Geld brauche, aber genauso entschieden verzichtete sie für sich und ihre Familie auf einen Anteil an dem Erlös aus der Publikation.

Die Verhandlungen führten, wie die übrigen, nicht weiter, und die Manuskripte verschwanden, bis Richard Haehl sie 1920, nach dem Ersten Weltkrieg, erwarb. Er veröffentlichte einen Teil des Materials so rasch wie möglich; die homöopathische Wissenschaft brauchte trotz der modernen Drucktechniken dann noch weitere 30 oder 40 Jahre, um gute Kritische Ausgaben und Übersetzungen herauszubringen. Es besteht also kein Anlaß dazu, Mélanie wegen irgendwelcher Verzögerungen Vorwürfe zu machen.

Es ist zu vermuten, daß Mélanie sich entschieden hatte, weiter in Paris zu leben, zwar verarmt, aber unabhängig. Sie hätte ihren Lebensabend auch bei ihrer Tochter und ihrem Schwiegersohn in Münster verbringen können. Aber Mélanie wollte ihr Leben so beenden, wie sie immer gelebt hatte: im Kampf für ihre Ideale, ihrer Bestimmung folgend, in der Stadt, die sie liebte und in der sie so tief verwurzelt war. Bei ihrem Tod war sie allein; am 27. Mai 1878 erlag sie dem Lungenkatarrh, an dem sie seit Jahren gelitten hatte. Sie wurde auf dem Friedhof von Montmartre in dem Grab neben Hahnemann beigesetzt, dort, wo sie so oft in Tränen gestanden hatte, um ihm nahe zu sein, wo immer er auch war. Nach 35 Jahren war sie wieder mit ihrem *grand homme* vereint.

Anmerkungen

I. Die Begegnung

1 Vgl. S. Hahnemann, *Exposition de la Doctrine médicale Homoeopathique,* trad. par A. J. L. Jourdan, 3ème éd., Paris 1845, *Introduction XXVI* (L. Simon).

2 Zu jener Zeit zogen emanzipierte Pariserinnen öfter Männerkleider an. George Sand war bekannt dafür; sie erklärte, zum eigenen Schutz als Mann verkleidet zu reisen, sei weniger langweilig als *mit* einem Mann zu reisen. Wie Mélanie trug sie einen Dolch bei sich. Gegenüber Alfred de Musset äußerte sie: „Ich reise viel. Manchmal kleide ich mich wie ein Mann, auch wenn ich keinen Schutz brauche. Dies kleine Spielzeug [Messer] gehorcht mir immer und ersetzt auf das vorteilhafteste einen Begleiter, der mich nur langweilen würde." Vgl. Curtis Cate, George Sand, London 1975, S. 254.

3 Mélanie Hahnemann, *Notes Confidentielles sur ma Vie,* S. 3. Diesen autobiographischen Bericht über ihre frühe Zeit schrieb Mélanie Ende 1846 oder Anfang 1847. Das Manuskript, das als Quelle für die englische Ausgabe benutzt wurde, befindet sich im Institut für Geschichte der Medizin (IGM) der Robert Bosch Stiftung in Stuttgart. Eine deutsche Übersetzung ist unter dem Titel „Vertrauliche Notizen über das Leben von Madame Hahnemann" erschienen, in: Richard Haehl, Samuel Hahnemann. Sein Leben und Schaffen, Leipzig 1922, Band II, S. 329–337. Zitiert wird nach dieser Übersetzung.

4 S. Hahnemann, *Exposition de la Doctrine médicale Homoeopathique,* trad. par A. J. L. Jourdan, Paris 1832.

5 Samuel Hahnemann, Organon der rationellen Heilkunde, Dresden 1810.

6 Das Wort Homöopathie, aus den griechischen Worten *homoios* und *pathos* gebildet, bedeutet „dem Leiden ähnlich". Allopathie, von den griechischen Begriffen *allos* und *pathos* abgeleitet, bedeutet „dem Leiden entgegengesetzt". Die allopathische Medizin versucht Krankheitsursachen zu beseitigen oder zu bekämpfen und Symptome zu unterdrücken oder zu lindern.

7 Mélanie Hahnemann, *Notes Confidentielles sur ma Vie,* S. 3 (Haehl, a. a. O., Bd. II, S. 332).

8 Zitiert bei Haehl, a. a. O., Bd. II, S. 262.
9 Sie befinden sich jetzt im Institut für Geschichte der Medizin in Stuttgart. Näheres dazu in Kapitel VIII und in den Anmerkungen.
10 Zitiert bei Haehl, a. a. O., Bd. II, S. 345. Über Mélanies Krankheit hat es viele Spekulationen gegeben. Manche vermuten, sie habe an Tuberkulose gelitten, andere meinen, sie habe Hahnemann wegen ihrer Mutter konsultiert. Keine dieser Annahmen scheint sich belegen zu lassen.
11 Zwischen Oktober 1834 und Januar 1835 schrieb Mélanie 18 Briefe in französischer Sprache an Hahnemann. Er antwortete gelegentlich in französischer Sprache unten auf den Briefbogen. Die Originalbriefe befinden sich im Archiv des IGM in Stuttgart. Zitate daraus wurden nach den Originalen übersetzt.
12 Brief Nr. 2, IGM.
13 Brief Nr. 14, IGM.
14 Brief Nr. 2, IGM.
15 Brief Nr. 3, IGM.
16 Franz Albrecht, Christian Friedrich Samuel Hahnemann. Ein biographisches Denkmal. Aus den Papieren seiner Familie und den Briefen seiner Freunde. Von einem seiner Freunde und Verehrer, Leipzig 1851, S. 114.
17 Zitiert bei Haehl, a. a. O., Bd. II, 336f.
18 Brief Nr. 4, IGM; siehe auch Brief Nr. 2.
19 Brief Nr. 3, IGM.
20 Brief Nr. 13, IGM. Der Brief von Gohier, der dies bestätigt, befindet sich ebenfalls im IGM; zitiert bei Haehl, a. a. O., Bd. II, S. 336.
21 Brief Nr. 13, IGM.
22 Brief Nr. 11, IGM.
23 Brief Nr. 13+, IGM.
24 Abgedruckt bei Haehl, a. a. O., Bd. II, S. 340.
25 Brief Nr. 10, IGM.
26 Brief Nr. 13+, IGM.
27 Mélanie Hahnemann, *Notes Confidentielles,* S. 4 (Haehl, a. a. O., Bd. II, S. 332).
28 Brief Nr. 15, IGM.
29 Brief Nr. 15, IGM.
30 Brief Nr. 15, IGM.
31 Brief Nr. 2, IGM.
32 Undatierter, unnumerierter Brief im IGM: *„Je veux que vous couchiez chez moi toutes les nuits."*
33 Undatierter, unnumerierter Brief im IGM; vgl. Anm. 32.
34 Brief Nr. 3, IGM.
35 Zitiert bei Haehl, a. a. O., Bd. II, S. 338.

36 Ebenda, Bd. II, S. 338.
37 Ebenda, Bd. II, S. 338.
38 Ebenda, Bd. II, S. 339f.
39 Undatierter, unnumerierter Brief im IGM; vgl. Anm. 32: *„moi, habituée au prestige des grandes villes"*.
40 Zitiert bei Haehl, a. a. O., Bd. II, S. 356.
41 Ebenda, Bd. II, S. 353.
42 Ebenda, Bd. II, S. 352.
43 Ebenda, Bd. II, S. 347.
44 Siehe Kapitel XI.
45 Zitiert bei Haehl, a. a. O., Bd. II, S. 345.

II. Mélanies Jugend

1 Mélanie selbst gab immer Paris als ihren Geburtsort an. Charles Gabet schreibt in seinem *Dictionnaire des Artistes* von 1831, sie sei in Brüssel geboren. Diese Angabe hat sich in einige spätere Quellen eingeschlichen.

Die Familie d'Hervilly, eine der ältesten Adelsfamilien Frankreichs, geht zurück auf eine Verbindung der Familie Le Cat aus der Picardie mit den d'Hervillys im Jahr 1501; danach trug sie den Namen Le Cat d'Hervilly oder d'Hervilly. Bis zum 18. Jahrhundert hatten sich die männlichen Familienangehörigen als Hofbeamte und Soldaten etabliert. Von der Mitte des 18. Jahrhunderts an, in der für uns interessierenden Zeit, gibt es keine Nachweise mehr über sie (siehe auch F.-A. Aubert de la Chenaye des Bois, *Dictionnaire de la Noblesse,* Paris 1863–1876, Bd. 10, S. 591/592).

Es ist möglich, daß die Familie, wie viele andere Adelsfamilien, während der Französischen Revolution nach Brüssel geflohen ist. Das könnte zu der Annahme geführt haben, Mélanie sei dort geboren.

2 Siehe Kapitel I, Anm. 3.
3 Briefe im IGM, Stuttgart; siehe Kapitel I, Anm. 9.
4 Unveröffentlichte Gedichte von Mélanie finden sich in mehreren Notizbüchern, die im IGM in Stuttgart die Nummern L1 bis L6 tragen.
5 Mélanie Hahnemann, *Notes Confidentielles sur ma Vie,* S. 1 (Haehl, a. a. O., Bd. II, S. 330).
6 Ebenda, S. 1 (Haehl, a. a. O., Bd. II, S. 330).
7 Vgl. Florence Nightingale, *Suggestions for Thought to Seekers After Religious Truth,* London 1852, Vol. II, S. 59.
8 Mélanie Hahnemann, *Notes Confidentielles,* S. 1 (Haehl, a. a. O., Bd. II, S. 330).

9 Constance Pipelet, *Œuvres Complètes,* Paris 1842, Vol. I, S. 12/13: *„Dégrader notre sexe et vanter nos beaux yeux".*

10 Mélanie Hahnemann, *Notes confidentielles,* S. 2 (Haehl, a. a. O., Bd. II, S. 332).

11 Ebenda, S. 1 (Haehl, a. a. O., Bd. II, S. 330).

12 Brief Nr. 4, IGM.

13 Mélanie Hahnemann, *Notes Confidentielles,* S. 2 (Haehl, a. a. O., Bd. II, S. 331).

14 Siehe A. Brookner, *Jacques-Louis David,* London 1980, S. 27.

15 Er hatte zwei weitere große Gemälde geplant: „Der Tod Caesars" und „Constantin besiegt Maximius". Die vier Gemälde sollten die vier großen Epochen der römischen Republik darstellen.

16 [A. D. Vandam], *An Englishman in Paris,* London 1892, Vol. I, S. 15.

17 Ebenda, Vol. I, S. 15; vgl. auch A. Privat d'Anglemont, *Paris Anecdote,* Paris 1860. Dort ist vermerkt, Lethière sei zuweilen etwas *„mauvaise tête"* gewesen; in seinem Atelier sei ebensoviel gestritten wie gemalt worden.

18 Weitere Einzelheiten zu Lethières Aufenthalt in Rom in: Henri Lapauze, *Histoire de l'Académie de France à Rome,* Paris 1924, Vol. II, S. 75–115.

19 Mélanie Hahnemann, *Notes Confidentielles,* S. 2 (Haehl, a. a. O., Bd. II, S. 331).

20 Veröffentlicht in: Hans Naef, „Ingres und die Familie Guillon Lethière", in: Du, Dezember 1963, S. 65–78.

21 Ebenda, Tafeln 1 und 3.

22 Ebenda, Tafeln 5 und 6.

24 In: Hans Naef, *Auguste Lethière Portrayed by Ingres, a drawing at the Carnegie Institute,* in: *Master Drawings* XI 3, Herbst 1973, S. 277–279, Tafel 29; und Patricia Condon, *Ingres, in Pursuit of Perfection,* Louisville, Ky., und Bloomington, Ind., 1983, S. 222.

25 Hans Naef, Ingres und die Familie Guillon Lethière, in: Du, Dezember 1963, Tafel 6.

26 Marie-Josephe-Honorée Vanzenne, geboren 1781, starb am 6. Februar 1838 im Alter von 57 Jahren in der Rue du Faubourg du Roule 83.

27 Geboren 1786. Nach Gabets *Dictionnaire* wohnte sie 1831 noch in der Rue Mazarin.

28 Alexandre blieb mit seiner zweiten Frau, der Italienerin Rosina Meli, in Rom, nachdem seine Familie nach Frankreich zurückgekehrt war. Er kam später, als Rosina 1819 gestorben war, zurück und zog zu der Familie in die Rue Mazarin, mit drei Kindern: Marie-Agathe, seiner Tochter aus erster Ehe, sowie Letizia (geb. 1814) und

Charles-Paul-Joachim-Guillaume (geb. 1816) aus seiner Ehe mit Rosina. Alexandre starb 1827, vor seinem Vater, offenbar an den Folgen von Verwundungen, die er sich bei einer Seeschlacht gegen die Engländer viele Jahre zuvor zugezogen hatte. Seine Tochter Letizia starb ein Jahr nach ihm, 1828, im Alter von 14 Jahren.

29 Brief Nr. 4, IGM, Stuttgart.

III. Die Dichterin und Malerin

1 Das berühmteste Atelier nur für Frauen besaß Elisabeth-Louise Vigée-Lebrun (1755–1842), die seit dem Alter von 20 Jahren von ihrer Malerei lebte und 1783 mit 28 Jahren in die Académie Royale aufgenommen wurde. Ein für den Salon von 1822 eingereichtes Gemälde von Adrienne Marie Louise Grandpierre-Deverzy, die mit dem Maler Abel de Pujol verheiratet war, zeigt eine Frauenklasse in dessen Atelier im Jahr 1822. Vgl. Germaine Greer, Das unterdrückte Talent, Berlin, Frankfurt am Main und Wien 1980, S. 44, 272.

2 Über die Beziehung zwischen Lethière und Lescot gab es viel Gerede, das auch dann nicht aus der Welt geschafft werden konnte, als Lethière nachdrücklich darauf verwies, daß Hortense seine Schülerin war, seit sie sieben Jahre alt war. Sie heiratete später und wurde bekannt als Hortense Haudebourt-Lescot. Vgl. Henri Lapauze, a. a. O., S. 75 und Germaine Greer, a. a. O., S. 303.

3 Weitere Einzelheiten über Malerinnen in Paris zu jener Zeit bei Germaine Greer, a. a. O., S. 296 ff.

4 Hector Berlioz, Memoiren, hrsg. von Wolf Rosenberg, München 1979, S. 18.

5 1822 gehörte sie zu den 585 Ausstellern, die auf dem Pariser Salon insgesamt 1802 Werke zeigten. Sie stellte Porträts von M. D. und Mademoiselle R. aus sowie „eine Kopfstudie" und einige Gemälde nach Motiven aus „Guzman von Alfarache". Außerdem zeigte sie mehrere für ihre Zeit typische Genrebilder mit Themen und Titeln wie „Ein Blinder auf Knien dreht den Leierkasten; sein Sohn bittet die Bauern um Unterstützung", „Zwei Kinder aus Savoyen spielen Karten", „Kleiner Bettler, kniend, bei Einbruch der Nacht", „Bäuerin mit ihrem Hund", „Junge Frau belehrt einen alten Mann", „Melkerin teilt ihre Mahlzeit mit ihrem Hund", „Eine Frau füttert ihre Hunde", „Studie eines an der Mauer lehnenden Knaben".

6 Unter 790 Ausstellern, die 2371 Werke ausstellten, gewann sie 1824 eine Goldmedaille. Sie zeigte ein Porträt des Barons Guilleminot, vier weitere Gemälde zu Themen aus „Guzman d'Alfarache" und

die zwei Studien „Armer Mann“ und „Junger Hirte betrauert seinen Hund, den eine Schlange getötet hat“.

7 Siehe E. Benezit, *Dictionnaire critique et documentaire des Peintres,* Paris 1976, und Charles Gabet, a. a. O.

8 Mélanie Hahnemann, *Notes Confidentielles,* S. 2 (Haehl, a. a. O., Bd. II, S. 331). Von dieser Preisverleihung existiert ein Gemälde (von François-Joseph Heim); eine Lithographie nach diesem Gemälde findet sich bei Guillaume de Bertier de Sauvigny, *La Restauration,* Paris 1963, S. 351.

9 Siehe Haehl, a. a. O., passim, besonders Bd. I, S. 242.

10 Gabets *Dictionnaire* gibt diese Adresse an.

11 Mademoiselle d'Hervilly, *L'Hirondelle Athénienne,* Paris 1825, Frontispiz.

12 Im IGM, Stuttgart.

13 Mademoiselle d'Hervilly, *Du Danger des Nouvelles Doctrines sur la Peinture,* Paris 1824.

14 Ebenda, S. 6.

15 Ebenda, S. 10.

16 Siehe Kapitel VI.

17 Sie sind in den *Notes Confidentielles* als ihre Freunde erwähnt.

18 Siehe Louis de Villefosse, *The Scourge of the Eagle,* London 1972, passim.

19 In einem Text mit dem Titel „*Visite à Madame D.*“, MS L 1, IGM, Stuttgart.

20 In dem Gedicht *À ma Plume,* das Mélanie aus Anlaß der Abreise ihres Bruders mit dem General Lafayette nach New York im Juli 1824 geschrieben hatte. MS L 1, IGM, Stuttgart.

21 Gedicht an Lafayette. In Mélanies Nachlaß, IGM, Stuttgart.

22 MS L 1, IGM.

23 MS L 1, IGM.

24 *L'Hirondelle Athénienne,* Paris 1825.

25 MS L 1, IGM.

26 MS L 1, IGM.

27 MS L 1, IGM.

28 MS L 1, IGM.

29 MS L 1, IGM.

30 MS L 1, und L 2, IGM.

31 MS L 1, IGM.

32 MS L 2, IGM.

33 Siehe Kapitel XIV.

34 *Le Couronnement d'un Roi, par un avocat de Bretagne* [Rouen 1775].

35 *Mémoires de L. J. G.*, Paris 1824.

36 Für die von Roger Larnaudie in seiner Hahnemann-Biographie (*La Vie Surhumaine,* Paris 1935) aufgestellte und von anderen übernommene Behauptung, Gohier habe bei der Familie d'Hervilly gewohnt und eine entscheidende Rolle bei Mélanies Auszug aus dem Elternhaus gespielt, kann ich keine Belege finden.
37 Haehl, a. a. O., Bd. I, S. 382.
38 Siehe R. Necheles, *The Abbé Grégoire,* Westport, Conn. [1971].
39 Siehe F.-G.-J.-S. Andrieux, *Œuvres Choisies,* hrsg. von Charles Rozan, Paris 1878, und die biographische Einführung.
40 Siehe Louis Villefosse, a. a. O., S. 147.
41 G. J. B. E. W. Legouvé, *Soixante Ans de Souvenirs*, Paris [um 1890], Bd. I, S. 158.
42 Legouvé, a. a. O., Bd. I, S. 151.
43 Legouvé, a. a. O., Bd. I, S. 157.
44 Hymne an die heilige Mélanie.

Sei gesegnet, heilige Mélanie. Du tust sanfte Wunder: Du linderst Leid und gibst Hoffnung. Gott selbst ist mit Dir.

Jede Krankheit heilt die Heilige. Niemand fleht vergebens um Hilfe. Ein einziges Wort aus ihrem Mund, eine Berührung von ihrer Hand ist göttliche Wohltat.

In viele Gegenden führt ihre Güte sie, und wo immer sie erscheint, grünen und blühen alle Ufer vor Glück und Liebe.

Gott machte Dich schön und gut, meine einzige Herrin, mein Engel, meine Rettung. Sei mir hilfreich, belebe mein Alter mit einem gütigen Blick!

O, du Heilige, die ich verehre! Ich will nur noch leben, um Dich anzubeten, und als letztes Ehrenzeichen Dein Bild küssen, wenn ich sterbe!

(In Mélanies Nachlaß, IGM, Stuttgart).

45 Legouvé, a. a. O., Bd. I, S. 99.
46 MS L 1 und L 2, IGM.
47 M. Albistur und D. Armgathe, *Le Grief des Femmes,* Paris 1978, S. 206.
48 Mélanie Hahnemann, *Notes Confidentielles,* S. 3 (Haehl, a. a. O., Bd. I, S. 332).
49 Autograph im IGM, Stuttgart. Gedruckt bei Haehl, a. a. O., Bd. II, S. 336.
50 Autograph im IGM, Stuttgart.
51 Autograph im IGM, Stuttgart. Gedruckt bei Haehl, a. a. O., Bd. II, S. 336.
52 MS L 1 (IGM, Stuttgart) enthält ein bewegendes Gedicht über die Cholera.
53 Legouvé, a. a. O., Bd. III, S. 227.

IV. Samuel Hahnemanns Anfänge

1 Was über Samuel Hahnemanns Jugend bekannt ist, stammt fast ausschließlich aus der kurzen Autobiographie, die er 1791 geschrieben hat. Sie wurde vollständig veröffentlicht von Franz Albrecht in: Christian Friedrich Samuel Hahnemann. Ein biographisches Denkmal, Leipzig 1851. Abgedruckt in: Richard Haehl, Samuel Hahnemann. Sein Leben und Schaffen, Stuttgart 1922, Bd. I, S. 12–14.

2 Haehl, a. a. O., Bd. I, S. 12.

3 Ebenda, Bd. I, S. 13.

4 Ebenda, Bd. I, S. 13.

5 Ebenda, Bd. I, S. 13.

6 Im Jahr 1778.

7 Siehe dazu Eric Hobsbawm, *The Age of Revolution,* London 1962, S. 218.

8 Zitiert bei Haehl, a. a. O., Bd. I, S. 14.

9 Ebenda, Bd. I, S. 14.

10 Ebenda, Bd. I, S. 35.

11 Über die Arsenikvergiftung, Leipzig 1786; Unterricht für Wundärzte über die venerischen Krankheiten, Leipzig 1789.

12 Haehl, a. a. O., Bd. I, S. 38 f.

13 Vgl. Samuel Hahnemann, Fragmentarische Bemerkungen zu Browns *Elements of medicine,* in: Kleine medizinische Schriften, hrsg. von Ernst Stapf, Dresden und Leipzig 1829, Bd. I, S. 25–38.

14 Eine ausführliche Darstellung findet sich bei H. J. Schwanitz, Homöopathie und Brownianismus, 1795–1844, Stuttgart 1983.

15 Monita über die drei gangbaren Curarten (1809), in: Samuel Hahnemann, Kleine medizinische Schriften, hrsg. von Ernst Stapf, Dresden und Leipzig 1829, Bd. I, S. 117 ff.

16 Vgl. Unterricht für Wundärzte über die venerischen Krankheiten, Leipzig 1789.

17 Haehl, a. a. O., Bd. II, S. 25.

18 Ebenda, Bd. II, S. 25.

19 Ebenda, Bd. I, S. 73.

20 W. Cullen, *A Treatise of the Materia Medica,* Edinburgh 1789, Bd. II, S. 91 [übersetzt und mit Anmerkungen von S. Hahnemann, Leipzig 1790].

21 Haehl, a. a. O., Bd. I, S. 43.

22 Ebenda, Bd. I, S. 41.

23 Ebenda, Bd. I, S. 42.

24 Samuel Hahnemann, Freund der Gesundheit, Bd. I 1, 2, Frankfurt am Main, Leipzig 1792–1795.

25 Samuel Hahnemann, Kleine medizinische Schriften, hrsg. von Ernst Stapf, Dresden und Leipzig 1829, Bd. II, S. 245.
26 Ebenda, Bd. I, S. 154.

V. Hahnemann wird Homöopath

1 Seit dem Beginn seiner homöopathischen Praxis im Jahr 1801 führte Hahnemann detaillierte Krankenjournale. Die 54 Bände aus den beiden Phasen seiner praktischen Arbeit (1801 bis 1835 in Deutschland, 1835 bis 1843 in Frankreich) werden im Homöopathie-Archiv des IGM in Stuttgart aufbewahrt. Band I aus der deutschen Zeit sowie Band I aus der französischen Zeit fehlen.
2 Kleine medizinische Schriften, a. a. O., Bd. I, S. 1–16.
3 Vor allem in Dr. Fr. Chr. Krebs' „Medicinischen Beobachtungen" und Hufelands „Journal der practischen Arzneykunde und Wundarzneykunst".
4 Haehl, a. a. O., Bd. I, S. 81.
5 Die erste Zeit seiner Praxis ist dargestellt in: Samuel Hahnemann, Krankenjournale Nr. 2 und 3, hrsg. von H. Henne, Stuttgart 1963 [vgl. dazu jetzt Michael Vogl, „Nahe und entfernte Landpraxis". Untersuchungen zu Samuel Hahnemanns Eilenburger Patientenschaft 1801–1803, in: Medizin, Gesellschaft und Geschichte 9, 1992, S. 165–180; zu einer einzelnen Krankengeschichte aus der Leipziger Zeit vgl. Thomas Genneper, Als Patient bei Samuel Hahnemann. Die Behandlung Friedrich Wiecks in den Jahren 1815/16, Heidelberg 1991].
6 Samuel Hahnemann, Kleine medizinische Schriften, a. a. O., Bd. II, S. 1–51.
7 Samuel Hahnemann, Organon der rationellen Heilkunde, Dresden 1810 [die 4. Auflage erschien 1832 in französischer Übersetzung].
8 Organon (1810), § 5.
9 Ebenda, § 5.
10 Ebenda, § 6.
11 Ebenda, § 9.
12 Ebenda, § 18.
13 Ebenda, § 20.
14 Siehe G. Vithoulkas, Die wissenschaftliche Homöopathie, deutsch von G. Behnisch, Göttingen 1986; H. Coulter, Homöopathische Wissenschaft & moderne Medizin, hrsg. von Max Staeudinger, Sankt Gallen 1991; A. Clover, *Homoeopathy: A Patient's Guide*, Wellingborough 1984; S. und R. Gibson, *Homoeopathy for Everybody*, Harmondsworth 1987; und D. Ullman, *Homoeopathy: Medi-*

cine for the 21st Century, Berkeley 1988. In dieser Auswahl von Werken wird die Wirkungsweise der Homöopathie aus heutiger Sicht erklärt.

15 Organon (1810) § 46.
16 Ebenda, § 63–82.
17 Ebenda, § 124.
18 Ebenda, § 235.
19 Ebenda, § 243.
20 Ebenda, § 347.
21 Siehe Kapitel IX und X.
22 Organon (1810), § 23.
23 Ebenda, § 1 und 2.
24 Samuel Hahnemann, Organon der Heilkunst. Nach der handschriftlichen Neubearbeitung Hahnenanns für die 6. Auflage hrsg. von Richard Haehl, Leipzig 1921, § 1.
25 Ernst von Brunnow, Ein Blick auf Hahnemann und die Homöopathik, Leipzig 1844, S. 24f.
26 Zitiert bei Haehl, a. a. O., Bd. 1, S. 108.
27 Brunnow, a. a. O., S. 29f.
28 Ebenda, S. 28, 30.
29 Kleine medizinische Schriften, a. a. O., Bd. II, S. 155–160.
30 Haehl, a. a. O., Bd. I, S. 120.

VI. Hahnemann im Exil

1 Samuel Hahnemann, Organon der Heilkunde, vierte verbesserte und vermehrte Auflage, Dresden und Leipzig 1829. – Französische Übersetzung: *Exposition de la Doctrine médicale Homoeopathique,* Paris 1832; englische Übersetzung von C. Devrient: *The Homoeopathic Medical Doctrine,* Dublin 1833.
2 Samuel Hahnemann, Die chronischen Krankheiten, ihre eigenthümliche Natur und homöopathische Heilung, Teil 1–4, Dresden und Leipzig 1822–1830.
3 Samuel Hahnemann, Sendschreiben über die Heilung der Cholera und die Sicherung vor Ansteckung am Krankenbette, Berlin 1831.
4 Samuel Hahnemann, Organon der Heilkunst, fünfte verbesserte und vermehrte Auflage, Dresden und Leipzig 1833.
5 Siehe J. Baur, *Les Manuscrits du Docteur Comte Sébastien Des Guidi,* Genf 1985, S. 50ff.
6 Samuel Hahnemann, Die chronischen Krankheiten, ihre eigenthümliche Natur und homöopathische Heilung. Erster Theil. Zweite, viel vermehrte Auflage, Dresden und Leipzig 1835, S. 49f.

7 Ebenda, S. 57 und Fußnote: „Mir ward es möglicher, als vielen Hundert Andern, die Zeichen sowohl der noch im Innern schlummernden und latenten, als der zu ansehnlichen, chronischen Übeln aus dem Innern erwachten Psora zu finden und zu erkennen durch genaue Vergleichung des Befindens aller der so Behafteten mit mir, der ich, was selten ist, nie psorisch war und daher von allen diesen hier und weiter unten angeführten Beschwerden (kleinern und größern) von meiner Geburt an bis in mein jetziges achtzigstes Lebensjahr gänzlich frei blieb ..."

8 Haehl, a. a. O., Bd. II, S. 169.

9 Siehe D. Ullman, *Homoeopathy, Medicine for the 21st Century*, Berkeley 1988.

10 Samuel Hahnemann, Organon der Heilkunst. Nach der handschriftlichen Neubearbeitung Hahnemanns für die 6. Auflage hrsg. von Richard Haehl, Leipzig 1921, § 78.

11 Die weitere Entwicklung von Hahnemanns Theorie ist ausführlich dargestellt in: J. T. Kent, *Lectures on Homoeopathic Philosophy*, Lancaster, Pa., 1900, und G. Vithoulkas, *The Science of Homoeopathy*, New York 1980.

12 Samuel Hahnemann, Organon der Heilkunst, fünfte verbesserte und vermehrte Auflage, Dresden und Leipzig 1833, § 9.

13 Ebenda, § 11.

14 Hier ist zu erwähnen, daß Anthony Campbell in seiner neueren Untersuchung Hahnemanns vitalistisches Denken als mystisch und als Ausdruck einer Tendenz zur Senilität in seinen späteren Jahren darstellt. Siehe A. Campbell, *The Two Faces of Homoeopathy*, London 1984; ferner P. Nicholls, *Homoeopathic Medicine in England*, Suffolk 1988, eine Darstellung, die Campbell in dieser Hinsicht folgt.

15 Die Entwicklung dieser Vorstellungen ist in den meisten medizinhistorischen Büchern dargestellt. Siehe besonders H. Sigerist, *Man and Medicine*, New York 1932; H. Coulter, *Divided Legacy*, Washington 1975–1982; B. Inglis, *A History of Medicine*, London 1965.

16 Samuel Hahnemann, Organon der Heilkunst. Nach der handschriftlichen Neubearbeitung Hahnemanns für die 6. Auflage hrsg. von Richard Haehl, Leipzig 1921, § 72.

17 Siehe dazu Joseph L. Esposito, *Schelling's Idealism and Philosophy of Nature*, Lewisburg 1977.

18 Samuel Hahnemann, Kleine medizinische Schriften, a. a. O., Bd. II, S. 215.

19 Ebenda, Bd. II, S. 215.

20 Ebenda, Bd. II, S. 211.

21 Samuel Hahnemann, Reine Arzneimittellehre, 2. Aufl., Dresden und Leipzig 1827, T. VI, S. XI.

22 Nachschrift des Herrn Hofrath S. Hahnemann, in: Archiv für die homöopathische Heilkunst 12, 1832, S. 83.

23 Tischner und Schwanitz zufolge war Hahnemanns Entwicklung der hohen Potenzen in der Medizin eine Umsetzung von Schellings Feststellung: „Natur ist werdender Geist." Schwanitz nimmt an, Hahnemann habe diese Ideen in Browns Werk gefunden und weiterentwickelt. Dort, wie in der Naturphilosophie, scheint sich auch die Behauptung zu finden, daß den Pflanzen ein medizinisches Prinzip innewohne wie die Seele dem menschlichen Körper.

VII. Die Ankunft in Paris

1 Brief Nr. 4, IGM, Stuttgart.

2 Zitiert bei Haehl, a. a. O., Bd. II, S. 358.

3 Edmond Verbaime berichtet in *Un certain Hahnemann, fondateur de l'homéopathie,* Paris 1962, S. 144f., daß sie im Winter 1835 im Théâtre L' Ambigu die Komödie *Robert et Bertrand* von Frédéric Lemaître sahen. Sie saßen in der ersten Reihe und unterhielten sich mit Guizot. Im Winter 1837 sahen sie Donizettis *Lucia di Lammermoor,* und 1838 waren sie in der Comédie Française, wo die damals erst sechzehnjährige Rachel die Camille in Corneilles *Horace* spielte. Es war mir nicht möglich, Verbaimes Quellen für diese Angaben ausfindig zu machen.

4 Legouvé, a. a. O., Bd. II, S. 204.

5 Einen großen Teil dieser Einzelheiten verdanke ich verschiedenen Darstellungen des zeitgenössischen Kunst- und Musiklebens, vor allem Siegfried Kracauer, Jacques Offenbach und das Paris seiner Zeit, Amsterdam 1937 (Pariser Leben, München 1962).

6 Vgl. A. v. A. Carse, *The Life of Jullien,* Cambridge 1951.

7 Verbaime, a. a. O., S. 146.

8 Ebenda, S. 145.

9 Haehl, a. a. O., Bd. II, S. 352.

10 Ebenda, Bd. II, S. 356.

11 *Archives de la Médecine Homéopathique* II (1835), S. 396.

12 Haehl, a. a. O., Bd. I, S. 250.

13 Zunächst waren die Homöopathen als Exzentriker betrachtet worden, deren Tage gezählt seien. Noch 1834 konnte Trousseau sie als „ehrenwerte Männer" bezeichnen, „Freunde, auf deren Redlichkeit wir vertrauen", auch wenn ihre Methode „spekulativ" sei und „gegen die Grundsätze der Wissenschaft" verstoße (zitiert bei Coulter, a. a. O., Bd. II, S. 547). Schon 1835 aber nannte die medizinische

Akademie sie „gemeine Schurken, Ignoranten, Scharlatane und Quacksalber".

14 Siehe F. H. F. Quin, *Du Traitement Homéopathique du Choléra,* Paris 1832.

15 Zitiert bei Coulter, a. a. O., Bd. II, S. 440.

16 Ebenda, Bd. II, S. 442.

17 Samuel Hahnemann, Organon der Heilkunst. Nach der handschriftlichen Neubearbeitung Hahnemanns für die 6. Auflage hrsg. von Richard Haehl, Leipzig 1921, § 60a.

18 Haehl, a. a. O., Bd. II, S. 368.

19 Ebenda, Bd. II, S. 367.

20 Ebenda, Bd. I, S. 251.

VIII. Die ersten Pariser Jahre

1 T. L. Bradford, The Life and Letters of Samuel Hahnemann, Philadelphia 1895, S. 352.

2 Zitiert bei Haehl, a. a. O., Bd. II, S. 359.

3 Ebenda, Bd. II, S. 363.

4 Ebenda, Bd. II, S. 361.

5 Rue de Milan Nr. 1. Das große Gebäude, das heute an dieser Stelle steht, scheint etwas später errichtet worden zu sein.

6 Anna Cora Mowatt war eine Anhängerin von Emanuel von Swedenborgs Lehre und fühlte sich, wie immer mehr amerikanische Swedenborgianer, zur Homöopathie hingezogen. Siehe dazu F. Treuherz, *Heclae Lava or The Influence of Swedenborg on Homoeopathy,* in: *The Homoeopath,* Winter 1983, Vol. 4, N. 2, S. 35–53.

7 Zitiert bei Haehl, a. a. O., Bd. II, S. 347f.

8 Vgl. H. Henne, Das Hahnemann-Archiv im Robert-Bosch-Krankenhaus in Stuttgart, in: Sudhoffs Archiv, Bd. 52, 1968. Das früher in der Medizinischen Forschungsstelle am Robert-Bosch-Krankenhaus aufbewahrte Material bildet heute das Kernstück der Sammlung im Institut für Geschichte der Medizin in Stuttgart [vgl. dazu jetzt auch Robert Jütte, Das Institut für Geschichte der Medizin der Robert-Bosch-Stiftung. Geschichte und laufende Projekte, in: Naturamed Sonderausgabe anläßlich des 46. Kongresses der Liga Medicorum Homoeopathica Internationalis, Köln 1991, S. 45–49]. Die Bände mit den Krankenberichten sind kürzlich vom IGM anhand der chronologischen Reihenfolge der Aufzeichnungen numeriert worden. Der erste Band fehlt; die Numerierung lautet: DF 2, 2a (vornehmlich Mélanies Behandlungen), 3–9, 9a (vornehmlich Mélanies Behandlungen), 10–14, 15–17 (vornehmlich Mélanies Behandlun-

gen). Diese Numerierung ersetzt die frühere Nummernfolge des IGM, die lautete: 12, 1, 15, 2, 10, 13, 9, 8, 11, 3a, 6, 4, 14, 7, 5, 3b, 17, 16. Näheres dazu sowie eine genauere Analyse der Krankenjournale beabsichtige ich in meinem Buch *Hahnemann's Later Prescribing* zu veröffentlichen.

9 Samuel Hahnemann, Hahnemanns Krankenjournale Nr. 2 und 3, hrsg. von H. Henne, Stuttgart 1963 [bisher sind in einer neuen, textkritischen Edition erschienen: Krankenjournal D5 (1803–1806), nach der Edition von Helene Varady bearbeitet von Arnold Michalowski, Heidelberg 1991; DF 5, Transkription und Übersetzung von Arnold Michalowski, Heidelberg 1992. Zu Hahnemanns Pariser Praxis anhand der Krankenjournale vgl. inzwischen Hanspeter Seiler, Die Entwicklung von Samuel Hahnemanns ärztlicher Praxis anhand ausgewählter Krankengeschichten, Heidelberg 1988; Arnold Michalowski, Sabine Sander, Karl-Otto Sauerbeck, Therapiegeschichtliche Materialien zu Samuel Hahnemanns Pariser Praxis, in: Medizin, Gesellschaft und Geschichte 8, 1991, S. 171–196].

10 Legouvé, a. a. O., Bd. III, S. 218.

11 Legouvé, a. a. O., Bd. III, S. 220f.

12 G. I. C. de Courcy, Paganini the Genoese, Normon [1957], Bd. II, S. 38ff. [vgl. dazu jetzt Robert Jütte, Paganinis Besuch bei Hahnemann, in: Allgemeine Homöopathische Zeitung 237, 1992, S. 191–200].

13 Siehe Kapitel XIV.

14 Französische Krankenjournale DF 2a und 9a.

IX. Die Arbeitsweise

1 Zitiert bei Haehl, a. a. O., S. 384ff.

2 Krankenjournal DF 4, S. 110.

3 Krankenjournal DF 4, S. 23. Zu den Notizen über ihren Fall gehört ein langer Brief, in dem die bisherige Behandlung beschrieben wird.

4 Wenn während einer homöopathischen Behandlung alte Symptome wieder auftreten, ist dies im allgemeinen ein Anzeichen dafür, daß der Heilungsprozeß eingesetzt hat.

5 Krankenjournal DF 4, S. 328.

6 Krankenjournal DF 2a, S. 80.

7 Siehe Kapitel VI.

8 Krankenjournal DF 5, S. 327.

9 Siehe Kapitel VI und Anmerkungen.

10 Krankenjournal DF 3, S. 60.

11 Kapitel VII.

12 Samuel Hahnemann, Organon der rationellen Heilkunde, Dresden 1810, § 247.
13 Samuel Hahnemann, Organon der Heilkunst, fünfte verbesserte und vermehrte Auflage, Dresden und Leipzig 1833, § 246.
14 Samuel Hahnemann, Organon der Heilkunst. Nach der handschriftlichen Neubearbeitung Hahnemanns für die 6. Auflage hrsg. von Richard Haehl, Leipzig 1921, § 246.
15 Samuel Hahnemann, Organon der Heilkunst, 5. Aufl., § 286, 288.
16 Samuel Hahnemann, Organon der Heilkunst, 6. Aufl., § 246.
17 Krankenjournal DF 2, S. 16.
18 Krankenjournal DF 2, S. 191.
19 Bei den ersten Fällen der Pariser Zeit begann er mit C 30, ging dann zu C 24 über, danach zu C 18 und C 12 und so weiter. Im allgemeinen setzte er die Stufen 30, 24, 18, 12, 6 und gelegentlich 3 des Centesimalsystems ein; zu dieser frühen Zeit benutzte er niemals eine Potenz über C 30. Heute ist es, zumindest in England, üblich, mit der niedrigsten Potenz anzufangen und sie in den etwas größeren Schritten 6, 12, 30 zu steigern. Homöopathen, die sich wie Hahnemann auf Potenzen unter C 30 beschränken, verwenden mehr Verdünnungsgrade auf der Skala. In Frankreich zum Beispiel werden viele verschiedene Potenzen benützt: 4, 5, 6, 7, 8, 9, bis zu 30. Der Einsatz dieser verschiedenen Grade scheint vor allem auf der Tradition zu beruhen [vgl. dazu jetzt auch Karl-Otto Sauerbeck, Wie gelangte Hahnemann zu den hohen Potenzen?, in: Allgemeine Homöopathische Zeitung 235, 1990, S. 223–232; Arnold Michalowski, Sabine Sander, Karl-Otto Sauerbeck, Therapiegeschichtliche Materialien zu Samuel Hahnemanns Pariser Praxis, in: Medizin, Gesellschaft und Geschichte 8, 1991, S. 171–196].
20 Krankenjournal DF 2a, S. 80.
21 Krankenjournal DF 11, S. 328.
22 Krankenjournal DF 9a, S. 1.
23 Die Potenzen sind in zwei verschiedenen Skalen angegeben: a) bis C 30 und b) bis C 200. In den Aufzeichnungen sind die Potenzen der Skala a) in römischen Zahlen vermerkt, zum Beispiel C 30 = X, C 24 = VIII, C 18 = VI; die Potenzen der Skala b) in arabischen Ziffern: 191, 184, 168.
24 Siehe G. Weber, *Les Hautes Puissances,* Paris 1852, S. 49 [vgl. dazu jetzt Friedrich Dellmour, Homöopathische Arzneimittel. Geschichte, Potenzierungsverfahren, Darreichungsformen, Wien, 1992, S. 27ff.].
25 Bei der Herstellung der Centesimalpotenzen war Hahnemann immer vom Rohmaterial ausgegangen. Für die Q-Potenzen nahm er als Ausgangsstoff eine fertige C 3-Potenz (bereits eine Verdünnung von

1 : 1 000 000). Er verdünnte dann ein Gran der C 3-Potenz in einem Verhältnis von 1 : 500 mit Wasser und Alkohol und wiederholte diesen Vorgang dreißigmal mit je 100 Schüttelstößen vor jeder neuen Verdünnung. So erhielt er seine höchste Potenz: Q 30.

26 Krankenjournal DF 13, S. 435.

27 Samuel Hahnemann, Organon der Heilkunst, 6. Aufl., § 270.

28 Pierre Schmidt, *The Hidden Treasures of the Last Organon, British Homoeopathic Journal,* Juli 1954, S. 134–156.

29 Dazu demnächst: Rima Handley, *Hahnemann's Later Prescribing.*

30 Krankenjournal DF 4, S. 23.

31 Krankenjournal DF 9, S. 33.

32 Krankenjournal DF 4, S. 15.

X. Krankheiten und ihre Behandlungsweisen

1 Siehe Kapitel VII.

2 Krankenjournal DF 5, S. 179. Über Paganinis schlechten Gesundheitszustand, der beinahe ebenso berühmt war wie sein Geigenspiel, ist viel geschrieben worden. Siehe G. I. de Courcy, a. a. O., Bd. II, S. 35–41 [vgl. dazu jetzt Robert Jütte, Paganinis Besuch bei Hahnemann, in: Allgemeine Homöopathische Zeitung 237, 1992, S. 191–200].

3 Krankenjournal DF 2, S. 119.

4 Krankenjournal DF 11, S. 99.

5 Krankenjournal DF 4, S. 76.

6 Krankenjournal DF 9, S. 50.

7 Vgl. Clemens von Bönninghausen, Kleine medizinische Schriften, hrsg. von Klaus Henning Gypser, Heidelberg 1984, S. 394.

8 Krankenjournale DF 12, S. 70 und 13, S. 61.

9 Krankenjournal DF 5, S. 65.

10 Krankenjournal DF 2, S. 123.

11 Krankenjournal DF 11, S. 328.

12 Krankenjournal DF 2a, S. 108.

13 Krankenjournal DF 2, S. 164.

14 Krankenjournal DF 4, S. 328.

15 Krankenjournal DF 2, S. 126.

16 Clemens von Bönninghausen, Drei Cautelen Hahnemann's, in: Neues Archiv für homöopathische Heilkunst 1, 1844, S. 80ff.

17 Krankenjournal DF 9, S. 296.

18 Krankenjournal DF 12, S. 251.

19 Krankenjournal DF 2, S. 176.

20 Krankenjournal DF 7, S. 15.

21 Krankenjournal DF 8, S. 81.
22 Krankenjournal DF 13, S. 3.
23 Krankenjournal DF 14, S. 20.
24 In Frankreich gab es viele Heilkundige ohne medizinische Qualifikation; einige dieser „Scharlatane" waren äußerst erfolgreich und berühmt.
25 Krankenjournal DF 6, S. 59.
26 Krankenjournal DF 9, S. 3.
27 Krankenjournal DF 9, S. 45.
28 Krankenjournal DF 6, S. 15.
29 Krankenjournal DF 4, S. 129.
30 Krankenjournal DF 7, S. 29.
31 Krankenjournal DF 10, S. 101.
32 Krankenjournal DF 5, S. 385.

XI. Abschied

1 Krankenjournal DF 3, S. 183.
2 Haehl, a. a. O., Bd. II, S. 362 f.
3 Ebenda, Bd. II, S. 363.
4 Ebenda, Bd. II, S. 367.
5 So bezeichneten während der Französischen Revolution die Aristokraten die Aufständischen, weil sie statt der typischen Kniehosen lange Hosen trugen.
6 Haehl, a. a. O., Bd. II, S. 362 f.
7 Ebenda, Bd. II, S. 364.
8 Legouvé, a. a. O., Bd. III, S. 225.
9 Haehl, a. a. O., Bd. II, S. 380 f.
10 Ebenda, Bd. II, S. 382 f.
11 Ebenda, Bd. I, S. 259.
12 Ebenda, Bd. II, S. 386.
13 Ebenda, Bd. II, S. 386 f.
14 Ebenda, Bd. II, S. 379.
15 Ebenda, Bd. II, S. 381 f.
16 Legouvé, a. a. O., Bd. III, S. 228 f.
17 Unverzeichneter Autograph im IGM, Stuttgart: „Je n'ai pas besoin de répéter que je t'aime de tout mon cœur, comme je n'ai aimé personne pendant toute ma longue vie. Tu es supérieure à tout ce que je puis m'imaginer d'aimable, parce que ton âme et ton moral égalent si bien à ce que je me sens exister en moi-même, que nous ne pourrions nous séparer en toute éternité."
18 Haehl, a. a. O., Bd. II, S. 466.

19 Haehl, a. a. O., Bd. II, S. 393.
20 Leipziger Populäre Zeitschrift für Homöopathie, 1. Juli 1893, S. 119.
21 Siehe F. Albrecht, Treue Bilder aus dem Leben der verewigten Frau Hofrath Johanne Henriette Leopoldine Hahnemann, Berlin 1865. Hahnemanns Köthener Nachbar hatte in seinem kleinen Buch geschrieben, Samuel habe ein Vermögen von vier Millionen Francs hinterlassen. Das muß tatsächlich Neid erregt haben.
22 Zitiert bei Haehl, a. a. O., Bd. II, S. 395 f..

XII. Der Prozeß gegen Mélanie Hahnemann

1 Brief von „Sabine", unverzeichneter Autograph im IGM, Stuttgart.
2 Ebenda.
3 Haehl, a. a. O., Bd. II, S. 459 f..
4 Haehl, a. a. O., Bd. II, S. 364.
5 *Procès de Madame Hahnemann,* S. 4 [längere Auszüge aus der Gerichtssitzung finden sich in der *Gazette des Tribunaux,* die bei Haehl, a. a. O., Bd. II, S. 461 ff., zitiert werden. Mélanies Prozeßunterlagen befinden sich heute im IGM, Stuttgart].
6 Krankenjournal DF 9a, S. 104.
7 *Procès de Madame Hahnemann,* S. 6. Vgl. auch Haehl, a. a. O., Bd. II, S. 462.
8 *Procès de Madame Hahnemann,* S. 7.
9 Ebenda, S. 51.
10 Ebenda, S. 57.
11 Zum Prozeßverlauf vgl. Haehl, a. a. O., Bd. II, S. 461, der aus dem *Journal des Débats* vom 18. Februar 1847 zitiert.
12 Unverzeichneter Autograph im IGM, Stuttgart, Übersetzung nach dem Englischen.
13 Zitiert nach Haehl, a. a. O., Bd. II, S. 460.

XIII. Mélanies Leben ohne Hahnemann

1 Im IGM in Stuttgart werden nahezu 200 Briefe Mélanies an J. B. A. M. Jobard aufbewahrt. Sie stammen aus der Zeit zwischen 1849 und 1852; die Einzelheiten über Mélanies Leben in jenen Jahren, die dieses Kapitel enthält, sind zum größten Teil diesen Briefen entnommen.
2 Siehe Brief Nr. 148.

3 Siehe die Eintragungen in der belgischen *Biographie Nationale, Vol.* 9, Brüssel 1886–1887, und in Larousse, *Grand Dictionnaire Universel du XIXe Siècle,* Paris 1866.
4 Brief Nr. 27.
5 Brief Nr. 21.
6 Gedicht vom August 1849 in MS L 2, IGM:
„*que pour mon époux j'aurais déjà choisi*
Si le vœu du tombeau qui m'enserre à toute heure
Ne banissait l'amour de ma triste demeure."
7 Brief Nr. 119.
8 Brief Nr. 86.
9 Brief Nr. 29. Dieser Brief könnte sich auf Sophie Bohrer beziehen; siehe Kapitel XIV.
10 Siehe Brief Nr. 5. Die Pariser Zeitungen aus jenen Tagen sind voll von Anzeigen, mit denen Goldsucher nach Kalifornien gelockt werden sollten.
11 Brief Nr. 2.
12 Pierre-Marie-Michel-Eugène Courtray de Pradel (1787–1857). Die zwischen Mélanie und ihm ausgetauschten Briefe und Gedichte liegen im IGM, Stuttgart.
13 Haehl, a. a. O., Bd. II, S. 468.
14 Briefe Nr. 31 und 33.
15 Briefe Nr. 81 und 84.
16 Brief Nr. 37.
17 Brief Nr. 15.
18 MS L 3, IGM:
„*Par la Magnétique Science,*
La Merveilleuse Clairvoyance
Vous voulez consoler mon sort,
Assourdir l'Hymne de la Mort,
Retenir encore sur la terre
Mon Âme ici bas Étrangère."
19 Brief Nr. 23.
20 Brief Nr. 31.
21 MS L 3, IGM. In den Jahren 1849, 1852 und 1853 schickte sie ihm zahlreiche Gedichte; diese Poesie nannte sie „*Jobardienne*".

XIV. Wieder allein

1 Der Geiger Anton Bohrer bildete mit seinem Bruder Max, einem Cellisten, ein Duo, das zwischen 1820 und 1835 mit eigenen und fremden Kompositionen in den Konzertsälen Europas auftrat. An-

ton heiratete Fanny (Franziska) Dülken und Max ihre Schwester Louise, Töchter von Ferdinand David und Sophie Louise Dülken in München. Beide Schwestern waren Pianistinnen.

2 Autograph im IGM: „*mes tendres remerciements de m'avoir, par votre grande science, conservé ma petite fille chérie. Les lettres de ma fille Bohrer sont remplies de vos louanges, Madame.*"

3 Autograph im IGM. Frau Dülken dankt Mélanie für die „*soins maternels rendus à ma petite fille.*"

4 Autograph von Mélanies die Adoption betreffendem Brief im IGM, Stuttgart.

5 *Grove's Dictionary of Music and Musicians, 5th Ed.*, London 1954, Bd. I, S. 788 f.

6 Warum Sophie von Mélanie adoptiert werden sollte, ist unklar, denn ihre Eltern lebten noch. Anton starb im folgenden Jahr, 1852, aber Fanny lebte bis 1867. Ihr Onkel Max starb 1867.

7 „*Poème à Sophie*" vom 6. Juli 1851, MS L 3, IGM:

„*J'étais jeune et vaillante alors que le grand homme*
Me choisit comme son compagnon;
Je me fis vieille alors pour vivre avec lui comme
et marcher à son unisson.

Vieille j'étais restée et toujours vers la terre
Mon oeil avide se fixait,
Car il fallait passer par cette prolétaire
Pour aller où sa grande âme est.
Maintenant une fille et jeune et ravissante
Me dit: Mère! . . . et serre ma main,
Je sens jeune vibrer la sève florissante,
Qui me promet un long demain."

„Ich war jung und lebhaft, als der große Mann mich zu seiner Gefährtin wählte. Ich machte mich alt, um mit ihm zu leben und in seinem Schritt zu gehen.

Ich bin alt geblieben, und meine Augen waren immer sehnsüchtig auf die Erde gerichtet, denn dort ist der Weg zu dem Ort, wo seine große Seele wohnt.

Jetzt sagt ein kleines, bezauberndes Mädchen ‚Mutter' zu mir und hält meine Hand. Ich fühle mich jung und von Lebenssaft durchströmt, der mir eine lange Zukunft verspricht."

8 Gedicht an Sophie, geschrieben im September 1857 in Versailles; MS L 3, IGM.

9 Die Gedichte sind in MS L 3 im IGM enthalten. Sie entstanden in den unterschiedlichsten Stimmungen zwischen 1851 und 1875 in Münster, Versailles, Fontainebleau und Paris.

10 Notizbuch, MS L 6 [?] im IGM:

„*Ma vie a été un désert où j'ai erré et souffert, luttant contre la mort et les bêtes féroces de la douleur. Désolée, expirante, j'allais rendre le dernier soupir lorsque j'ai trouvé une oasis qui m'a régénérée; sans elle ma vie se serait éteinte et je serais morte de soif de l'amour des anges.*

J'étais perdue dans une forêt dont je ne pouvais plus sortir: j'étais déchirée par les ronces et les pierres et poursuivie par les serpents; j'ai vu tout à coup à travers l'ombre des branches une vire charte[?] vers laquelle je m'avançai" [Das betreffende Manuskript konnte nicht im Original überprüft werden].

11 Haehl, a. a. O., Bd. II, S. 467.

12 Bradford, a. a. O., S. 472.

13 G. Guillion Lethière, *Effet moral sur les malades du dynamisme médicamenteux*, Paris 1862, S. 6.

14 Ebenda, S. 8.

15 Haehl, a. a. O., Bd. I, S. 379 f. Die Briefe liegen im IGM.

16 Ebenda, Bd. I, S. 379 f. Die Briefe liegen im IGM.

17 Ebenda, Bd. II, S. 467.

18 Ebenda, Bd. II, S. 467.

19 Ebenda, Bd. II, S. 469.

20 Ebenda, Bd. I, S. 381.

21 Ebenda, Bd. I, S. 381.

22 Ebenda, Bd. II, S. 468.

23 Ebenda, Bd. II, S. 468.

24 Ebenda, Bd. I, S. 380 f.

25 Ebenda, Bd. I, S. 381.

XV. Das Ende der Geschichte

1 Zum Beispiel im *Journal de la Médecine Homéopathique*, im *Bulletin de la Société Médicale Homéopathique* und im *Journal de la Société Gallicane de Médecine Homéopathique*.

2 Haehl, a. a. O., Bd. II, S. 464.

3 Ebenda, Bd. II, S. 465.

4 Ebenda, Bd. II, S. 465.

5 Ebenda, Bd. II, S. 466.

6 Der Brief, der die geplante Adoption von Sophie durch Mélanie betrifft, befindet sich im IGM, Stuttgart.

7 Haehl, a. a. O., Bd. I, S. 382.

8 Ebenda, Bd. I, S. 382 f.

9 Ebenda, Bd. II, S. 91.

10 Samuel Hahnemann's Organon der Heilkunst, 6. Aufl., hrsg. von Arthur Lutze, Köthen 1865, S. 266f.
11 Haehl, a. a. O., Bd. II, S. 88.
12 Ebenda, Bd. II, S. 88.
13 Ebenda, Bd. II, S. 90.
14 Ebenda, Bd. II, S. 389.
15 Bradford, a. a. O., S. 488.
16 Ebenda, a. a. O., S. 488f.
17 Das Manuskript befindet sich in der Bibliothek der *School of Medicine* der Universität von Kalifornien in San Francisco [vgl. jetzt die textkritische Edition dieses Manuskripts von Josef M. Schmidt, Organon der Heilkunst, Heidelberg 1992].
18 Haehl, a. a. O., Bd. II, S. 470f.
19 Bradford, a. a. O., S. 476.
20 Haehl, a. a. O., Bd. II, S. 385.
21 [Anmerkung zur englischen Übersetzung von R. Haehls Hahnemann-Biographie, Bd. I, S. 354].
22 Haehl, a. a. O., Bd. II, S. 471f.
23 Ebenda, Bd. II, S. 472f.
24 Ebenda, Bd. II, S. 473.

Nachwort

Die Lebensgeschichten berühmter Ärzte haben schon immer ihr Publikum gefunden. Ob es sich dabei um eine wissenschaftliche Biographie (zum Beispiel über Ferdinand Sauerbruch) handelt oder um einen historischen Roman wie die Paracelsus-Trilogie von Erwin Guido Kolbenheyer, immer wieder sind es Männer, die auf diesem Gebiet „Geschichte gemacht" haben. Auch die Biographen, die das Leben und Werk des Begründers der Homöopathie, Samuel Hahnemann (1755–1843), beschrieben haben, stellen keine Ausnahme dar, denn die Person, die im Zentrum ihres Interesses liegt, ist – wie könnte es anders sein vor der Zulassung von Frauen zum Medizinstudium? – nun einmal männlichen Geschlechts.

Doch spielte in Hahnemanns Leben, was auch seine Biographen nicht verschweigen können, gegen Ende eine Frau eine zentrale Rolle. Der Begründer der Homöopathie verliebte sich im Alter von achtzig Jahren in die junge Pariser Künstlerin Mélanie d'Hervilly, heiratete sie kurz darauf und zog mit ihr nach Paris, wo er die letzten neun Jahre seines Lebens verbrachte. Das Unverständnis, das dieser Schritt damals bei Hahnemanns Familie, Freunden und Schülern hervorrief, wirkt auch in den Hahnemann-Biographien noch nach. Besonders misogyn oder frauenfeindlich geprägt ist das Bild, das in der bis heute unübertroffenen Standardbiographie Richard Haehl von dieser Frau an Hahnemanns Seite gezeichnet hat.

Mit welchem Kopfschütteln man der zweiten Ehe Hahnemanns damals nicht nur aufgrund des großen Altersunterschiedes, sondern auch wegen der sehr bald von Mélanie erworbenen profunden Kenntnisse in der homöopathischen Heilkunst gegenüberstand, kann man vielleicht besser verstehen, wenn man sich in Erinnerung ruft, daß noch 80 Jahre später ein deutscher Historiker über eine ähnliche symbiotische Beziehung im Kollegenkreis an der Berliner Universität bemerkte: „Eine Ehe eigener Art, wie sie wohl nur im modernen Gelehrtenleben möglich wird." Friedrich Meinecke bezog sich hier auf die Ehe zwischen Hedwig und Otto Hintze, die ebenfalls ungewöhnlich war, weil sich die Frau in dieser Beziehung nicht auf die übliche Rolle im Haushalt beschränkte, sondern sich wissenschaftlich betätigte und als Privatdozentin für Neuere Geschichte auch Lehrveranstaltungen abhielt.

Es ist bezeichnenderweise eine Engländerin, die sich an eine Doppelbiographie gewagt hat, in der neben Samuel Hahnemann vor allem seine zweite Frau Mélanie endlich aus dem Schatten der Geschichte heraustritt. Die „Schwester Aeskulaps", wie sie ein mit ihr befreundeter Dichter einmal nannte, bleibt nicht länger eine blasse Figur. Die Geschichte dieses angeblich so „ungleichen" Paares wird hier erstmals aufgrund neuer Quellenfunde beschrieben und spannend erzählt. Die Kunst der Autorin besteht darin, die Lebensgeschichte dieser beiden Personen mit einer verständlich gehaltenen Einführung in die Theorie und Praxis der Homöopathie, wie sie sich zu Hahnemanns Lebzeiten darstellte, geschickt zu verknüpfen. Gleichzeitig erfährt man auch viele interessante kulturgeschichtliche Details, denn Paris war damals zweifellos das kulturelle Zentrum Europas. Und Mélanie Hahnemann, geb. d'Hervilly, war in Pariser Adels- und Künstlerkreisen bestens bekannt und sorgte auch dafür, daß nach ihrer Heirat ihr Mann an dem gesellschaftlichen Leben in der französischen Metropole trotz seines hohen Alters noch regen Anteil nahm.

Der Versuch, eine Doppelbiographie zu schreiben, darf in diesem Falle wohl als geglückt bezeichnet werden, zumal die Autorin sowohl eine philologische Schulung als auch eine homöopathische Ausbildung vorzuweisen hat und dazu auch noch schriftstellerisches Talent besitzt, das allerdings durch das Festhalten an den durch Quellen belegten Fakten immer wieder gezügelt wird, so daß wir es zweifellos mit einer fundierten wissenschaftlichen Biographie zu tun haben.

Die Übersetzung ins Deutsche war schwieriger als erwartet, da nicht nur die publizierten deutschen beziehungsweise französischen Originalschriften Samuel und Mélanie Hahnemanns von der Übersetzerin zur Überprüfung herangezogen, sondern auch viele der noch nicht veröffentlichten Quellen aus dem reichhaltigen Nachlaß im Stuttgarter Hahnemann-Archiv erst einmal lokalisiert werden mußten, bevor sie dann neu übersetzt oder im Originaltext zitiert werden konnten. Hier gebührt der Übersetzerin ein großes Kompliment.

Die kritische Durchsicht von Text und Anmerkungen beschränkte sich auf Prüfung der verwendeten deutschen Fachsprache, auf Beseitigung offensichtlicher Irrtümer im Original und auf Ergänzung der Bibliographie im Hinblick auf den deutschen Leserkreis. In den Anmerkungen wurde nur an Stellen, wo es unbedingt erforderlich schien, auf neuere Literatur zu bestimmten Themen hingewiesen. Diese Ergänzungen sind durch eckige Klammern gekennzeichnet. Am Text selbst wurden keine tiefgreifenden inhaltlichen Veränderungen vorgenommen. Auch auf Kürzungen wurde bewußt verzichtet. Dem Bearbeiter kam es in erster Linie darauf an, den Text unverfälscht wiederzugeben und die Meinung der Autorin zu respektieren.

In einer Zeit, in der von den Gegnern dieser alternativen Heilweise wieder alte Vorurteile gegen die Homöopathie (Irrationalität, Wunderglauben und so weiter) in der öffentlichen Diskussion ins Feld geführt werden, ist diesem Buch ein großer Leserkreis zu wünschen, denn es zeigt, daß Hahnemann einer der bedeutendsten Naturwissenschaftler seiner Zeit und ein Kind der Aufklärung war. Daß aber auch sein Privatleben von ungewöhnlicher Liberalität und großem Verständnis für die Eigenständigkeit der Frau (heute würden wir „Emanzipation" sagen) geprägt war, dürften nur die wenigsten wissen. Die gemeinsame Lebensgeschichte von Mélanie und Samuel Hahnemann gilt es daher auch von seiten der Frauengeschichte zu entdecken und zu würdigen.

Stuttgart, 2. 7. 1993, am 150. Todestag Hahnemanns

Robert Jütte

Bibliographie

Die Bibliographie umfaßt die im Text erwähnten Werke. Aus Platzgründen konnte ich nur einige wenige der Bücher anführen, die ganz allgemein das Zeitgeschehen behandeln und so zum Verständnis des kulturellen und sozialen Umfelds im Leben Samuel und Mélanie Hahnemanns beitragen.

Albistur, M., und Armogathe, D., Le grief des Femmes, 2 Bde., Paris 1978.

Albistur, M., und Armogathe, D., L'Histoire du Féminisme Français du Moyen Âge à nos jours, Paris 1977.

Albrecht, F., Christian Friedrich Samuel Hahnemann, Ein biographisches Denkmal, Leipzig 1851.

Albrecht, F., Dr. Samuel Hahnemann's, des Begründers der Homöopathie, Leben und Wirken, 2. Aufl. Leipzig 1875.

Albrecht, F., Treue Bilder aus dem Leben der verewigten Frau Hofrath Johanne Henriette Leopoldine Hahnemann, Berlin 1865.

Ameke, W., History of Homoeopathy, transl. by A. E. Drysdale. Ed. by R. E. Dudgeon, London 1885; deutsche Ausgabe: Die Entstehung und Bekämpfung der Homöopathie, Berlin 1884.

Andrieux, F.-G.-J.-S., Œuvres Choisies, éd. par C. Rozan, Paris 1878.

Archives de la Médecine homoéopathique, publiées par une société de médecins, éd. par A. J. A. Jourdan [F. L. Simon et E. Curie], Paris 1834–1937, 2. sér. 1838.

Aubert de la Chesnaye des Bois, F.-A., Dictionnaire de la Noblesse, 19 Bde., 3. Aufl. Paris 1863–1876.

Baur, J., Les Manuscrits du Docteur Comte Sébastien Des Guidi, Pt. 1 und 2, Genf 1985.

Bellier de La Chavignerie, E., Dictionnaire Générale des Artistes de l'École française . . ., Paris 1868–1872.

Bénézit, E., Dictionnaire critique et documentaire des Peintres, Sculpteurs, Dessinateurs et Graveurs de tous les temps et de tous les pays, Neuaufl. Paris 1976.

Berlioz, L. H., The Memoirs of Hector Berlioz, transl. by D. Cairns, London 1969; deutsche Ausgabe, hrsg. von W. Rosenberg, München 1979.

Bertier de Sauvigny, G. de, La Restauration, Neuaufl. Paris 1963.

Biographie Nationale, publiée par l'Académie Royale des Sciences, des Lettres et des Beaux-Arts de Belge, Brüssel 1866 ff.

Bönninghausen, C. von, Kleine medizinische Schriften, hrsg. von K. H. Gypser, Heidelberg 1984.

Bönninghausen, C. M. F. von, Systematisch-alphabetisches Repertorium der homöopathischen Arzneien, Münster, Teil 1 1833, Teil 2 1835.

Bönninghausen, C. M. F. von, The Lesser Writings of C. M. F. von Boenninghausen, transl. by L. H. Tafel. Compiled by T. L. Bradford, Philadelphia 1908.

Boutet de Monvel, R., Eminent English Men and Women in Paris 1800–1850, transl. by G. Herring, London 1912.

Bradford, T. L., The Life and Letters of Dr. Samuel Hahnemann, Philadelphia 1895.

Brookner, A., Jaques-Louis David, London 1980.

Brunnow, E. G. von, A Glance at Hahnemann and homoeopathy, transl. from the German by J. Morton, London 1845; deutsche Ausgabe: Ein Blick auf Hahnemann und die Homöopathie, Leipzig 1844.

Bulletin de la Société Homoéopathique de Paris 1845–1847.

Campbell, A., The Two Faces of Homoeopathy, London 1984.

Capra, F., The Turning Point: Science, Society and the Rising Culture, London 1982.

Carse, A. v. A., The Life of Jullien. Adventurer, showman-conductor and establisher of the Promenade Concerts in England, Cambridge 1951.

Cate, C., George Sand, London 1975.

Clover, A. M., Homoeopathy: A Patient's Guide, Wellingborough 1984.

Cobban, A. B. C., History of Modern France, London 1965.

Condon, P., Ingres, in Pursuit of Perfection, Louisville, Ky., und Bloomington, Ind., 1983.

Cook, T. M., Samuel Hahnemann, Wellingborough 1981.

Cooper, J., The Rise of Instrumental Music and Concert Series in Paris 1828–1871 = Studies in Musicology Nr. 65, Ann Arbor, Mich., [1983].

Croll-Picard, A.-S., Hahnemann et l'Homoéopathie, Paris 1933.

Coulter, H. L., Divided Legacy: A History of the Schism in Medical Thought, 3 Bde., Washington 1975–1982.

Coulter, H. L., Homoeopathic Science and Modern Medicine, 2. Aufl. Berkeley, Ca., 1981; deutsche Ausgabe: Homöopathische Wissenschaft und moderne Medizin, Sankt Gallen 1991.

Courcy, G. I. C. de, Paganini the Genoese, 2 Bde., Normon, Oklahoma, [1957].

Cowles, V., The Rothschilds: A Family of Fortune, London 1973.

Cullen, W., A Treatise of the Materia Medica, Edinburgh 1789.
Danciger, E., The Emergence of Homoeopathy: Alchemy into Medicine, London 1987.
Dellmour, F., Homöopathische Arzneimittel. Geschichte, Potenzierungsverfahren, Darreichungsformen, Wien 1992.
Esposito, J. L., Schelling's Idealism and Philosophy of Nature, Lewisburg, Pa., 1977.
FitzLyon, A., Maria Malibran: Diva of the Romantic Age, London 1987.
Gabet, C., Dictionnaire des Artistes de l'École Française au XIXe siècle, Paris 1831.
Genneper, T., Als Patient bei Samuel Hahnemann. Die Behandlung Friedrich Wiecks in den Jahren 1815/16, Heidelberg 1991.
Gibson, S. und R., Homoeopathy for Everyone, Harmondsworth 1987.
Gohier, L.-J., Le Couronnement d'un Roi, [Rouen 1775].
Gohier, L.-J., Mémoires de Louis-Jérôme Gohier, 2 Bde., Paris 1824.
Gourret, J., Dictionnaire des Chanteurs de l'Opéra de Paris, Paris 1982.
Greer, G., The Obstacle Race, London 1979, deutsche Ausgabe: Das unterdrückte Talent, Berlin, Frankfurt am Main und Wien 1980.
Grove's Dictionary of Music and Musicians, ed. by Eric Blom, 9 Bde., 5. Aufl. London 1954.
Guillion Lethière, G., Description of a picture now exhibiting in the Egyptian Hall Picadilly, London 1828.
Guillion Lethière, G., Effet moral sur les malades du dynamisme médicamenteux, Paris 1862.
Gumpert, M., Hahnemann, die abenteuerlichen Schicksale eines ärztlichen Rebellen und seiner Lehre, der Homöopathie, Berlin 1934.
Haehl, R., Samuel Hahnemann, sein Leben und Schaffen, 2 Bde., Leipzig 1922.
Haehl, R., Samuel Hahnemann, his Life and Work, transl. from the German by M. L. Wheeler and W. H. R. Grundy, 2 Bde., London [1931].
Hahnemann, M., Hygiotechnica, Paris 1876.
Hahnemann, M., Procès de Madame Hahnemann, docteur en homoéopathie. Question d'exercice de la médecine, Paris [1847].
Hahnemann, S., Apothekerlexikon, Leipzig 1793–1799.
Hahnemann, S.: Freund der Gesundheit, Bd. I 1, 2, Frankfurt a. M. und Leipzig 1792–1795.
Hahnemann, S., Die chronischen Krankheiten, ihre eigenthümliche Natur und homöopathische Heilung, Teil 1–4, Dresden und Leipzig 1822–1830.
Hahnemann, S., Die chronischen Krankheiten, ihre eigenthümliche

Natur und homöopathische Heilung, 2. Aufl., Teil 1 und 2, Dresden und Leipzig 1835–1839.
Hahnemann, S., The Chronic Diseases, translated from the second German edition by L. H. Tafel, Philadelphia 1896.
Hahnemann, S., Organon der rationellen Heilkunde, Dresden 1810.
Hahnemann, S., Organon der Heilkunst, 2. Aufl., Dresden 1819.
Hahnemann, S., Organon der Heilkunst, 3. Aufl., Dresden 1824.
Hahnemann, S., Organon der Heilkunst, 4. Aufl., Dresden und Leipzig 1829.
Hahnemann, S., Organon der Heilkunst, 5. Aufl., Dresden und Leipzig 1833.
Hahnemann, S., Organon der Heilkunst 6. Aufl., hrsg. von A. Lutze, Köthen 1865.
Hahnemann, S., Organon der Heilkunst. Nach der handschriftlichen Neubearbeitung Hahnemanns für die 6. Auflage herausgegeben und mit Vorwort versehen von Richard Haehl, Leibzig 1921.
Hahnenann, S., Organon der Heilkunst. Textkritische Ausgabe der 6. Auflage. Bearbeitet und herausgegeben von Josef M. Schmidt, Heidelberg 1992.
Hahnemann, S., Exposition de la Doctrine medicale Homoéopathique ou Organon de l'Art de guérir . . ., Nouvelle trad., sur la 4. éd., par A. J. L. Jourdan, Paris 1832.
Hahnemann, S., Exposition de la Doctrine medicale Homoéopathique ou Organon de l'Art de guérir . . . Trad. de l'allem., sur la dernière éd., par A. J. L. Jourdan, Paris 1845.
Hahnemann, S., Organon of the Rational Art of Healing, transl. from the first edition of Samuel Hahnemann by C. E. Wheeler, London 1913.
Hahnemann, S., Organon of Medicine, hrsg. J. Künzli, A. Naudé und P. Pendleton, Los Angeles 1982.
Hahnemann, S., Kleine medizinische Schriften, hrsg. von E. Stapf, 2 Bde., Dresden und Leipzig 1829.
Hahnemann, S., Hahnemanns Krankenjournale Nr. 2 und 3, hrsg. von H. Henne, Stuttgart 1963.
Hahnemann, S., Krankenjournal D 5 (1803–1806), nach der Edition von Helene Varady bearbeitet von Arnold Michalowski, Heidelberg 1991.
Hahnemann, S., Krankenjournal DF 5, Transkription und Übersetzung von Arnold Michalowski, Heidelberg 1992.
Hahnemann, S., Lesser Writings of Samuel Hahnemann, collected and translated by R. E. Dudgeon, London 1851.
Hahnemann, S., Reine Arzneimittellehre, Teil 1–6, Dresden 1811–1821, 2. Aufl. Teil 1–6, Dresden und Leipzig 1822–1827, 3. Aufl. Teil 1 und 2, Dresden und Leipzig 1830–1833.

Hahnemann, S., Sind die Hindernisse der Gewissheit und Einfachheit der practischen Arzneikunde unübersteiglich?, in: Journal der practischen Arzneykunde und Wundarzneykunst, Bd. IV, 1797, St. 4, S. 727–762.

Hahnemann, S., The Medicine of Experience, transl. by B. King, in: Drysdale, J. J., und Russell, J. R. (Hrsg.), An Introduction to the Study of Homoeopathy, London 1845.

Hahnemann, S., Thesaurus Medicaminum, Dresden 1800.

Hahnemann, S., Unterricht für Wundärzte über die Venerischen Krankheiten, Leipzig 1789.

Hahnemann, S., Versuch über ein neues Prinzip zur Auffindung der Heilkräfte der Arzneisubstanzen, in: Journal der practischen Arzneykunde und Wundarzneykunst, Bd. II, 1796, St. 3 und 4, S. 391–439 und 465–561. [Unter dem Titel „Essay on a New Principle for Discovering the Curative Power of Drugs" in englischer Übersetzung in den von R. E. Dudgeon herausgegebenen Lesser Writings].

Henne, H., Das Hahnemann-Archiv im Robert-Bosch-Krankenhaus in Stuttgart, in: Sudhoffs Archiv Bd. 52, 1968, S. 166–169.

Hervilly, Mlle de [= Hahnemann, M.], Du Danger des Nouvelles Doctrines sur la peinture, Paris 1824.

Hervilly, Mlle de, L'Hirondelle Athénienne, Paris 1825.

Hobsbawm, E. J. E., The Age of Revolution: Europe 1789–1848, London 1962.

Inglis, B., A History of Medicine, London 1965.

Jacob, M. C., The Radical Enlightenment: Pantheists, Freemasons and Republicans, London 1981.

Jahr, G. H. G., Ausführlicher Symptomen-Kodex der homöopathischen Arzneimittellehre, Teil 1 und 2, Düsseldorf 1843, 2. Aufl. Leipzig 1848.

Journal de la Médecine Homoéopathique, publiée par la société Hahnemannienne de Paris, Bd. I–III, 1846–1849. Diese Publikation ging, zusammen mit dem Bulletin de la Société Homoéopathique de Paris, in das Journal de la Société Gallicane de Médecine Homoéopathique, 1. sér. 1850–1856, 2. sér. 1857–1859, über.

Jütte, R., Das Institut für Geschichte der Medizin der Robert Bosch-Stiftung. Geschichte und laufende Projekte, in: Naturamed Sonderausgabe anläßlich des 46. Kongresses der Liga Medicorum Homoeopathica Internationalis, Köln 1991, S. 45–49.

Jütte, R., Paganinis Besuch bei Hahnemann, in: Allgemeine Homöopathische Zeitung 237, 1992, S. 191–200.

Kent, J. T., Lectures on Homoeopathic Philosophy, Lancaster, Pa., 1900; deutsche Ausgabe: Zur Theorie der Homöopathie [um 1973].

Knibiehler, Y., und Fouquet, C., L'Histoire des Mères du Moyen Âge à nos Jours, Paris 1980.

Kracauer, S., Jacques Offenbach und das Paris seiner Zeit, Amsterdam 1937; engl. Ausgabe: Offenbach and the Paris of His Time, London 1937.
Lapauze, H., Histoire de l'Académie de France à Rome, 2 Bde., Paris 1924.
Larnaudie, R., La Vie surhumaine de Samuel Hahnemann, fondateur de l'homoéopathie, Paris 1935.
Larousse, P., Grand Dictionnaire Universel du XIXe siècle, Paris 1865–1890.
Legouvé, G. J. B. E. W., Sixty Years of Recollections, transl. by A. D. Vandam, 2 Bde., London 1893.
Lesch, J. E., Science and Medicine in France, the Emergence of Experimental Physiology, 1790–1855, Cambridge, Mass., und London 1984.
Lipinska, M., Histoire des femmes médecins depuis l'antiquité jusqu'à nos jours, Paris 1900.
Lough, J. und M., An Introduction to Nineteenth Century France, London 1978.
Lyons, M., France under the Directory, Cambridge 1975.
Michalowski, A., Sander, S., Sauerbeck, K. O., Therapiegeschichtliche Materialien zu Samuel Hahnemanns Pariser Praxis, in: Medizin, Gesellschaft und Geschichte 8, 1991, S. 171–196.
Michaud, L.-G. (Hrsg.), Biographie Universelle Ancienne et Moderne, Bd. XVIII, Neuaufl. Paris 1857.
Miller, G., The Adoption of Inoculation for Smallpox in England and France, Pennsylvania 1957.
Mitchell, G. R., Homoeopathy, London 1975.
Naef, H., Auguste Lethière Portrayed by Ingres, a Drawing, in: Master Drawings XI, 3, Herbst 1973, S. 277–279, Tafel 29.
Naef, H., Ingres und die Familie Guillon Lethière, in: Du, Dezember 1963, S. 65–78.
Necheles, R. F., The Abbé Grégoire, 1787–1831, The Odyssey of an Egalitarian, Westport, Conn., [1971].
Neues Edinburger Dispensatorium, übers. von S. Hahnemann, Teil 1 Leipzig 1797, Teil 2 Leipzig 1798.
Nicholls, P., Homoeopathic Medicine in England, Suffolk 1988.
Parish, H. J., A History of Immunization, London 1965.
Parr, B., The London Medical Dictionary, 3 Bde., London 1809.
Pipelet, C. M. d. T. (später Salm-Reifferscheid-Dyck, C. M. d. T. Prinzessin), Œuvres Complètes, 4 Bde., Paris 1842.
La Presse, Juli 1836 – Dezember 1885.
Privat d'Anglemont, A., Paris Anecdote, Paris 1860.
Quin, F. H. F., Du Traitement Homoéopathique du Choléra, Paris 1832;

deutsche Ausgabe: Die homöopathische Behandlung der Cholera, Dresden 1832.
Rigon de Magny, C., Archives de la Noblesse 1854–1910.
Ritter, H., Samuel Hahnemann: sein Leben und Werk in neuer Sicht, Heidelberg 1974.
Sauerbeck, K. O., Wie gelangte Hahnemann zu den hohen Potenzen?, in: Allgemeine Homöopathische Zeitung 235, 1990, S. 223–232.
Schmidt, P., The Hidden Treasures of the Last Organon, in: British Homoeopathic Journal, Juli 1954, S. 134–156.
Schwanitz, H. J., Homöopathie und Brownianismus 1795–1844, Stuttgart 1983.
Seiler, H., Die Entwicklung von Samuel Hahnemanns ärztlicher Praxis anhand ausgewählter Krankengeschichten, Heidelberg 1988.
Showalter, E., The Female Malady: Women, Madness, and English Culture, 1830–1980, New York 1985.
Sigerist, H. E., Man and Medicine, London 1932.
Soubies, A., Les Membres de l'Académie des Beaux Arts depuis la fondation de l'Institut, 4 Bde., Paris 1904–1911.
Thibert, M., Le féminisme dans le socialisme français de 1830 à 1850, Paris 1926.
Tischner, R., Geschichte der Homöopathie, 4 Bde., Leipzig 1932–1939.
Ullman, D., Homoeopathy: Medicine for the 21st Century, Berkeley 1988.
[Vandam, A. D.], An Englishman in Paris, 2 Bde., London 1892.
Verbaime, E., Un Certain Hahnemann, Paris 1962.
Villefosse, L. de, und Bouissounouse, J., The Scourge of the Eagle, Napoleon and the Liberal Opposition, transl. M. Ross, London 1972.
Vithoulkas, G., The Science of Homoeopathy, New York 1980; deutsche Ausgabe: Die wissenschaftliche Homöopathie, Göttingen 1986.
Vogl, M., „Nahe und entfernte Landpraxis“. Untersuchungen zu Samuel Hahnemanns Eilenburger Patientenschaft 1801–1803, in: Medizin, Gesellschaft und Geschichte 9, 1992, S. 165–180.
Waugh, R., Life of Christian Samuel Hahnemann, London 1933.
Weber, G. P. F., Codex des Médicaments Homoéopathiques, Paris 1854.
Weber, G. P. F., Les Hautes Puissances de Jenichen, Paris 1852.
Weil-Sayre, S., und Collins, H., Les Femmes en France, Paris 1977.
Wittern, R., The Robert Bosch Foundation and the Establishment of the Institute for the History of Medicine, in: Clio Medica 15, 1980, S. 89–91.
Zeldin, T., France 1848–1945, 3 Bde., Oxford 1973.

Register

1. Personenregister
(ausgenommen Samuel und Mélanie Hahnemann)

2. Ortsregister

(mit Ausnahme der Länder Frankreich und Deutschland)

3. Sachregister